물리치료개론

INTRODUCTION TO PHYSICAL THERAPY

5th edition

Michael A. Pagliarulo 저
김원호 외 편역

ELSEVIER

Introduction to Physical Therapy, 5th Edition
Copyright © 2016 by Elsevier, Inc.
Previous editions copyrighted 2012, 2007, 2001, 1996.
ISBN: 978-0-3233-2835-7

This adaptation of *Introduction to Physical Therapy, 5th Edition* by Michael A. Pagliarulo was undertaken by Jungdam Media Publishing Co. and is published by arrangement with Elsevier Inc. and Elsevier Korea L.L.C.

물리치료개론 5판, 김원호 외
Korean ISBN : 978-89-6069-668-6

Physical Therapy, 5th Edition by Michael A. Pagliarulo의 편역서는 Elsevier Inc.와 Elsevier Korea L.L.C. 와의 계약을 통해 정담미디어에서 출간되었습니다.

Printed in Korea

물리치료개론 5판
Physical Therapy 5th Edition

2017년 12월 20일 1판 1쇄 인쇄
2017년 12월 31일 1판 1쇄 발행

지은이 | Michael A. Pagliarulo
옮긴이 | 김원호 외
펴낸이 | 김진환
펴낸곳 | **정담미디어·(주)학지사**
04031 서울특별시 마포구 양화로15길 20 마인드월드빌딩
대표전화_ 02-330-5188 팩스_ 02-326-0338
등 록 | 2010년 2월 8일 제313-2010-36호
메 일 | jdmpub@jdmpub.com
홈페이지 | http://www.jdmpub.com

ISBN 978-89-6069-668-6 93510

가 격 | 28,000원

· 역자와의 협약으로 인지는 생략합니다.
· 이 책을 무단 전재 또는 복제 행위 시 저작권법에 따라 처벌을 받게 됩니다.

※ 정담미디어는 학지사의 자매회사입니다.

물리치료개론

INTRODUCTION TO
PHYSICAL THERAPY

5th *edition*

ELSEVIER

정담미디어

역자 소개

김 경	대구대학교	박종철	목포과학대학교
김기도	한국국제대학교	안소윤	부산가톨릭대학교
김동대	강동대학교	양회송	청암대학교
김선엽	대전대학교	이건철	경남정보대학교
김성호	신구대학교	이완희	삼육대학교
김순희	용인대학교	이인학	대전보건대학교
김식현	선린대학교	이재홍	대구보건대학교
김원호	울산과학대학교	이현주	건양대학교
김종만	전주대학교	이효정	한국교통대학교
김철용	울산과학대학교	조병모	국립한국재활복지대학교
김호봉	제주한라대학교	최완석	한국국제대학교
문상은	마산대학교	최진호	대구한의대학교
박영한	한국교통대학교	황태연	전남과학대학교
박장성	서남대학교		

저자 서문

물리치료의 전문성은 사회의 요구에 따라 지속해서 진화하고 있다. 예를 들어 미국물리치료사협회의 새로운 비전과 물리치료행위 지침 3.0이 새로 개정되었다. 이것들은 기본적인 물리치료 영역(치료, 교육, 연구)에 중요한 영향을 준다. 더 나아가 법과 시행령의 변화는 물리치료 전문성과 치료행위에 많은 영향을 준다. 이 책은 이러한 부분을 고려하여 수정되었다.

모든 저자와 감수자들이 자신의 영역에서 새로운 부분을 수정하였다. 표, 사진, 자료 등을 최신화하였다. 이 개정본에서는 모든 사진을 컬러로 변경하였는데 신체영역 및 치료사와 의뢰인의 관계를 좀 더 명확하게 드러낼 수 있었다. 내용은 최신화되었지만 물리치료를 소개하고자 하는 기본적인 이 책의 목적은 유지하였다. I 영역에서는 물리치료의 전문성을 다루었고, II 영역에서는 물리치료의 전문영역을 일반적 기술, 흔한 질병, 검진원리, 평가, 진단, 예후 원리, 중재 원리, 마지막으로 사례연구 순으로 다루었다. 또한 각 주제에 맞게 다양한 참고문헌과 추가적인 정보를 제시하였다.

1판이 출시된 지 거의 20년이 되었다. 저자들의 전문성과 경험을 바탕으로 지속적으로 개정된 책들은 매우 반응이 좋았다. 현재의 물리치료 행위와 전문성을 5판에서 다루게 되어 매우 기쁘게 생각한다.

Michael A. Pagliarulo

역자 서문

우리나라에 물리치료가 소재된 지 60여 년이 되었지만 아직 물리치료에 대한 법적 및 정책적인 변화는 거의 없는 실정이다. 이 책의 내용이 주로 외국문헌과 현황에 따라 전개되어 국내 현실과 다소 차이가 있는 부분도 존재한다. 하지만, 외국의 현실에 대한 이해를 통해 국내 물리치료 분야가 나아가야 할 방향을 설정하고 대비하는 데 도움이 되리라 생각한다.

이 개정판에서는 국내 물리치료의 진출분야와 현황을 최신 자료로 수정하였고 국내 의료보험제도에 대한 소개를 추가적으로 제시하였다. 또한 물리치료 영역에 대한 세부사항과 제시된 사진을 교체하여 독자의 이해를 높이려 노력하였다.

이 책이 물리치료에 대한 이해와 전문성 확장을 위한 디딤돌이 되길 바라며 마지막까지 이 책의 출판을 위해 노력해 주신 정담미디어 김진환 사장님과 편집부에 감사를 드린다.

2017년 12월

김원호

목차

Part I *Profession*

Part I

Profession

CHAPTER 01

물리치료의 전문성: 정의와 역사

The Profession of Physical Therapy: Definition and Development

주요개념

- 정의
- 전문가로서 물리치료사
- 역사
- 한국물리치료의 발전사
- 물리치료 진출 분야
- 요약

핵심용어

근거중심치료 evidence-based practice

대한물리치료사협회 Korean Physical Therapy Association(KPTA)

물리의학 전문의 physiatrist

물리치료 physical therapy

물리치료 physiotherapy

물리치료사 physical therapist

물리치료사 physiotherapist

물리치료사 행위지침 Guide to Physical Therapist Practice

미국물리치료사협회 American Physical Therapy Association(APTA)

비전 2020 Vision 2020

의뢰인 client

자율적인 행위 autonomous practice

재건보조사 reconstruction aide

전문직업 profession

핵심가치관 core values

환자 patient

학습목표

이 장을 읽고 난 후, 여러분은 다음의 사항을 할 수 있다.

1. 물리치료에 대한 정의를 알 수 있다.
2. 전문성의 특성을 기술할 수 있다.
3. 물리치료의 발전사를 간략히 요약할 수 있다.

물리치료는 작업치료 또는 카이로프로틱 치료와 어떻게 다른가? 특성에 있어서 다른 분야와 아직 혼돈이 있지만 물리치료의 전문성은 과거 30년 동안 눈에 띄게 성장하고 진화되어 왔다.

이 장에서는 물리치료에 대한 정의와 간략한 역사에 대해 설명할 것이다. 과거에 대한 고찰을 통해 우리는 물리치료사가 재활 팀의 필수 구성원으로서 어떻게 사회적 요구에 반응하여 발전하여 왔는지를 이해할 수 있을 것이다.

정의

미국의 경우 주마다 물리치료에 대한 법적인 정의가 다양하다. 따라서 미국물리치료사협회는 물리치료의 정의에 대한 범위를 제한하기 위하여 지침을 제안하였다(BOX 1-1). 이 지침은 미국물리치료사협회에서 제시한 것으로, 물리치료 고유 행위를 담고 있고, 물리치료사 행위지침(guide to physical therapist practice)이라 불리며, 환자/의뢰인에 대한 물리치료사의 직무를 문서화한 것이다. 이 지침에는 물리치료에 대한 여러 활동이 포함되어 있으며 3가지 기본적인 개념이 있다. 첫째, 환자/의뢰인 관리 모델에 포함되어 있는 5가지 요소는 물리치료 정의와 연관이 있다. 물리치료사

BOX 1-1 물리치료 지침

물리치료는 물리치료사의 지시 또는 감독하에 제공되는 서비스와 관리로써, 다음의 사항이 있다.

1. **진단, 예후 및 중재를 결정하기 위해 상해, 기능적 제한, 장애가 있는 사람 또는 다른 건강 관련 문제가 있는 자를 검진(병력, 계통적 조사, 검사와 측정)하는 것이다. 여기에는 다음의 검사와 측정이 있다.**
   - 유산소 능력과 지구력
   - 인체 계측적인 특징
   - 각성, 집중, 인지
   - 보조 및 적응 장비
   - 순환(동맥, 정맥, 림프)
   - 뇌 및 말초신경 통합성
   - 환경, 가정 및 작업(일/학교/놀이) 제한
   - 인간공학과 신체역학
   - 보행, 이동움직임(locomotion) 및 균형
   - 피부통합성
   - 관절 통합성과 운동성
   - 운동기능(운동조절과 운동학습)
   - 근수행력(근력, 지구력)
   - 신경근 발달과 감각통합
   - 교정 · 보호 · 지지 장비
   - 통증
   - 자세
   - 의수족
   - 관절가동범위(근력 포함)
   - 반사통합성
   - 자기관리와 가정관리(일상생활동작과 도구적 일상생활동작 포함)
   - 감각통합성
   - 환기 및 호흡/가스 교환
   - 작업(일/학교/놀이), 지역사회, 여가활동
2. **치료계획, 수행 및 치료적 중재 수정을 통해 상해와 기능적인 제한을 경감시키기 위해 다음과 같은 방법이 사용될 수 있다.**
   - 협력, 의사소통과 문서작성
   - 환자/의뢰인 관련 지도
   - 치료적 운동
   - 자기관리와 가정관리(일상생활동작과 도구적 일상생활동작 포함)에 대한 기능적인 훈련
   - 작업(일/학교/놀이), 지역사회, 여가활동에 대한 기능적인 훈련
   - 도수치료 기술(mobilization/manipulation)

BOX 1-1

물리치료 지침(계속)

- 적절한 보조장치(보조기, 의수족 등) 처방과 적용
- 기도청결 기술
- 피부 재생과 보호 기술
- 전기치료 기구
- 물리 및 역학적 기구

3. 모든 세대를 대상으로 건강과 삶의 질 향상 및 유지를 포함한 상해, 기능적 제한 및 장애 예방하기

4. 상담, 교육, 연구에 적극 참여하기

출처: American Physical Therapy Association (APTA): Guidelines: physical therapist scope of practice, BOD G03-01-09-29, Board of Directors Standards, Positions, Guidelines, Policies, and Procedures, Alexandria, Va, 2009, APTA.

는 환자의 상태를 알아보기 위해 검진(examination)을 맨 처음 시행한다. 그 다음은 소견을 해석하고 관리계획과 함께 진단(diagnosis)과 예후(prognosis)를 확립하기 위해서 평가(evaluation)를 실시한다. 이후 중재(intervention)를 수행하고 환자의 반응에 따라 수정한다. 주요 중재 분야는 근육뼈대, 신경근육, 심호흡 및 피부질환이다. 물리치료사의 다른 중요 역할은 상담, 교육, 연구로, 이러한 역할은 물리치료사의 전문성을 높이는 데 기여한다.

둘째, 물리치료 정의 및 행위지침과 관련된 또 다른 사항은 무력화(disablement) 개념이다. 무력화 모델은 인간의 기능에 영향을 미치는 질병의 결과에 대한 접근법의 기초가 되는 것으로, 여러 형태로 발전되어 왔다. 1980년에 세계보건기구에서 상해(impairment), 장애(disability), 핸디캡(handicap)의 개념을 소개하였다(international classification of impairment, disability, and handicap, ICIDH). 이후 Nagi 모델이 제시되었는데, 여기에서는 상해, 기능적 제한(functional limitation), 장애라는 용어를 사용하였다. 2001년에 세계보건기구에서는 질병으로 인한 장애에 대한 부정적인 이미지를 없애기 위해 기능, 장애와 건강에 대한 국제분류(International Classification of Function, disability and health, ICF)라는 새로운 무력화 모델을 제시하면서 신체구조와 기능(body structure and function), 활동 제한(activity limitation), 참여제약(participation restriction)이라는 용어를 사용하였다(2장에 자세히 다루어져 있음). 이러한 무력화 모델에 따라 물리치료는 질병에 초점을 둔 의학과 다르게 참여와 활동에 초점을 두고 치료가 이루어지는 분야이다(김종만 외, 2010).

무력화 모델(disablement model)은 의학적 상태에 의해 유발되는 기능적인 활동 제한에 중점을 둔다. 이는 의학적 처지를 중시하는 의학적 모델과는 다르다. 미국물리치료사 지침에는 Nagi 모델을 이용하여 병리학/병태생리학, 상해, 기능적 제한, 장애라는 용어로 표현되어 있다. 아직 ICF 모델보다 국내에 널리 퍼져 있는 Nagi 모델에서 사용되는 용어를 설명하겠다. 병리학/병태생리학(pathology/pathophysiology)은 일반적인 세포 수준에서 정상적인 과정이 단절된 것으로 비정상적인 징후와 증상이 나타나고, 흔히 의학적 진단의 기초가 된다. 질병은 병리학/병태생리학의 한 예이다. 상해(impairment)는 조직, 기관 또는 계통 수준에서 기능 또는 구조의 비정상을 말한다. 상해의 예는 근력 감소 또는 관절가동범위의 감소이다. 상해는 기능적 제한(functional limitation)을 유발한다. 기능적 제한은 사람이 환경이나 상황에 관계없이 과제를 수행하는 능력이 감소한 것을 말한다. 팔의 근력 감소는 결국 먹는 행동과 같은 기능적인 제한을 유발한다. 만일 기능적인 제한이 특정 환경이나 상황에서 활동을 제한한다면 장애(disability)를 유발한다. 만일 팔근력이 감소된 어떤 사람이 보조기를 사용할 수 없다면, 이는 장애를 유발하지만 보조기를 사용할 수 있다면 장애는 없어지거나 줄어든다. 즉 장애는 상황에 따라 달라질 수 있다. 검사를 통하여 치료계획을 설정하기 이전에 물리치료사는 상해, 기능적 제한 그리고 장애의 범위와 정도를 결정한다.

셋째, 물리치료 정의에 포함되는 또 다른 영역은 예방(건강증진 및 유지)과 상담이다. 전통적인 개념에서 물리치료사는 기능 증진을 위해 중재가 필요한 병이 있는 자, 즉 환자(patient)를 관리하기 위해 서비스를 제공하였다. 의뢰인(client)은 상담을 위해 물리치료사를 고용하는 사업체 또는 건강을 유지하기 위해 물리치료 서비스를 찾는 사람을 의미한다. 최근에는 이러한 사람들이 더욱 물리치료 분야에서 중요하게 고려되고 있는 실정이다.

현재 우리나라에서 물리치료에 대한 법적인 정의에 의하면 "물리치료사는 온열치료, 전기치료, 광선치료, 수치료, 기계 및 기구 치료, 마사지, 기능훈련, 신체교정운동 및 재활훈련과 이에 필요한 기기, 약품의 사용, 관리, 기타 물리요법적 치료업무에 종사한다."라고 되어 있다. 대한물리치료사협회에서는 "물리치료는 수술 및 화학요법(약물요법)이 아닌 전기, 광선, 물, 공기, 소리 및 운동요법과 각종 기구 및 기계 등 물리적인 소재를 이용하여 이를 치료목적으로 개발하여 환자에게 적용함으로써 환자의 고통을 경감시키고, 나아가 기능을 회복시켜 정상적인 사회활동을 하는 데 도움을 주기 위한 물리적인 치료법"으로 정의하고 있으며, 권혁철은 "열, 전기, 광선,

표 1-1
물리치료 직무

임무	일	일의 요소
A. 평가	A1. 환자 맞이하기	A1-1. 환자정보 확인하기
		A1-2. 치료의뢰서 확인하기
		A1-3. 환자기록 확인하기
		A1-4. 평가 준비하기
	A2. 기본 평가하기	A2-1. 전신상태 평가하기
		A2-2. 활력징후 측정하기
		A2-3. 연부조직 평가하기
		A2-4. 근긴장도 평가하기
		A2-5. 통증 평가하기
		A2-6. 자세 평가하기
		A2-7. 보행 평가하기
		A2-8. 반사 평가하기
	A3. 근육뼈대계 평가하기	A3-1. 관절 평가하기
		A3-2. 근력 평가하기
		A3-3. 지구력 평가하기
		A3-4. 근육뼈대계 특수검사하기
		A3-5. 근육뼈대계 치료계획 세우기
	A4. 신경계 평가하기	A4-1. 의식 정도 평가하기
		A4-2. 감각 및 지각 평가하기
		A4-3. 운동발달 평가하기
		A4-4. 운동조절 평가하기
		A4-5. 뇌신경 평가하기
		A4-6. 척수손상 수준 평가하기
		A4-7. 말초신경 평가하기
		A4-8. 신경계 특수검사하기
		A4-9. 신경계 치료계획 세우기
	A5. 근육뼈대계 평가하기	A5-1. 호흡기능 평가하기
		A5-2. 객담 평가하기
		A5-3. 갈비뼈우리형태 평가하기
		A5-4. 심장기능 평가하기
		A5-5. 부종 평가하기
		A5-6. 순환호흡계 치료계획 세우기

표 1-1
물리치료 직무(계속)

임무	일	일의 요소
	A6. 일상생활동작 평가하기	A6-1. 의사소통 평가하기 A6-2. 침상활동 평가하기 A6-3. 이동상태 평가하기 A6-4. 손동작 평가하기 A6-5. 입기 평가하기 A6-6. 먹기 평가하기 A6-7. 위생 평가하기 A6-8. 일상생활동작 치료계획 세우기
B. 물리치료	B1. 수치료하기	B1-1. 온습포 치료하기 B1-2. 냉 치료하기 B1-3. 회전욕 치료하기 B1-4. 파라핀욕 치료하기 B1-5. 증기욕 치료하기 B1-6. 교대욕 치료하기 B1-7. 하버드욕 치료하기 B1-8. 풀(pool) 치료하기 B1-9. 특수욕 치료하기
	B2. 전기 · 광선 치료하기	B2-1. 의용평류 치료하기 B2-2. 이온도입 치료하기 B2-3. 단파투열 치료하기 B2-4. 초단파투열 치료하기 B2-5. 초음파 치료하기 B2-6. 간섭전류 치료하기 B2-7. 경피신경 전기자극 치료하기 B2-8. 고전압직류 치료하기 B2-9. 탈신경근 전기자극 치료하기 B2-10. 신경지배근 전기자극 치료하기 B2-11. 기능적 전기자극 치료하기 B2-12. 조직치유 전기자극 치료하기 B2-13. 은전극 전기자극 치료하기 B2-14. 자외선 치료하기 B2-15. 적외선 치료하기 B2-16. 레이저 치료하기

표 1-1
물리치료 직무(계속)

임무	일	일의 요소
	B3. 운동 치료하기	B3-1. 수중운동 치료하기 B3-2. 능동보조운동 치료하기 B3-3. 능동운동 치료하기 B3-4. 저항운동 치료하기 B3-5. 늘이기(신전)운동 치료하기 B3-6. 견인 치료하기 B3-7. 중추신경계 치료하기 B3-8. 순환계운동 치료하기 B3-9. 호흡운동 치료하기 B3-10. 유산소운동 치료하기 B3-11. 자세 훈련시키기 B3-12. 이동 훈련시키기 B3-13. 보행 훈련시키기 B3-14. 일상생활동작 훈련시키기 B3-15. 산전산후운동 치료하기 B3-16. 이완운동 치료하기 B3-17. 기계운동 치료하기 B3-18. 그룹운동 치료하기 B3-19. 보장구착용 훈련시키기 B3-20. 의지착용 훈련시키기 B3-21. 특수운동 치료하기
	B4. 치료적 마사지하기	B4-1. 의용 마사지하기 B4-2. 림프부종 마사지하기 B4-3. 결합조직 마사지하기 B4-4. 스포츠 마사지하기
	B5. 맨손 치료하기	B5-1. 모빌라이제이션(mobilization) B5-2. 매니플레이션(manipulation)
C. 교육	C1. 보호자 교육하기	C1-1. 환자관리 교육하기 C1-2. 가정환경 개선 교육하기 C1-3. 안전사고 예방 교육하기
	C2. 환자 교육하기	C2-1. 자가치료 교육하기 C2-2. 안전사고 예방 교육하기

표 1-1
물리치료 직무(계속)

임무	일	일의 요소
	C3. 임상 교육하기	C3–1. 학생 교육하기 C3–2. 수습생 교육하기 C3–3. 위탁생 교육하기
	C4. 직원 교육하기	C4–1. 직무 교육하기 C4–2. 의료사고예방 교육하기 C4–3. 감염예방 교육하기
	C5. 물리치료 교육하기	C5–1. 요통(허리통증) 물리치료 교육하기 C5–2. 뇌졸중 물리치료 교육하기 C5–3. 뇌성마비 물리치료 교육하기
D. 관리	D1. 인력 관리하기	D1–1. 업무 분담하기 D1–2. 이온도입 치료하기
	D2. 장비 관리하기	D2–2. 의료장비 관리하기 D2–2. 일반장비 관리하기 D2–3. 물품 관리하기
	D3. 문서 관리하기	D3–1. 공문서 관리하기 D3–2. 물리치료기록지 관리하기
E. 자기개발	E1. 전문성 향상하기	E1–1. 보수교육 받기 E1–2. 연수교육 받기 E1–3. 학회 활동하기
	E2. 자기관리하기	E2–1. 사회봉사 활동하기 E2–2. 건강 관리하기

출처: 한국보건의료인국가시험원, 물리치료사 직무분석, 2004.

물, 운동의 법칙과 같은 물리적 에너지 현상뿐만 아니라 도수적 방법으로 동통 완화, 근육의 수축 및 이완, 혈액순환, 비정상적 자세 및 운동형태를 교정할 목적으로 물리치료사에 의해 행해지는 체계적이고 과학적인 전문영역"으로 표현하고 있다.

권오윤 등은 우리나라 물리치료 정의를 검토하고 제한점을 지적하였다. 이전의 물리치료의 정의는 물리적 요소(physical agents)와 재활(rehabilitation)에 초점을 두고 있어 실제적인 치료업무를 제한한다고 하였다. 현재의 물리치료는 물리적 요소보다 치료적 운동에 중점을 두고 있으며, 재활뿐만 아니라 예방과 치료영역에도 관여하고 있다. 과거와는 다르게, 현재 물리치료는 자신의 전문성 내에서 환자에 대한 평가, 치료, 재활, 그리고 예방 및 상담 서비스를 제공하고 있기 때문에 물리치료 정의에 대한 재검토가 필요하다. 한국보건의료인국가시험원(2004)에서는 물리치료사를 "과학적 원리를 이용하여 몸의 기능부전을 평가하고 치료하여 건강과 기능을 증진시키는 직업전문인"으로 정의하고 있다. 구체적인 물리치료사의 직무는 표 1-1과 같다.

전문가로서 물리치료사

물리치료의 정의는 물리치료의 직무범위를 폭넓게 만든다. 지침서는 물리치료를 전문직종으로 묘사하고 있다(BOX 1-2). 이것은 1983년에 미국물리치료사협회에 의해 제정되었으며, 지속적으로 재개정되고 있다. 여기에서 "물리치료는 건강 전문직종"으로 묘사하고 있지만, 아직 이러한 묘사를 뒷받침해 줄 만한 특징적인 증거는 부족한 편이다. 이는 물리치료에 대한 정의가 다양하기 때문이라고 생각된다.

Swisher와 Page는 전문직종에 대한 다양한 정의를 고찰하였다. 이들은 특성, 진화 단계, 또는 파워에 대한 묘사를 중심으로 하여 포괄적으로 고찰했을 뿐만 아니라, 전문성에서 질적으로 중요하게 고려되는 자율성, 윤리적 표준 및 책무에 초점을 두

BOX 1-2 **건강전문가로서 물리치료의 위치**

물리치료는 최적의 건강과 기능을 촉진하는 것을 일차 목적으로 하는 건강전문가이다. 이 목적은 움직임과 건강과 관련된 상해, 기능적 제한 그리고 장애의 방지 또는 개선을 위한 검진, 평가, 진단, 예후 그리고 중재의 절차를 통한 과학적인 원리를 적용함으로써 달성된다.

물리치료는 특별히 세분화된 영역으로 건강관련 수요에 따라 새로운 원리를 개발하고 적용하고 있다. 물리치료 관련 다른 직무에는 연구, 교육, 상담 및 행정 업무가 있다.

출처: American Physical Therapy Association (APTA): physical therapy as health profession, HOD P06-99-19-23, House of Delegates Standards, Policies, Positions, and Guidlines, Alexandria, Va, 2009, APTA.

었다. Moore는 전문성의 요소 중 자율성을 가장 높게 평가하였다.

전문성의 요소를 물리치료에 적용해 보면 다음과 같다. 첫 번째 특성은 전문성에 평생 종사하는 것이다. 두 번째 특성은 대표 조직으로 표준, 법규, 조직 그리고 의사소통을 위한 수단을 제공하는 것으로 물리치료에서는 물리치료협회가 이를 담당하고 있다. 세 번째 특성은 전문적인 교육으로, 행위에 대한 유능성을 만드는 것이다. 예를 들면, 물리치료사가 되기 위한 교육과정이나 교육기간이 여기에 포함된다. 네 번째 특성은 의뢰인에게 서비스를 제공한다는 점이며, 마지막 특성은 판단의 자율성이다(그림 1-1).

평가, 치료계획, 퇴원 계획에 대한 결정은 물리치료사에 의해 수행되어야 한다. 자율성은 기술자(감독이 필요한 자)와 전문가를 구분하기 위해 흔히 사용된다.

지난 20년간 자율성에 대한 개념은 큰 관심을 받아왔으며, 전문직종으로 물리치료를 묘사할 뿐만 아니라 자율성을 가진 물리치료로 각인시키는 원동력이 되어 왔다. 자율적인 행위(autonomous practice)는 미국물리치료사협회에서 제시한 2020년 물리치료 비전 중 한 요소이다. 미국물리치료사 위원회에서는 자율적인 행위(BOX 1-3)에 대해 정의하였다. 여기에서 물리치료는 환자 또는 의뢰인에 대해 직접적인

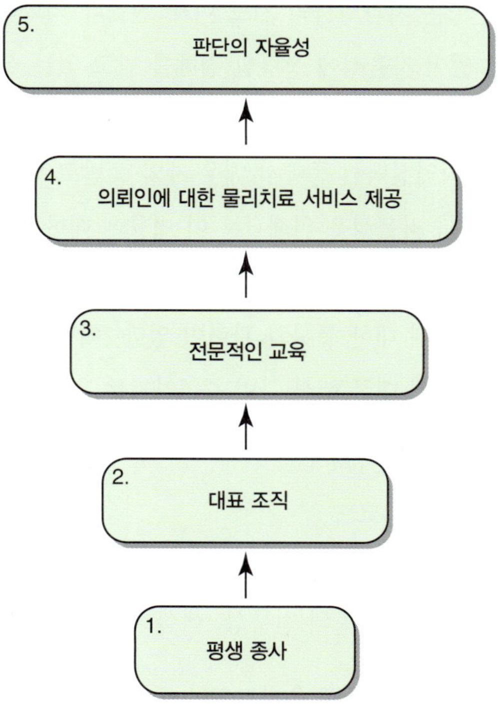

그림 1-1 ■ 전문직 기준에 대한 수직적 구조

BOX 1-3

자율적인 물리치료 행위: 정의와 권한

자율적인 물리치료 행위는 독립성, 자가-결정과 행동이 특징이다. 물리치료사는 물리치료 범위 내에서 전문적인 판단을 수행하기 위한 능력과 책무를 가진다.

2020년 자율적인 행위에 대한 특권

1. 직접적이고 제한 없는 접근: 물리치료사는 전문가적인 유능함이 있어야 하고 자신이 선택한 물리치료 서비스를 제한 없이 제공할 수 있는 전문적인 능력이 있어야 한다.
2. 다른 건강전문가에게 의뢰할 수 있는 전문가적인 능력: 물리치료사는 전문가적인 능력이 있어야 하고 물리치료 범위를 벗어나는 경우 의뢰인에게 필요한 의료적 처치를 받을 수 있도록 다른 전문가에게 의뢰할 수 있는 능력이 있어야 한다.
3. 진단적 검사를 위해 의뢰할 수 있는 전문가적인 능력: 물리치료사는 환자/의뢰인의 상황을 명확하게 파악하고 물리치료 서비스 제공의 질을 높이기 위해 진단적 검사를 의뢰할 수 있는 전문가적인 능력이 있어야 한다.

출처: American Physical Therapy Association (APTA): Autonomous physical therapist practice: definitions and privileges, BOD P03-03-12-28, Board of Directors Standards, Positions, Guidelines, Policies, and Procedures, Alexandria, Va, 2009, APTA.

접근을 통해 전문가적 판단을 수행할 능력과 필요한 경우 다른 건강전문가에게 의뢰할 수 있는 분야로 설명되고 있다. 이는 전문직의 특성인 자율성의 중요성을 잘 표현하는 것이다. 하지만 국내인 경우 의료기사 등에 관한 법률 제1조의2 "의료기사란 의사 또는 치과의사의 지도 아래 진료나 의화학적 검사에 종사하는 사람"으로 정의되어 있어 자율성에 상당한 침해를 받고 있는 실정이다. 이 법에 의해 물리치료사는 환자/의뢰인에 대한 서비스 제공에서 합리적인 의사결정의 제한뿐만 아니라 학문적 발전, 직업선택권 등에서 매우 제약을 받고 있다. 따라서 다른 국가처럼 물리치료의 전문성과 자율성을 위해서는 이 법률에 대한 전향적인 개선을 위해 노력해야 한다.

Swisher와 Page에 의해 언급된 전문직의 특성인 윤리적 표준은 Moore가 제시한 의뢰인에 대한 봉사와 관련이 있다. 어떤 기준으로 물리치료를 제공해야 하는가? 물리치료에 대한 핵심 규범 중 6가지는 윤리적 표준과 관련이 있다(표 1-2).

1. 물리치료 행동 기준
2. 윤리코드
3. 전문적 품행 지침
4. 물리치료의 전문성: 핵심 가치

물리치료사는 윤리코드와 품행 지침에 잘 순응해야 한다. 비록 공식적인 맹세는

표 1-2
물리치료에서 전문성의 핵심 가치

핵심 가치	정의
역할유연성	역할유연성은 환자/의뢰인의 치료결과, 전문성, 그리고 사회의 건강 요구에 긍정적으로 영향을 주는 자기-조절 및 행동을 포함한 물리치료사의 행위, 다양한 역할 및 의무를 능동적으로 수용하는 것이다.
애타주의	애타주의는 환자/의뢰인의 관심에 헌신하거나 초점을 두는 것으로, 물리치료사 자신의 이익보다는 환자/의뢰인의 요구를 우선시하는 것이다.
동정/관리	동정은 타인이 경험하고 있는 감정을 이해하고자 하는 욕망으로, 관리보다 먼저 생기는 것이다. 관리는 타인의 요구와 가치에 대한 관심과 고려를 말한다.
우수성	우수성은 자신의 한계에 대한 이해, 자신의 판단과 환자/의뢰인의 관점 통합, 진취적인 노력, 그리고 새로운 지식의 발전을 위해 현재의 지식과 이론을 지속적으로 물리치료에 적용하는 것을 말한다.
도덕성	윤리적 원리나 전문가적 기준에 부합하는 행동을 말한다.
전문가적 책무	환자/의뢰인에게 효과적인 물리치료 서비스를 제공하고, 사회적 건강에 긍정적인 영향을 주기 위해 자신의 책임을 다하는 것이다.
사회적 책무	건강을 추구하는 대중과 전문직 사이 상호 신뢰를 증진시키는 것을 말한다.

출처: Physical Therapy Association (APTA): Professionalism in physical therapy: core values, BOD 05-04-02-03, House of Delegates Standards, Policies, Positions, and Guidelines, Alexandria, Va, 2009, APTA.

없지만, 미국에서는 전문가적 위치를 유지하기 위해 수준 높은 행동지침을 따르도록 하고 있다. 대학원 과정에 있는 학생들에게는 BOX 1-4의 맹세를 암기하고 행하도록 교육하고 있다.

전문직으로서 물리치료를 촉진하기 위해 미국물리치료사협회는 비전 성명서에 전문직 요소를 정의하고 있으며, 미국물리치료사 위원회에서는 2003년 "물리치료에 있어 전문성의 핵심 가치"를 채택하였다(표 1-2). 이것은 전문가적 행위를 어떻게 교육하고 이를 수행하기 위해 어떤 노력을 해야 하는지에 초점을 두고 있다. 최근 박은영 등(2012)은 미국의 전문성의 핵심가치를 번안하여 국내 치료사를 대상으로 전문직관을 조사하였다. 전문직관이란 전문가로서 갖추어야 할 가치관과 전문기술 및 문제해결능력을 말한다. 전문직관을 가장 잘 반영하는 항목은 도덕성, 전문가적 책무, 역할유연성, 동정/관리 순이었다. 또한 전문가적 우수성을 제외하고 모든 항목에서 임상경력이 많을수록 전문직관이 높았다. 이는 학생 때부터 전문직관을 교육하는 것이 물리치료 전문성을 높이는 데 기여함을 보여주는 것이다.

BOX 1-4

물리치료를 위한 맹세 모델

물리치료사로서 물리치료라는 전문직에 입문할 때, 다음의 사항을 맹세한다.

- 나는 모든 사람의 권리와 존엄성을 인정하고 자비로운 치료를 제공할 것이다.
- 나는 환자/의뢰인의 모든 면을 신뢰할 것이다.
- 나는 나의 이익보다 환자/의뢰인의 복지를 위할 것이다.
- 나는 물리치료 서비스에 대해 대중과 환자/의뢰인에게 정확하고 관련된 정보만 제공할 것이다.
- 나는 비윤리적이고 불법적인 행위로부터 대중을 보호하고 법규에 따라 물리치료를 제공할 것이다.
- 나는 전문적인 유능성을 유지하고 더 나은 물리치료, 교육, 연구를 위해 노력할 것이다.
- 나는 사회적 건강요구에 관심을 가지며, 환자/의뢰인과 사회의 이익을 위해 노력할 것이다.
- 나는 동료나 다른 건강전문가의 권리, 지식, 그리고 기술을 존중하고 환자 또는 의뢰인의 복지가 향상된다면 다른 전문가와 상담을 할 것이다.

출처: Model Pledge for Physical Therapy. Alexandria, VA, American Physical Therapy Association. Available at www.aptaeducation.org/Model_Oath.pdf. Accessed March 20, 2006.

역사

세계 물리치료의 발전사

Granger는 고대사회에서 통증을 줄이고 기능을 높이기 위해 신체적 측정들이 어떻게 사용되었는가를 기술하였다. 기원전 3000년경에 중국에서 마사지가 사용되었고, 기원전 460년에 히포크라테스가 이에 대해 기술하였으며, 로마인들에 의해 수정 보완되어 1800년 초에 과학적 방법으로 수용되었다. 이러한 과정을 거치는 동안 근육 재교육의 기술이 발달되어 왔다. 수치료는 강을 숭배하고 대중탕을 사용했던 로마와 그리스에서 시행되었다. 전기치료는 전기와 전기장비의 도입으로 1600년대에 시작되었다. 좀 더 현대적인 물리치료의 기술은 유럽에서 시작되었다.

초기에는 물리치료로 수치료, 전기치료, 치료적 마사지, 운동치료가 시행되었다. 20세기가 되면서 운동치료에서는 1차, 2차 세계대전에 의한 전상자 치료를 위한 다양한 형태의 기술이 진보하였다. 당시 보스턴의 정형외과 의사인 Lovett와 그의 동료들에 의해 소아마비에 대한 도수근력 검사방법과 약화된 근육에 대한 근력강화운동이 개발되었다. 2차 세계대전 중에 DeLorme에 의하여 점진적 저항운동(progressive resistive exercise, PRE)이 고안되어 근력강화운동의 이론과 방법이 제안되었다. 등척성 운동은 Muller와 Hettinger에 의해 고안되어 근력강화의 이론화에 공헌하였다. 1940년대와 1950년대, 미국 전역에 뇌성마비 환자의 급증으로 인해 물리치료의 필요성이 인식되었으며, 이를 위해 물리치료사를 양성하는 기관이 생겨나기 시작하였다.

뇌졸중과 뇌성마비와 같은 중추신경계 장애에 대한 운동치료는 Brunnstrom, Bobath 등에 의해 개발되어 "신경촉진방법(neurofacilitation approaches)"이라 불렸으며, 이러한 치료방법은 신경생리학, 신경발달학을 이론적 배경으로 하여 만들어졌다. 1950년 이후에 발달된 치료방법은 Temple Fay에 의하여 고안된 자세반사를 이용한 치료, Kabat와 Knot 등의 고유수용성 신경근 촉진법(proprioceptive neuromuscular facilitation, PNF)이 있으며, 이 밖에 뇌성마비 아동을 치료하기 위해 고안된 Vojta 등의 치료방법도 그 한 예이다.

소아마비와 전쟁 전과 후를 기준으로 미국 물리치료 역사에 대해 살펴보면서 물리치료의 전반적인 흐름을 알아보겠다.

소아마비와 1차 세계대전

불행하게도 미국의 물리치료는 질병이나 전쟁으로 고통 받는 환자들이 있어 발달하게 되었다. 1894년, 1914년 그리고 1916년에 소아마비가 발병하여 물리치료에 대한 수요가 발생하였다. 그리고 1차 세계대전 후, 부상자의 치유를 위해 프랑스와 영국으로 인력을 파견하여 물리치료 기술을 배우게 하였다. 1917년에 특수병원과 신체 재건분과가 창립되었다. 이 분과에서는 전쟁으로 부상당한 사람을 대상으로 훈련과 관리를 하는 재건보조사(reconstruction aides)를 양성하였다. 이들은 여성이었으며, 물리치료사의 전신이 되었다(그림 1-2).

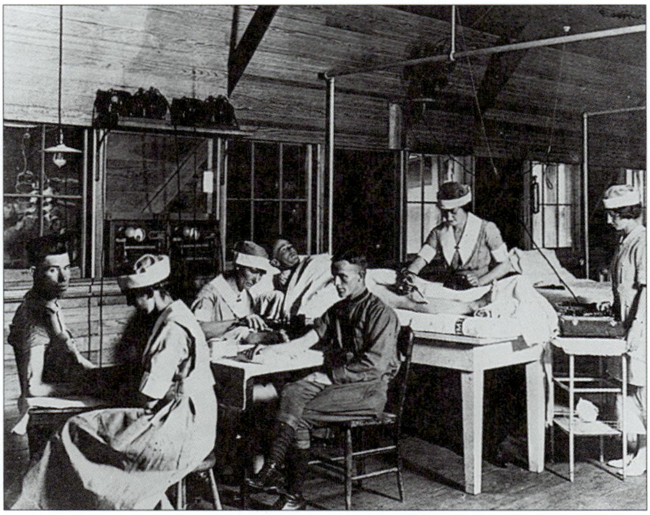

그림 1-2 ■ 1919년 부상당한 군인을 치료하는 재건보조사

출처: American Physical Therapy Association: Historical Photograph Packet.

이 기간 동안, 소아마비는 버몬트 주에서 발생하였다. "버몬트 국면"이라 알려진 프로그램이 실행되어 질병의 원인과 영향에 대한 연구가 진행되었다. 이 프로그램하에서 소아마비 아동을 위한 전문팀이 활동하였다. 이 팀은 정형외과 의사, 보건간호사, 물리치료사(physiotherapist), 보조기사, 속기사로 구성되었다. 물리치료사는 운동과 마사지를 이용하여 물리치료를 제공하고 근력을 검사하는 일을 담당하였다(그림 1-3, 1-4).

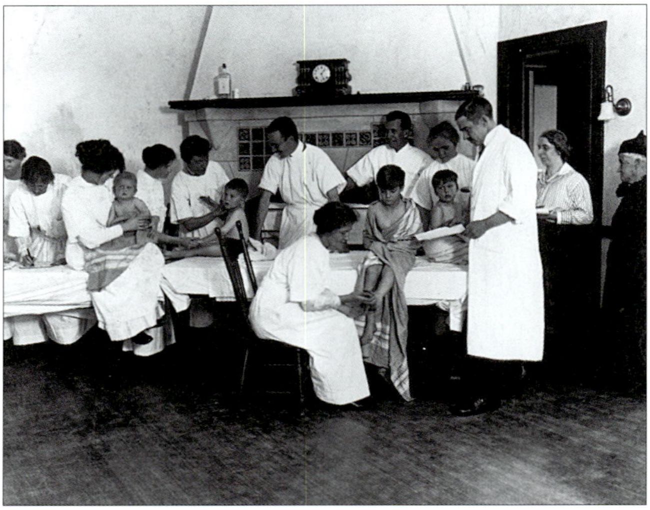

그림 1-3 ■ 1916년, 소아마비 아동을 검사하고 치료하기 위해 물리치료사와 의사가 함께 일하고 있다.
출처: American Physical Therapy Association: Historical Photograph Packet.

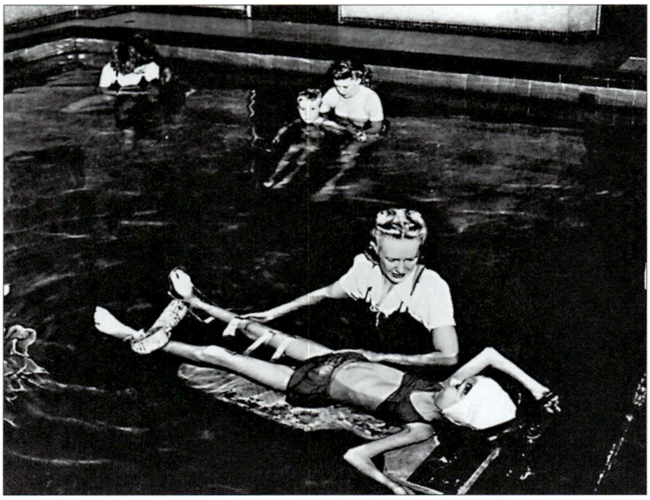

그림 1-4 ■ 소아마비 환자를 위한 수중물리치료
출처: American Physical Therapy Association: Historical Photograph Packet.

1차 세계대전 후

전쟁은 끝났지만 물리치료에 대한 수요는 지속되었다. 다만 전쟁 능력을 유지하는 것에서 작업 능력을 유지하는 쪽으로 변화하였다. 인도주의자의 관심과 사회적 노동 수요는 마침내 장애아동에 집중되었다. 재건보조사는 이들의 수요에 따라 점차 일반기관으로 이동하게 되었고, 이로 인해 행위에 대한 정체성이 불분명하게 되었다. 이 혼란스러운 시기에 미국여성물리치료사협회(American Women's Physical Therapeutic Association)가 설립되었고 초대 회장을 맡은 것은 Mary McMillan이었다(BOX 1–5).

McMillan의 지도 아래 새로운 조직은 여러 활동을 개시하였다. 회원을 특별면제 회원(재건보조사)과 물리치료 교육기관을 졸업한 자로 운동치료와 마사지 및 전기와 수치료에 대한 지식을 가지고 있는 회원으로 분류하였다. 1921년에 공식적인 논문 P.T. Review가 만들어졌다. 모임은 미국의학협회와 연결하여 시작하였으며, 이를 통해 물리치료에 대한 인식을 높이고 이들의 교육프로그램을 이용하였다. 1922년에 명칭을 미국물리치료사협회(American Physiotherapy Association)로 개명하였다. 1923년 두 명의 남성이 입회하였고, 1926년 학회지의 명칭도 Physiotherpy Review로 개명하였다.

그 후 10년 동안 해결해야 할 두 가지 문제가 있었다. 첫 번째가 정체성이었다. 의사들은 이들을 기술사(technician) 또는 보조사로 인식하였다. 이 문제는 1940년 특수 영역으로 물리의학(physical medicine)이 생기고 여기에 종사하는 사람을 물리의학 전문의(physiatrist)라 불렀고 물리치료사(기술사 또는 보조사라는 의미 없이)라는 용어는 이후에 시작되었다.

BOX 1-5 **미국물리치료사협회의 설립 목적**

1. 물리치료에 종사하는 사람을 위한 과학적 기준과 전문성을 유지하고 확립하기 위해
2. 진보된 연구를 촉진하여 구성원의 효율성을 높이기 위해
3. 의학적 고찰과 논문을 보급하여 정보를 공유하기 위해
4. 의학적 전문성을 위해 효과적으로 훈련된 치료사를 양성하기 위해
5. 상호 관심 부분에 대한 교류와 협력을 유지하기 위해

출처: Beard G: Foundations for growth: A review of the first forty years in terms of education, practice, and research. Phys Ther Rev 41:843–861, 1961.

두 번째 문제는 실질적인 것으로 필수 교육내용이었다. 물리치료사를 위한 표준 교과과정이 존재하지 않아 1928년에 미국물리치료사협회는 9달(1200시간) 과정의 교육과정을 개발하고 공포하였다. 간호사나 체육교육학교를 졸업한 자들이 입학하였다. 반면에, 재건보조사 과정에서 교육을 받는 학생은 체육교사나 교육대학원생이었다. 미국물리치료사협회의 위원회는 이들 기관을 방문하고 점검하여 1930년에 14개 교육프로그램을 인정하였다.

미국물리치료사협회의 이러한 활동은 필수교육과정에 대한 완전한 해결책을 제시하지는 못하였다. 1933년에 미국의학협회에 조언을 구하였고, 이들은 1936년에 13개교의 물리치료 교육과정을 인정하였다.

2차 세계대전과 소아마비의 영향

2차 세계대전은 또 다시 이전처럼 물리치료의 수요를 증폭시켰다. 전쟁에 따른 수요를 맞추기 위해 6개월 단기 과정이 긴급하게 개설되었다가 1946년에 폐쇄되었다.

반면 소아마비는 지속적으로 물리치료의 수요를 증가시켰다. 여기에 대응하기 위해 소아마비를 위한 국립재단이 1938년에 설립되어 환자에 대한 연구와 교육 및 서비스를 제공하였다. 물리치료는 소아마비 아동에게 중요한 중재수단이었다. 국립재단은 물리치료를 지지하는 실질적인 기관이 되었다.

2차 세계대전 후 기간

미군은 군인의 서비스를 위해 조직화된 단위의 물리치료사가 필요하다는 것을 인식함에 따라 1947년에 여성 의학전문가 부대를 창설하였다. 여기에는 물리치료사, 작업치료사, 영양사가 포함되었다. 물리치료사 Vogel이 초대 지휘관으로 임명되었다.

Gamma globulin과 Salk 백신의 도입으로 이 시기에 소아마비에 대한 치료 돌파구가 생겼고 결국 소아마비를 예방할 수 있게 되었다. 물리치료는 이 시기에도 중요한 역할을 담당하였다.

물리의학을 담당하는 의사로 재활의사라는 명칭이 지속적으로 사용되었다. 그리고 물리치료사는 물리치료를 행하는 전문가로 인식되었다. 1947년 미국물리치료사협회는 논문의 명칭을 「Physical Therapy」로 개명하였다. 공인된 물리치료 학교를 졸업한 자는 더 이상 기술자가 아닌 전문가로 인식되었다.

1960년대에서 1980년대

이 시기의 특징은 교육, 물리치료 행위, 연구의 성장과 발달이다. 이 시기의 사회적 관심은 노화, 건강증진, 질병예방이었다. 다양한 사람의 건강관리를 위한 연방법이 재정되었고, 이로 인해 물리치료의 수요는 증가하였다. 미국물리치료사협회는 정책에 참여하기 위해 본부를 워싱턴으로 옮겼다.

물리치료에 대한 요구를 맞추기 위한 교육프로그램도 개발되었다. 이 시기에는 물리치료사가 되기 위해서는 최소 학사학위만 필요하였다. 하지만 1970년대 후반, 물리치료 능력을 높이기 위해 석사과정이 필요하다는 것이 공론화되었다. 결론적으로, 1979년 미국물리치료사협회는 1990년까지 물리치료사가 되기 위한 교육프로그램을 석사과정 이상으로 바꾸도록 결정하였다.

이렇게 하여 물리치료 행위와 연구 분야의 성장과 발달로 새로운 특수 영역이 발생하였다. 1988년까지 20개 주에서 물리치료 서비스의 직접적 접근을 허용하였다. 1984년에는 물리치료 진단 개념을 채택하였다. 1979년에는 전문성에 대한 연구를 지원 · 촉진하기 위해 물리치료 재단이 설립되었다.

1990년대

1990년 이후 물리치료 행위, 교육뿐만 아니라 연구의 전통적인 부분에서도 상당한 변화가 발생하였다. 이 시기 동안 물리치료는 업무에 대한 명확성과 새로운 비전이 제시되었다.

물리치료의 직접적 접근은 미국의 42개 주에 지속적으로 확장되었다. 그러나 물리치료에 대한 보험 형태가 달라지면서, 물리치료와 역할에 대한 명확한 기술이 필요하였다. 따라서 미국물리치료사협회는 물리치료 행위에 대한 지침을 마련하였다. 이 시기 동안 물리치료 상황은 열악하였다. 고용 기회는 줄어들었고 임금은 제자리 걸음을 지속하였다. 이러한 열악한 상황과 물리치료 교육기관의 확산은 더욱 상황을 악화시켰다. 일부 연구자는 물리치료사의 과잉공급을 염려하였다. 다행히도 1990년대 말에 산업체 근로자 건강관리라는 새로운 진로가 개척되어 물리치료의 수요가 증가하였다. 가장 큰 변화는 2000년에 만들어진 비전 2020에 의해 물리치료박사(Doctor of Physical Therapy, DPT) 수준으로 교육과정이 변경된다는 것이다.

수십 년간 임상연구의 필요성이 제기되어 왔지만 잘 이루어지지 않았다. 결정적으로 보험회사가 물리치료 서비스의 정당성을 요구한 것을 계기로 점차 임상적 연구가 증가하였다. 지침은 물리치료서비스에 대한 개괄적인 설명을 제시하지만, 연구는 실질적인 서비스를 위해 필요하였다. 물리치료재단은 임상연구를 진행할 수 있는 기관을 확정하고 연구를 지원하였고, 근거중심치료(evidence-based practice)라는 개념으로 발전하였다. 내 · 외적인 변화에 의해 물리치료에 대한 임상연구는 촉진되었다.

21세기

2000년에 미국물리치료사협회는 비전 2020을 제시하였다(BOX 1-6). 비전 2020은 현재와 미래에 물리치료가 나아가야 할 방향에 대해 언급하고 있으며 물리치료 행위, 교육, 연구에 대해 6가지 핵심 요소로 구성되어 있다.

1. 자율적인 행위
2. 직접적 접근
3. 개업 선택권
4. DPT
5. 근거중심치료
6. 전문적 기질

비전 선언 후 목적달성을 위해 다양한 실질적인 작업이 이루어졌다.

2003년, 미국물리치료사협회는 자율적인 물리치료 행위에 대한 목록과 설명을 제시하였다(BOX 1-7). 물리치료사는 운동전문가로서 운동치료에 대한 직접적인 접

BOX 1-6 **물리치료를 위한 비전 2020**

2020년까지 전문 자격을 가진 DPT 물리치료사에 의해 물리치료가 이루어질 것이다. 환자/의뢰인 관리, 예방 그리고 건강을 위해 모든 환경에서 물리치료사는 직접적 접근을 시행할 것이다. 물리치료사는 자율적인 행위에 대한 권한을 가지면서 개업선택을 할 것이다. 물리치료사는 보조사에 대한 자격을 부여하고 이들의 도움을 받을 수 있을 것이다.

물리치료사는 모든 사람을 위한 포괄적이고 실현 가능한 건강 프로그램을 통합하고 학습함으로써 사회가 요구하는 삶의 질 향상과 지속적인 관리를 위해 근거중심치료를 제공할 것이다. 개인 간 문화적 차이를 인정하고 존중하여 물리치료를 적용할 것이다.

물리치료사는 기초와 임상 연구뿐만 아니라 가치가 있는 새로운 기술을 통해 환자/의뢰인에게 직접적 접근을 지속할 것이다. 또한 전문직으로서 물리치료의 성장과 대중의 건강을 위한 책무를 다할 것이다.

출처: APTA Vision Sentence for Physical Therapy 2020 and APTA Vision Statement for Physical Therapy 2020, HOD P06-00-24-35. House of Delegates Standards, Policies, Positions, and Guidelines. Alexandria, VA, American Physical Therapy Association, 2005.

BOX 1-7 **자율적인 물리치료 행위**

물리치료사는 모든 환경(병원, 학교 등)에서 자율적으로 판단하고 치료행위를 수행해야 할 책무가 있다. 자율적인 물리치료 행위의 특징은 다음과 같다.

- 자신의 견해 및 전문가 윤리와 지침 내에서 의뢰인의 최대 관심사를 반영한 독립적이고 자기 주도적인 전문가적 판단을 한다.
- 환자/의뢰인 관리 절차에서 발생할 수 있는 모든 위험성을 수용하고 책임감을 가진다.
- 환자/의뢰인 관리 동안 향상을 위해 다른 건강전문가 또는 동료에게 의뢰할 수 있는 능력이 있다.
- 외적인 경제 상황에 영향을 받지 않는 임상 의사결정을 한다.
- 모든 상황에서 물리치료 행위를 통제할 수 있는 능력을 가진다.

근을 통해 방법을 선정하고 시행할 수 있는 있어야 하고 필요 시 다른 건강전문가에게 의뢰할 수 있는 능력이 있음을 보여주는 것이다. 이러한 것은 가장 높은 수준의 자율성 중 하나로서 자율적인 판단(전문가의 특성)의 중요성을 강조한 것이다.

비전에 의해 가장 영향을 받은 것은 교육과정이다. 1996년 DPT(doctor of physical therapist)가 생긴 후 2010년 거의 모든 교육과정이 DPT으로 전환되고 있다. 또한 의사들처럼 인턴 및 레지던트 과정을 만들었다. 이처럼 비전 선언 후 이를 달성하기 위해 다양한 시도가 진행되고 있으며, 물리치료의 전문성과 자율성 개발을 위해 정책방향과 이슈 개발에 더욱 매진하고 있는 중이다.

한국 물리치료의 발전사

문명의 발전과 인간수명의 연장에 따라 재활 및 물리의학 분야에서 물리치료가 큰 비중을 차지하고 있다. 물리치료가 우리나라에 소개된 지 60여 년이 되었다. 특히 2차 세계대전 이후, 날로 발전을 거듭하고 있는 우리나라 의학계에서도 여러 선진국의 재활의학이 소개되고 발달되었다.

우리나라에 물리치료가 소개된 것은 2차 세계대전이 끝난 직후, 우리나라에 주둔한 미국인 물리치료사인 Geraldine Lindberg가 1949년까지 미군 제27병원에서 군인들을 위한 물리치료를 행한 것이 첫 시작이었다. 일반 민간인을 대상으로는 1949년 2월 12일 미국 감리교 선교사로 파견된 Thelma B. Maw 여사(한국명: 모우숙)가 세브란스병원에서 국내 최초로 물리치료를 시작하였다. 그는 당시 서울역 앞의 세브란스병원에 적외선 등(infrared lamp) 하나로 물리치료를 실시하였다. 그때는 오늘날과 같이 교육을 받은 물리치료사 인력이 전혀 없었고, 또한 그 설치면에 있어서도 빈약하기 그지없었다. 그러나 서구식 물리치료 도입의 시초였던 것만은 확실하다.

당시 전기 사정의 어려움으로 인해 전기치료(electrotherapy)란 있을 수 없었고, 파라핀욕, 운동치료학에는 Catherime Smith식 및 파우더 보드(powder board)로, 수치료 분야에서는 수중을 이용한 중력제거 운동법을 대신하였다. 가정 물리치료 프로그램 및 운동법을 널리 소개함으로써 직접치료에 임하기보다는 계몽에 더 비중을 두었다. 그러므로 그 대상이 극히 소수의 환자이기는 하였으나 성공하였다고 볼 수 있다.

1950년 한국전쟁 당시 많은 부상자가 생기고, 여기에 물리치료가 절실히 필요하게 되어 근대적인 물리치료의 기술이 펼쳐지게 되었다. 그 당시에 세브란스병원은 한국전쟁으로 인하여 내부가 완전히 파괴되어 1952년까지 병원진료가 어려웠다. 모우숙은 한국전쟁을 기해 잠시 일본에 머물다가 다시 내한하여 전주에 있는 장로교병원에 자그마한 물리치료실을 설치하여 그곳에서 민간인의 치료를 시작하였던 것이다. 또한 1950년 11월 Leona Prescott(APTA 회원)가 미군 제10병원의 요원으로 내한하여 서울근교에 위치하고 있던 제22후송병원에 임하였다. Prescott는 부산에 있던 한국 제5육군병원에서도 물리치료를 시작하였다. 그 후 기술 도입면이 더욱 확장되기는 극동지구 물리치료 총책임자인 Ethel Theilmann(APTA 회원)이 1950년 후반에서 1951년 초까지 한국 전역에 있는 전 육군병원을 순회 시찰한 후 한국전쟁으로 인한 전상자에게 절대적으로 물리치료가 필요함을 역설하여 한국인의 미국유학 과정을 자문하여 왔다.

1952년 처음으로 한국의 군의학교에 물리치료과를 두어 각 육군병원에 설치될 물리치료과를 위해서 정식으로 물리치료 교육과정을 미국 텍사스 주에 있는 MFSS(Medical Field Service School Fort, Sam, Houston)에서 유학생을 선발하였다. 그 곳에 처음으로 김은재, 이강월이 합격되어 그 해 도미하였다. 1954년 군의학교에서 최초로 한국의 물리치료과정이 이루어졌다. 자격은 간호사로 근무 중인 장교 및 의정장교로서 각 육군병원장이 추천하는 30명이 교육대상 인원이었다. 이들은 성공적으로 이 교육과정을 마치고, 각 육군병원에서 상이군인을 대상으로 물리치료를 하였다. 이후 육군에서는 물리치료의 필요성을 절실히 느껴 미국 물리치료의 시찰이 이루어졌다. 한편 민간인으로는 1951년 부산항에 덴마크병원이 들어와 물리치료사로는 Elsebeth Eeg가 처음으로 한국에 왔다. 그 후 Elsebeth Eeg는 곧 유엔의 원조하에 모우숙과 함께 한국의 절단환자(amputee)들을 위하여 적극적으로 일을 도왔다.

1952년 스웨덴의 Caronine Fellenius는 부산에 있던 스웨덴적십자병원에 물리치료과를 설치하였고, 독일인 Brigett Harder는 부산에 있던 서독적십자병원에서 일하였고, 오스트리아 물리치료사 Gardon J. Johns는 부산에 있던 캐나다 이동외과병원에서 일하였다. 이와 같이 전쟁 후 필연적으로 이어지는 각 나라의 적극적인 원조로 새로운 물리치료의 기술이 도입되었으며 또한 소수의 한국인은 여러 국가의 물리치료사 밑에서 일하며 익히는 과정인 semi skill personal, 또는 worker trainer로 일하면서 티나지 않게 물리치료를 도왔다.

1953년 휴전과 더불어 서울의 세브란스병원에는 물리치료에 의한 치료가 모우숙에 의하여 활발하게 이어졌다. 전쟁 중에 부상한 환자들로 절단자 및 편마비 환자 외에도 그 당시는 소아마비 바이러스로 인한 소아마비 발병으로 하루에 60명씩 소아마비 아동이 내원하였다.

전기 사정으로 인하여 치료실 밖에다 큰 솥을 걸고 장작불로 물을 데우거나 또는 부엌용 온수를 길러다가 kenny pack을 이용하여 치료하였다. 모우숙은 간호학교를 졸업한 5명을 worker trainer로 선발하였는데 그중 한 명이 오랜 기간 신촌세브란스병원 물리치료실장으로 근무하였던 김인숙 선생이다. 때를 같이하여 대전에서 Dr. R. A. Torry가 한국 수족절단자 재활센터(Korean Amputee Rehabilitation Center)를 개설하고 서울 세브란스병원에 서울지부를 두어 많은 절단자들에게 의수족을 공급하였고, 보조기를 위하여 보조기제작소를 두었다. 또한 세계기독교봉사회(church world service, CWS) 대표인 Mrs. Adams는 소아마비로 인한 장애아동에게 Sheltered house식으로 숙식을 제공하였다. 이때부터 세브란스병원은 전기, 광선, 수치료 및 운동치료, 의·수족과 보조기 제작 및 기능훈련이 통합된 물리치료의 기틀이 되었고 물리치료를 5대 분야로 나누어 전기치료, 광선치료, 수치료, 운동치료, 의수족의 면모를 완전히 갖추었다.

모우숙의 부단한 노력의 결과로 세브란스병원에는 서울 일대의 환자가 집결되어 5명의 물리치료사가 8시간 근무하는 것으로는 일손이 부족하였다. 의수와 의족 등의 물리치료를 위한 기구 제작은 미국처럼 되지는 않았지만, 한국에서 목수에 의해 만들어졌다.

한편 1952년 민영재는 삼육재활을 개원한 후 만 18세의 불구아동을 모아 Shelterd house식으로써 장애재활센터(Disabled Rehabilitation Center)라는 특수기관으로 개설하여 의사 신정순에게 재활의학과 물리치료를 시행하도록 하였다. 1995년, 부산 동래에서는 한국전쟁으로 인한 많은 부상자를 위하여 Dr. Howard A.

Rusk(AKF 이사장)와 정부와의 협의에 의해 재활센터가 개설되었다. 특기할 것은 오정희 선생이 물리치료사 양성기관의 사정을 파악하여 3개월의 단기 과정을 만든 것이다. 1955년에 제1회 단기과정을 시작하여 1963년까지 8년에 걸쳐 71명의 물리치료사를 배출하였다.

한국인으로서 재활의학을 전공한 의사 오정희가 미국의 Dr. Rusk와 뉴욕대학교에서 2년간의 연구를 마치고 돌아와 의무과장으로 부임하여 임상치료 및 물리치료사 양성에 더욱 활기를 띠었다. 이때에 같이 일한 Wendey Heaton CPDA는 1954년에서 1958년까지 직접 학생들에게 운동치료에 역점을 둔 3개월 단기 수료과정을 가르쳤으며, 또한 절단자를 위한 내용도 지도하였다. 맨 마지막 물리치료사 자문인 Mr. Petric Dugghen도 1954년에서 1956년까지 Medical Center에 있다가 부산 동래로 왔고, Miss. Aas(WHO)도 1960년까지 동래를 위해 도움을 주었다. 모우숙이 서울에서 성공적인 물리치료를 개발시켰다면 동래에서는 진단부 재활의학과 공히 물리치료계를 이룬 것이 된다.

1958년 한국정부와 노르웨이, 스웨덴, 덴마크와의 기술 협조하에 국립의료원이 서울에 개원되었다. 물리치료과에 초대로 온 물리치료사는 Martha K. Benchert(스웨덴), Kirstein Schemist(덴마크)로 맨 마지막 인물인 Elin Aas(노르웨이)에 이르기까지 6명의 물리치료사가 교대되었으며, 특히 Eli Anderson(1961~1963)은 Oslo 국립물리치료학교의 강사로 우리나라의 환자치료는 물론 기성 물리치료사에게 호흡기 가슴우리(흉곽)치료 운동법을 가르쳐 국립의료원을 가슴우리계 물리치료를 시술하는 곳으로 유명하게 만들었다.

1959년 캐나다 기독교장로회 선교사로서 Miss Current(한국명: 구애련)가 우리나라에 들어왔다. 구애련은 물리치료사를 양성하는 정규 교육기관이 없었던 1960년대에 수련생을 모집하여 신촌세브란스병원을 중심으로 물리치료학 강의를 시작한 물리치료학 교육의 개척자이다. 또한 1963년 당시 수도의과대학에서 물리치료사를 양성하기 시작하였고, 연세대학교가 우리나라 최초로 4년제 물리치료학과를 개설했을 때에 첫 교수 발령자로서 강의를 시작하였다.

1963년 문교부 교육령에 의하여 수도의과대학 병설 의학기술초급대학 내에 물리치료과가 설치되었다. 한국물리치료사로서 학술적 · 질적 향상을 혁신할 수 있는 기회가 도래한 것이다. 교과과정은 총 47과목으로 교양과목 6개, 전공과목 31개로서 48학점제로 면모를 갖추었다. 같은 대학 부속병원의 물리치료실은 실습장소가 되었고 여기에 네 명의 APTA member가 교육을 도왔다. 이들은 주로 외국인 강사로서 주로 운동치료를 강의했는데 그 명단은 다음과 같다.

1963년 Wellen Bough(미국), Skranton(미국), 1965년 Elin Aas(노르웨이), 1969년 Nancy W. New Meyer(미국), Marian Current(캐나다), Thelma B. Maw(미국), 1969년 Kathleen R. Allred(미국 작업치료사)는 4년제를 우선 2년제로 줄여 미국식과 유럽식의 장점만을 골라 절충형의 학과를 구성하였다.

1961년 세브란스병원은 서울역전의 4관을 신촌으로 이전과 동시에 시설확장이 된 것은 널리 알려져 있으며 또한 물리치료과의 활동도 대단히 커졌다. 다음해인 1961년에는 9월에 Rara Mae Johnston(미국)이 감리교선교회 모우숙과 동일한 재단의 일원으로서 내한하였다. Johnston은 세브란스병원에 물리치료사의 도서관을 설립하여 한국인 물리치료사의 질적 향상을 적극적으로 도왔으며 장애아동재활원에서 뇌성마비 아이들에게 상호교대 치료운동을 보급하였다. 또한 가정방문치료로서 깊숙이 각 가정을 파고 들어가 물리치료의 필연성을 이해시키고 치료방법을 계몽용으로 보급하였다. 또한 소책자를 만들어 소아마비 아동을 치료하는 의사를 위한 안내책자로 활용하였다. 이런 면으로 볼 때 모우숙의 개척정신과 학과 설치 등의 노력이 지금까지 한국 물리치료사에게 큰 귀감이 되어 주었음은 두말할 나위가 없다.

한국 물리치료사협회는 1963년 물리치료사의 자체 향상 및 복지를 더욱 향상시키기 위하여 60여 명의 인원으로 서울에서 창립되었다. 초대회장으로는 2년 임기로 석일헌 씨가 당선되었으며, 1967년에 보건사회복지부에 사단법인으로 등록하여 현재에 이르고 있다. 1974년, 우리나라는 세계물리치료연맹에 가입하게 되었는데, 부대표로 참여한 구애련의 수고와 헌신이 있었다.

한국에서 물리치료사 면허제도가 시작된 것과 대한물리치료사협회(http://www.kpta.co.kr/newkpta/)(그림 1-5)가 창립된 것은 1965년이며, 1974년에 세계물리치료연맹(World Confederation of Physical therapy, WCPT)의 정회원국으로 가입하였고, 1980년에 아시아 물리치료연맹이 결성되었다. 대한물리치료사협회는 물리치료사의 윤리강령(BOX 1-8)뿐만 아니라 최근 5대 비전(그림 1-6)을 제시하면서 세계적인 수준의 물리치료 전문성을 확보하기 위해 지속적으로 노력하고 있다. 그 예로 다양한 학회, 즉 대한물리치료학회, 한국전문물리치료학회, 대한물리의학회 등이 창설되었고 우리나라 연구재단에서 인증하는 전문 학술지를 발행하고 있다. 또한 물리치료를 기반으로 다양한 분야에 진출하기 위한 전문성을 확보하고 지원하기 위해

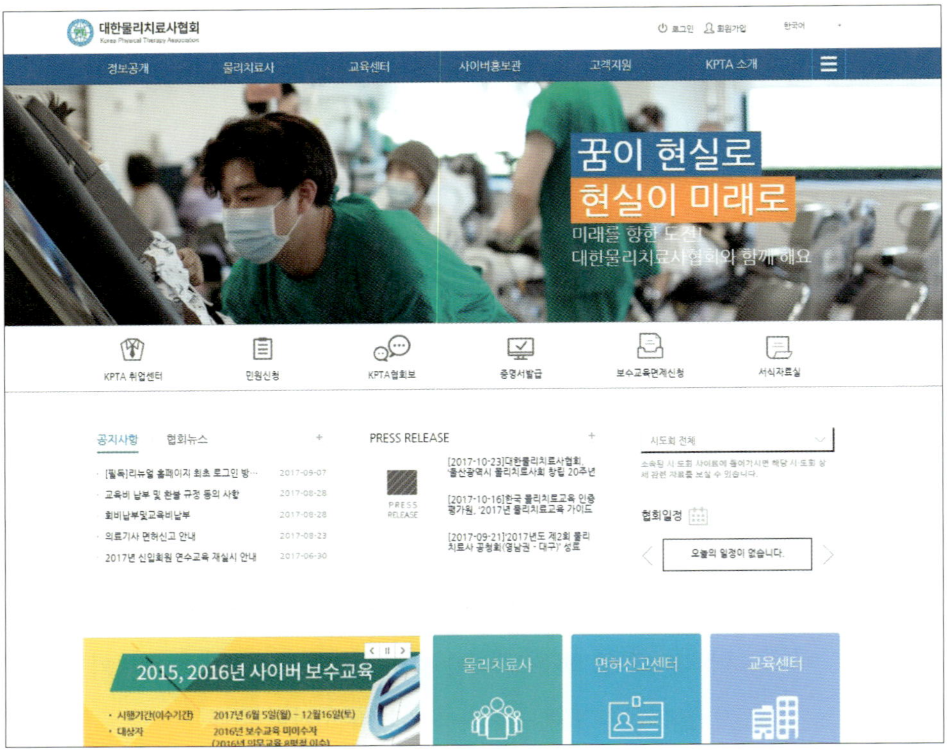

그림 1-5 ■ 대한물리치료사협회 홈페이지

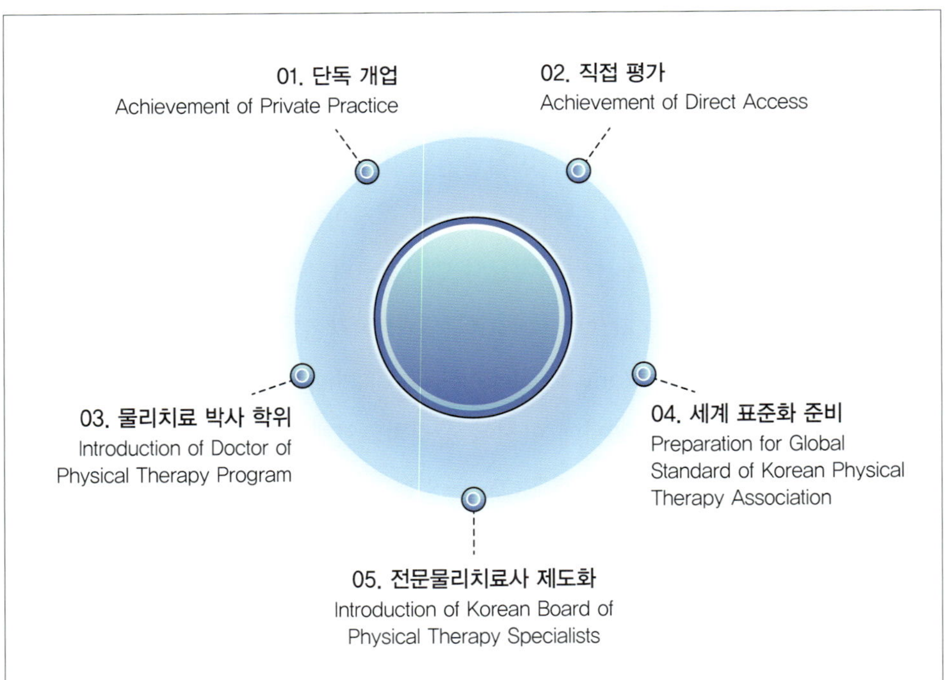

그림 1-6 ■ 대한물리치료사협회 5대 비전

BOX 1-8

물리치료사(物理治療士)의 윤리(倫理) 강령

물리치료사는 박애(博愛)와 봉사정신(奉仕精神)을 바탕으로 인간의 생명(生命)과 건강(健康)을 보살핌으로써 국민보건 향상에 기여(寄與)하고자 한다.

이에 우리 물리치료사는 아래 강령(綱領)을 성실히 준수(遵守)할 것을 엄숙(嚴肅)히 서약(誓約)한다.

하나, 물리치료사는 민족(民族), 지역(地域), 인종(人種), 종교(宗敎), 성별(性別), 신분의 차이 없이 전 인류에게 봉사한다.

둘, 물리치료사는 지역사회(地域社會) 주민의 건강 증진과 장애(障碍) 예방(豫防)을 위하여 항상 노력한다.

셋, 물리치료사는 환자에게 양질의 치료를 제공(提供)하기 위하여 산학연구(産學硏究) 활동에 앞장선다.

넷, 물리치료사는 고통(苦痛)받는 환자와 아픔을 함께 나누며 친절(親切)과 정성(精誠)으로 책무(責務)를 다한다.

다섯, 물리치료사는 전문 직업인이라는 자긍심(自矜心)과 사명의식을 갖고 타의 귀감이 된다.

여섯, 물리치료사는 직무(職務)상 알게 된 환자의 비밀(秘密)을 임의로 타인에게 누설(漏泄)해서는 아니 된다.

일곱, 물리치료사는 그 개인의 권위(權威)나 이름이 상업적 광고(廣告)에 이용됨을 허락(許諾)하지 아니한다.

여덟, 물리치료사는 동료회원은 물론 타 유관(有關)단체와도 친목(親睦)을 도모하여 협화(協和)를 유지한다.

아홉, 물리치료사는 회원 공동체(共同體) 바탕 위에 본 회의 무궁(無窮)한 번영(繁榮)과 발전(發展)을 위하여 헌신(獻身)한다.

열, 물리치료사는 물리의학 발전을 위하여 국제협력(國際協力)아래 최신 기술 정보교류에 동참한다.

출처: 사단법인 대한물리치료사협회

여러 협의회(공중보건물리치료사협의회, 산업물리치료사협의회, 한국노인시설물리치료사협의회, 군진물리치료사협의회)가 산하단체로 등록되어 있다.

현재 국내에서 물리치료사가 되기 위해서는 3년제 또는 4년제 물리치료(학)과를 졸업하고 한국보건의료인국가시험원에서 시행하는 시험(년 1회 실시)을 합격해야 한다. 물리치료사에 대한 면허시험은 1963년 제정된 의료보조원법에서 제1회 물리치료사 국가면허시험이 시작되어 최초 시행은 1965년에 65명이 응시하여 48명이 합격하였다. 1973년 개정된 의료기사법에 의해 국가고시 과목에는 필기시험인 의료관계법규, 공중보건학 개론, 해부생리학 개론, 질환별 물리치료학 개요(근육뼈대계질환, 신

표 1-3
물리치료사 국가고시 시험과목과 문항 수

시험과목

시험종별	시험과목 수	문항수	배점	총점	문제 형식
필기	4	200	1점/1문제	200점	객관식 5지선다형
실기	1	60	1점/1문제	60점	객관식 5지선다형

시험시간표

구분	시험과목 (문항수)	교시별 문항수	시험형식	입실시간	시험시간
1교시	1. 물리치료 기초(60) 2. 물리치료 진단평가(50)	110	객관식	~08:30	09:00~10:35 (95분)
2교시	1. 물리치료 중재(70) 2. 의료관계법규(20)	90	객관식	~10:55	11:05~12:20 (75분)
3교시	1. 실기시험(60)	60	객관식	~12:40	12:50~13:50 (60분)

※의료관계법규: 「의료법」, 「의료기사 등에 관한 법률」, 「장애인복지법」, 「노인복지법」, 「국민건강보험법」과 그 시행령 및 시행규칙

경계질환), 물리치료학 개요(보조기 의수족, 전기치료학, 광선치료학, 수치료학), 운동치료학 개요(운동치료학, 측정 및 평가, 임상운동학), 실기시험으로 구성되어 있었다. 최근 세계적인 물리치료 직무 추세에 맞추어 국가시험 과목이 2013년부터 물리치료기초(해부생리, 운동학, 물리적 인자치료), 물리치료진단평가(진단평가원리, 검사와 평가, 임상의사결정, 물리치료진단평가 문제해결), 물리치료 중재(근육뼈대계, 신경계, 심폐혈관계, 피부계), 의료관계법규 그리고 실기시험으로 개편되어 실시되고 있다(표 1-3). 국가시험 합격기준은 필기시험인 경우 전 과목의 총점의 60% 이상, 매 과목 만점의 40% 이상일 때 그리고 실기시험에서 만점의 60% 이상인 경우로 합격 시 면허증을 발부하게 된다. 국가시험 응시생의 남녀 비율은 2011년 전체 중 여자가 62%에서 2015년 64%로 증가하고 있는 추세이다.

국가시험 유형은 문제은행식 출제방식이다. 즉 미리 문항을 개발하고 보관한 후 당해연도에 문항을 선정하고 출제한다(표 1-4). 따라서 출제 문항에 대한 사항은 비공개를 원칙으로 하고 있다. 안정적인 문항관리 및 문항출제에 따른 시간과 비용 관련 문제에서 이점이 있어 문제은행식 시험을 시행하고 있지만 오류 또는 검증되지 않은 문항이 출제될 경우 이를 반영할 수 없는 단점도 있다.

표 1-4
문항보유현황

구분 / 시험명	연초 문항 수 (15.1.1.)	출제 문항 수	당해연도 변동문항수				보유문항 (15.12.31 기준)	보유 배수
			시험출제 (−)	폐기 (−)	신규개발 (+)	기출심사 (+)		
총계	103,877	7,039	6,979	5,786	7,873	1,000	100,425	14.3
의사	11,630	400	400	−	617	−	11,847	29.6
의사 예비(예비시험)	2,201	200	200	153	309	−	2,157	10.8
치과의사	6,632	364	364	−	356	−	6,624	18.2
치과의사 예비(예비시험)	2,158	200	200	402	269	−	1,825	9.1
한의사	6,522	420	420	1,815	450	−	4,737	11.3
한의사 예비(예비시험)	992	200	−	−	−	−	992	5.0
조산사	2,733	200	200	773	−	1,000	2,760	13.8
간호사	6,477	330	330	1,602	343	−	4,888	14.8
약사	4,874	350	350	−	831	−	5,355	15.3
한약사	4,281	250	250	−	250	−	4,281	17.1
한약조제자격	840	120	−	−	−	−	840	7.0
영양사	4,950	300	300	−	−	−	4,650	15.5
임상병리사	4,427	280	280	−	281	−	4,428	15.8
방사선사	5,018	250	250	−	271	−	5,039	20.2
물리치료사	3,634	260	260	−	264	−	3,638	14.0
작업치료사	3,116	240	240	8	240	−	3,108	13.0

출처: 국시원연보 17권(2015년도)

최근 9년간 시험문항에 대한 난이도는 69.8~76.3으로 거의 일정함을 유지하고 있으며 분별도 역시 0.23~0.28을 보이고 있다. 즉 난이도는 적정상태(60~80)를 보이고 있지만 분별력은 저조한 상태(0.3 미만)이다(그림 1-7).

최근 10년간 물리치료 국가시험 합격률은 표 1-5와 같다. 또한 면허증발급 현황은 표 1-6과 같다. 물리치료사 인력은 2015년에 약 5만여 명에서 2025년에 10만여 명으로 증가할 것으로 예상되며, 2030년에는 공급이 수요를 초과할 것으로 예상한 연구가 있다. 따라서 과잉공급으로 인한 부작용을 예방하기 위해 기존의 물리치료

구분	제35회	제36회	제37회	제38회	제39회	제40회	제41회	제42회	제43회
평균난이도	72.2	69.8	76.9	71.5	74.3	75.1	75.3	75.8	76.3
평균분별도	0.23	0.26	0.25	0.28	0.26	0.26	0.27	0.25	0.24

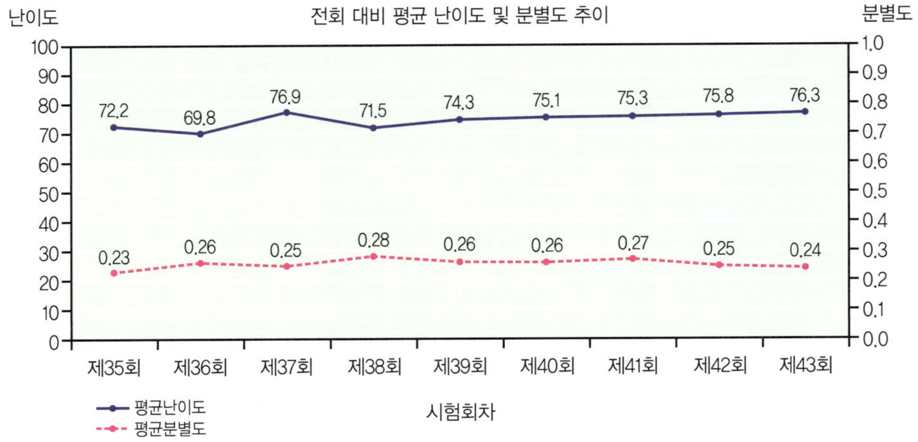

그림 1-7 ■ 물리치료사 면허증 시험 연도별 난이도와 분별도

진출분야 이외에 다양한 분야 진출을 위한 준비가 필요할 것이다.

세계 물리치료연맹에 가입한 국가들은 각국의 상황에 따라 2년제에서 5~6년제에 이르기까지 10여 종류의 교육제도가 운영되고 있다(표 1-7). 미국의 경우 주로 5~6년의 교육과정으로 되어 있으며 물리치료박사(Doctor of Physical Therapy) 과정을 통해 물리치료의 전문성 및 질적 발전을 도모하고 있으며, 물리치료에 대한 이론적인 발전뿐만 아니라 임상적인 전문성을 높이는 데 기여하고 있다. 2015년 현재 국내 물리치료 교육기관은 연세대학교(1979년) 외 48개의 4년제 과정과 신구대학교(1974년) 등 39개의 3년제 과정이 공존하고 있으며 석 · 박사 대학원 과정은 27개교에 있다. 교육기관에 따라 교과과정은 다소 차이가 있지만 일반적으로, 해부학, 병리학, 생리학, 인체운동학, 심리학 등의 기초 과목과 운동치료학, 측정 및 평가, 근육뼈대계 물리치료, 신경계 물리치료 등을 교육하고 있다. 물리치료사는 인체의 기능적 움직임에 대한 이상을 평가하고 개선하는 전문인이기 때문에 정상적인 움직임 역학, 신체구조와 기능 감소가 기능적 움직임에 미치는 영향, 기능적 움직임 유도를 위한 교정 또는 개선 운동방법 등에 대한 이론과 실습을 학습하게 된다.

표 1-5
물리치료 국가시험 합격률

직종	횟수	시험 시행일	합격자 발표일	접수인원	응시인원	합격인원	합격률(%)
물리치료사	36	2008.12.21	2009.01.13	3,146	3,076	2,364	76.9
	37	2009.12.20	2010.01.11	3,558	3,481	3,112	89.4
	38	2010.12.19	2011.01.11	3,516	3,451	2,811	81.5
	39	2011.12.18	2012.01.11	3,960	3,900	3,310	84.9
	40	2012.12.16	2013.01.08	4,131	4,052	3,475	85.8
	41	2013.12.15	2014.01.07	4,456	4,370	3,772	86.3
	42	2014.12.14	2015.01.06	4,104	4,049	3,586	88.6
	43	2015.12.13	2016.01.05	4,328	4,278	3,852	90.0

출처: 국시원, 연도별 국가시험 합격률

표 1-6
2015년 현재 면허증 발급현황 및 활동 물리치료자 수 (단위: 명)

인력구분	2015년			2020년			2025년			2030년		
	면허 인력	가용 인력	활동 인력	면허 인력	가용 인력	활동 인력	면허 인력	가용 인력	활동 인력	면허 인력	가용 인력	활동 인력
의사	121,504	114,992	105,560	137,614	128,414	117,884	154,172	141,583	126,974	170,730	153,495	140,908
치과의사	30,134	27,745	24,776	34,016	30,913	27,605	37,935	33,924	30,294	41,854	36,376	32,484
한의사	24,472	21,453	20,037	28,459	24,845	23,205	32,450	28,298	26,430	36,441	31,399	29,327
간호사	341,738	303,358	178,981	443,328	392,264	231,436	545,957	474,539	279,978	648,586	545,185	321,659
약사	67,408	50,955	36,000	74,362	53,541	37,827	83,418	58,828	41,562	92,473	63,924	45,163
한약사	2,201	2,171	1,534	2,858	2,813	11,987	3,523	3,456	2,442	4,188	4,086	2,887
물리치료사	56,528	51,412	37,407	81,070	75,510	54,941	106,294	99,382	72,31	131,519	121,651	88,513
임상병리사	53,988	43,986	25,776	69,190	58,238	34,128	84,770	71,240	41,747	100,354	82,107	48,115
방사선사	40,894	32,678	25,456	54,778	46,046	35,870	68,487	58,311	45,424	82,19	69,402	54,064
작업치료사	12,044	11,293	8,628	21,866	21,048	16,081	31,767	30,823	23,548	41,668	40,488	30,933

출처: 한국보건사회연구원, 보건의료인력 수급 중장기 추계, 2015.

표 1-7
OECD 가입 국가별 교육, 법률, 업무형태

번호	국가명	교육기간	독립법률	직접치료	개업유무
1	미국	4~5년	Yes	Yes in 32주	Yes
2	캐나다	3~4년	Yes	Yes	Yes
3	멕시코		–	2,157	10.8
4	오스트레일리아	4년	Yes	Yes	Yes
5	뉴질랜드	4년	Yes	Yes	Yes
6	일본	3~4년	Yes	No	No
7	대한민국	3~4년	No	No	No
8	터키	4~5년	No	No	Yes
9	오스트리아	3년	Yes	No	Yes
10	체코	3년	Yes	Yes	Yes
11	덴마크	3~3.5년	Yes	Yes No	Yes
12	핀란드	3.5년	Yes	Yes	Yes
13	프랑스	3년	Yes	No	Yes
14	독일	3년	Yes	Yes No	Yes
15	그리스	4년	Yes	No	Yes
16	이탈리아	3년	Yes	Yes	Yes
17	네덜란드	5~6년	Yes	Yes No	Yes
18	노르웨이	4년	Yes	Yes	Yes
19	폴란드	5.5년	Yes	Yes	Yes
20	포르투갈	3년	Yes	Yes	Yes
21	스페인	3년	Yes	Yes	Yes
22	스웨덴	3년	Yes	Yes	Yes
23	스위스	4년	Yes	Limited	Yes
24	영국	3~4년	in publicsector	Yes	Yes
25	벨기에	4년	Yes	No	No data
26	룩셈부르크	3~4년	Yes	No	Yes
27	헝가리	4년	Yes	No	Yes
28	아일랜드	4년	Yes	Yes	Yes
29	아이슬랜드	4년	Yes	Yes No	Yes

출처: 구봉오 등. 우리나라 물리치료 교육과정에 대한 고찰. 대한물리의학회지. 2010.

물리치료 진출 분야

물리치료는 건강관련 전문가들이 활동하는 영역이다. 물리치료사는 신체 활동 및 재활과 관련된 전문 영역으로 일상에서 요구되는 기능적 활동 및 움직임을 어렵게 하는 손상이나 장애를 교정하거나 증진시키는 일을 한다. 물리치료사의 주요 세부 영역은 근육뼈대, 신경근육, 심장허파, 그리고 피부계통이며 여성 건강, 소아, 노인, 스포츠 등의 특수 영역에서도 물리치료를 필요로 하고 있다. 보건복지부에서 발행하는 물리치료사 면허증을 취득한 대부분의 치료사들은 의료기관에서 근무를 시작하게 된다. 물리치료사로서의 활동은 의료기관의 수직적인 조직문화뿐만 아니라 보건복지부의 정책에 따라 제한을 많이 받을 수 있어 자신의 역량보다 제한된 범위 내에서 직무를 수행해야만 하는 경향이 있기 때문에 치료사 성향에 따라 직업만족도가 다를 수 있다. 기본적으로 사회경제적으로 발달한 사회일수록 개인의 건강증진과 유지를 위한 관심과 투자가 많아진다. 앞서 언급한 것처럼 물리치료는 신체 움직임과 통증관리를 하는 건강관련 전문가이고 대부분 선진국을 중심으로 물리치료의 발전과 수요가 있어 왔다. 노인인구의 증가, 의료기술 발달로 인한 수명증가, 삶의 질 향상을 위한 개인적 노력은 결국 건강관련 분야 시장의 팽창을 유발하고 있다. 하지만 아직 국내에서는 이에 대한 인식이 부족하고 관련 법규가 미흡하여 혼돈 상태를 보이고 있다. 움직임과 건강관련 전문가인 물리치료사들이 활동할 수 있는 다양한 영역을 이해하고 전문 영역 확대를 위한 창의적인 정신이 필요하다. 물리치료사는 보건복지부장관으로부터 면허증을 발부받은 상태이기 때문에 기본적으로 의료기관 관련 단체에서 근무하지만 교육부, 고용노동부 등 다른 정부기관에서도 보건 및 건강관련 전문가에 대한 수요가 있으므로 다양한 공공기관의 정책 사업에 관심을 기울여야 한다. 여기에서는 의료기관 이외에 물리치료사로서 진출할 수 있는 다양한 분야로 임상, 행정, 연구 중 병원, 공무원, 군무원, 산업물리치료 등에 대해 소개하고 있지만 이외에도 다양한 분야가 있다.

의료기관

의료기관이란 공중 또는 특정 다수인을 위하여 의료 · 조산의 업을 하는 곳을 말하며 우리나라에는 의원급 및 병원급 의료기관이 있다(표 1-8). 물리치료사는 의료기관에 고용되어 업무를 수행하게 된다. 의료기관은 개인병원을 중심으로 빠르게 증가하고 있는 추세이고, 이에 따라 관련 종사자에 대한 수요도 늘어나고 있다. 최근 노인인구의 증가로 인해 특히 요양/재활병원 위주로 물리치료사에 대한 수요가 가파르게 증

표 1-8
의료기관 현황 (단위: 기관, %)

구분		개설주체	현황	비중
총계		–	61,869	100
공공의료기관	국가출연	국립	31	0.1
		군병원	44	0.1
	지자체출연	공립	3,554	5.7
	특수법인출연	특수법인	262	0.4
민간의료기관		학교법인	147	0.2
		종교법인	6	0.0
		사회복지법인	126	0.2
	민간출연	사단법인	245	0.4
		재단법인	191	0.3
		회사법인	81	0.1
		의료법상 의료법인	1,107	1.8
	개인	개인	56,072	90.6

출처: 국민건강보험공단 건강보험통계연보. 2011.

가하고 있는 실정이다(표 1–9). 하지만 턱관절의 통증조절 및 움직임 교정을 시행하는 치과병 · 의원에서 근무하는 치료사는 미미한 수준이기 때문에 이 분야로의 진출을 위한 적극적인 노력이 필요할 것이다.

의료기관 형태에 따라 채용 시 선발기준은 다르지만, 대부분은 물리치료사 면허증만 있으면 취업을 할 수 있는 조건이 된다. 일부 병원에서는 소아물리치료, 신경계 물리치료, 근육뼈대계 물리치료 같은 특정 분야 또는 일정 수준의 영어공인성적(일부 대학병원)을 제시하는 병원도 있다. 최근에는 인턴과정 또는 병원 경력이 있는 치료사를 선호하는 있는 추세이다.

보건직 공무원

보건복지부의 각 기관, 보건소, 보건복지센터, 시 · 군 · 구청, 병원 및 의료원 등에서 보건행정업무와 보건위생검열 등을 담당하는 공무원을 말한다. 주요 업무는 보건관련 계획과 실행이다. 보건직 공무원은 국가기관에서 채용하는 형태 및 지방단체에서

표 1-9
물리치료사 고용 현황

(단위: 명)

구분	2007년	2008년	2009년	2010년	2011년	5년간 증가율
상급종합병원	384	402	465	500	543	41.4%
종합병원	1,366	1,513	1,575	1,680	1,768	29.4%
병원	2,601	3,639	4,025	4,416	4,757	82.9%
요양병원	1,804	1,930	2,293	2,873	3,327	84.4%
의원	12,134	12,248	12,479	12,793	13,033	7.4%
치과병원	2	2	2	2	3	50.0%
치과의원	1	1	1	1	0	-100.0%
보건의료원	18	20	19	19	19	5.6%
보건소	303	300	304	299	297	-2.0%
보건지소	123	121	131	137	151	22.8%
한방병원	44	41	38	105	118	168.2%
한의원	1	1	3	2	1	0.0%
합계	18,781	20,218	21,335	22,827	24,017	27.9%

출처: 건강심사평가원의 건강보험 요양기관 현황통계

채용하는 형태가 있으며, 선발방법은 공개채용과 특별제한채용이 있다. 특별제한채용인 경우 물리치료사 같은 특정 자격증이 필요하기 때문에 경쟁률이 다소 낮다는 장점이 있다. 시험과목은 표 1-10과 같다. 물리치료사들이 보건지소와 보건의료원에 근무하는 비율이 꾸준히 증가하고 있다.

대부분의 보건직 공무원인 경우 보건복지부와 관련하여 업무를 수행하지만 이외에도 고용노동부 산하의 여러 공공기관, 예를 들어 안전보건공단, 장애인고용촉진공단, 근로복지공단 등에서도 필요에 따라 보건전문인력을 채용하고 있다.

특수교육 관련 서비스 지원 치료사

물리치료사는 특수교육대상자에게 물리치료를 제공하는 곳에 근무할 수 있다. 「장애인 등에 대한 특수교육법」 제11조제1항에 의하면 특수교육지원센터는 특수교육대상

표 1-10
보건직 공무원 채용 방법

<table>
<tr><th>보건직 공무원</th><th>직무</th><th>자격조건</th><th>시험과목</th><th>비고</th></tr>
<tr><td>지방공무원</td><td rowspan="2">보건 및 의료행정의 종합계획 수립 및 집행, 각종 감염병 예방을 위한 예방접종 및 산업보건, 환경위생, 식품위생 등의 검열업무 그 외 근무처 일반 행정업무 등을 수행</td><td>–</td><td>국어, 영어, 한국사, 공중보건, 보건행정</td><td>매년 5월에 시행</td></tr>
<tr><td>국가공무원</td><td>제한경쟁으로 시행부처에 따라 자격증 요구할 수 있음</td><td>영어, 공중보건학, 보건행정학, 보건의료관계법규, 행정법총론</td><td>시행부처에 따라 약간 변동</td></tr>
</table>

자의 조기발견, 특수교육대상자의 진단 및 평가, 정보관리, 특수교육 연수, 교수·학습활동의 지원, 특수교육 관련서비스 지원, 순회교육 등을 담당하는 기관으로 각 시·도에서 운영하고 있다. 특수교육 관련 서비스란 특수교육대상자의 교육을 효율적으로 실시하기 위하여 필요한 인적·물적 자원을 제공하는 서비스로서 상담지원, 가족지원, 치료지원, 보조인력지원, 보조공학기기지원, 학습보조기기지원, 통학지원 및 정보접근지원 등을 의미한다. 교육감 또는 특수학교의 장은 특수교육지원센터 또는 특수학교에 치료실을 설치·운영할 수 있도록 되어 있고 특수교육대상자가 필요로 하는 경우에는 물리치료, 작업치료 등의 치료지원을 제공해야 한다. 하지만 치료지원에 필요한 인력은 대상자의 수요 분야에 따라 달라지고, 전문인력에 대한 규정 역시 「의료기사 등에 관한 법률」에 따른 면허 또는 주무부장관이 공인한 민간자격을 소지한 사람으로 되어 있으며, 보건복지부에서 제공하는 발달재활서비스와 이중지원을 받을 수 없다는 한계가 있다. 정부에서는 발달재활서비스와 특수교육관련 지원서비스의 일원화 등 다양한 형태를 고려하고 있으므로 이 분야에서 물리치료사의 진출이 좀 더 원활하게 될 수 있도록 관심을 기울이고 참여하는 것이 필요할 것이다.

군무원

군무원이란 군부대에서 군인과 함께 근무하는 공무원으로서 신분은 국가공무원법상 특정직 공무원을 말한다. 군인들은 다양한 군사작전을 수행하기 위해 강도 높은 훈련을 실시한다. 따라서 다양한 부상에 노출될 가능성이 높다. 보건분야 군무원 특히 재활치료분야에서 물리치료에 대한 수요가 증대하고 있으며 이 추세는 육군, 해군, 공군 등으로 확대되고 있다. 주요 업무는 군대 병원 내에서 군인의 질병 및 신체장애를 예방하기 위해 전기, 광선, 물, 냉온열 등을 이용한 치료적 마사지, 운동치료를 포함한 치료 업무와 부상 예방을 위한 프로그램 계획과 운영이다. 특히 2014년 국군의무학교와 물리치료협회가 학술교류(MOU)를 체결하였으며 국군에서는 2015년부터 특기병으로 물리치료병과 물리치료병사를 선발해 군 의료기관에서 양질의 물리치료를 제공받을 수 있도록 노력하고 있다. 군무원 채용사이트(http://recruit.mnd.go.kr/recruit.do)에서는 채용절차와 응시자격에 대한 정보를 제공한다. 급수에 따라 다르지만 기본적으로 임상경력이 필요하며, 재활치료 5급은 국어, 국사, 영어, 물리치료학, 운동치료학, 공중보건학, 해부생리학을, 7급은 국어, 국사, 영어, 물리치료학, 운동치료학, 공중보건학을, 9급에서는 국어, 국사, 영어, 물리치료학, 공중보건학 시험을 실시한다.

산업물리치료

산업물리치료는 물리치료 시장 확대를 위해 대단히 중요한 분야이다. 물리치료사의 대부분이 진출하는 병원 수보다 사업장의 수가 많기 때문이다. 산업물리치료사는 사업장에서 근로자를 대상으로 근육뼈대계질환 유해인자조사 및 예방활동, 직장복귀를 위한 훈련(work conditioning & work hardening program), 작업능력평가(functional capacity evaluation) 등을 수행하는 치료사이다(그림 1-8, 1-9). 산업물리치료사는 (1) 사업장 내 근로자 직무에 대한 작업 효율성, 안전성, 움직임, 질을 향상시키기 위해 작업자-직무-환경 관련성에 대한 인간공학적 분석을 할 수 있어야 한다. 또한 (2) 근로자가 일을 하기 위해 신체에서 힘을 발생하기 위한 관절과 근육의 반응(body biomechanics)에 대해서도 숙지해야 한다.

외국의 경우는 특정 직무에 따라 근로자의 신체적 능력이 있는지를 알아보기 위해 신규 채용 시 또는 산업재해 후 직장복귀 시 작업능력평가를 실시하고 있다. 기본적인 가동범위, 근력, 작업 지구력 및 직무시뮬레이션 검사를 실시하고 있다. 국내에는 아직 정확한 규정이 없지만 이 영역에 대한 진출을 위해 치료사도 이에 대한 관심과 학습이 필요할 것이다. 또 다른 산업물리치료의 주요 업무는 직장복귀와 산업재해 예방을 위한 활동이다. 여기에는 (1) 관절과 물렁조직 운동성 향상, 운동기능 강화, 작업과 관련된 기능적 움직임 및 협응 향상, 심장허파 지구력 향상, (2) 직무 시

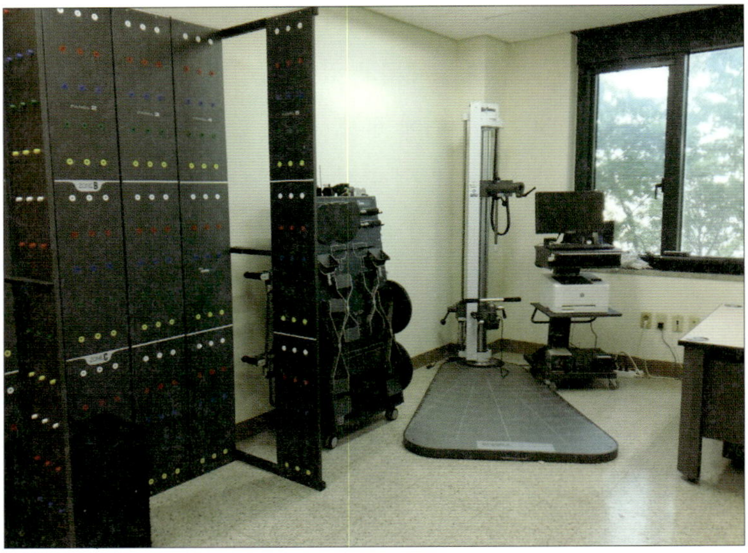

그림 1-8 ■ 작업능력측정 기구(functional capacity evaluation)
출처: 울산과학대학교 산업안전보건교육센터 장비

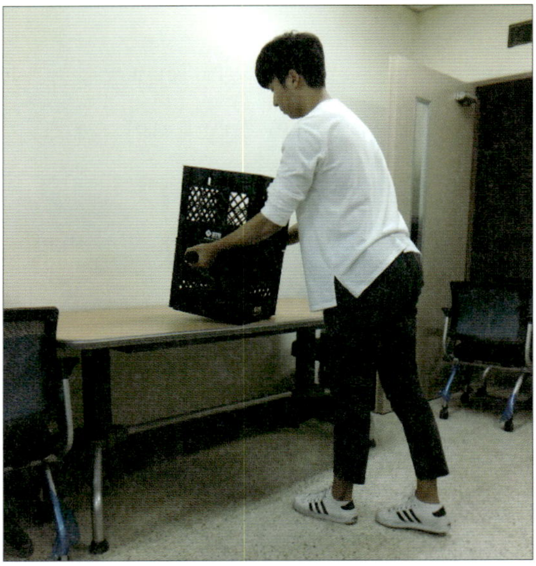

그림 1-9 ■ 직업복귀훈련

뮬레이션 훈련, (3) 자기관리 전략 향상 등을 다루는 부분이다.

현재 근육뼈대계 질환 발생 시 이를 예방하기 위한 조치가 이루어져야 한다는 내용은 「산업안전보건법 보건규칙」 제148조에 명시되어 있지만 구체적인 전문인력에는 물리치료사가 포함되어 있지 않은 사항이다. 따라서 이 분야로 진출하기 위해서는 제도적인 틀이 마련되도록 실질적인 노력을 기울여야 할 것이다.

요약

외국의 경우 물리치료 분야는 시대 변화에 맞춰 제공하는 서비스 형태가 달라져 왔다. 국내 물리치료 역시 시대의 요구에 따라 주요 서비스 형태가 달라지고 있다. 현재 물리치료는 신체적 움직임 관련 기능이상을 예방 및 중재를 전문적으로 하는 분야로서 의료기관뿐만 아니라 다양한 분야에서 관련 서비스를 제공하고 있으므로 현실과 맞는 법체계를 마련하기 위해 물리치료사들은 노력해야 할 것이다. 전문직종으로 인식되기 위해서는 물리치료사들이 우수성, 도덕성, 역할유연성 같은 핵심가치를 잘 이행하면서 근거중심으로 환자/의뢰인에게 서비스(중재)를 제공해야 할 것이다. 또한 자율적 물리치료를 위한 법체계 확립을 위해 다양한 노력이 필요하다.

참고문헌

1. Hislop HJ: The not-so-impossible dream. Phys Ther 1975;55:1069-1080.
2. Guidelines: Physical Therapist Scope of Practice, BOD G03-01-09-29. Board of Directors Standards, Positions, Guidelines, Policies, and Procedures. Alexandria, VA, American Physical Therapy Association, 2005.
3. Guide to Physical Therapist Practice, revised ed 2. Alexandria, VA, American Physical Therapy Association, 2003.
4. Provision of Physical Therapy Interventions and Related Tasks, HOD P06-00-17-28. House of Delegates Standards, Policies, Positions, and Guidelines. Alexandria, VA, American Physical Therapy Association, 2005.
5. Jette A: Physical disablement concepts for physical therapy research and practice. Phys Ther 1994;74:380-386.
6. Nagi S: Some conceptual issues in disability and rehabilitation. In: Sussman M (ed): Sociology and Rehabilitation. Washington, DC, American Sociological Association, 1965.
7. Nagi S: Disability concepts revisited: Implications for prevention. In: Pope A, Tarlov A (eds): Disability in America: Towards a National Agenda for Prevention. Washington, DC, National Academy Press, 1991.
8. Physical Therapy as a Health Profession, HOD P06-99-19-23. House of Delegates Standards, Policies, Positions, and Guidelines. Alexandria, VA, American Physical Therapy Association, 2005.
9. Swisher LL, Page CG: Professionalism in Physical Therapy: History, Practice, & Development. St Louis, Elsevier, 2005.
10. Moore WE: The Professions: Roles and Rules. New York, Russell Sage Foundation, 1970.
11. Evaluative Criteria for Accreditation of Education Programs for the Preparation of Physical Therapists. Alexandria, VA, American Physical Therapy Association, 1998. Available at http://www.apta.org/AM/Template.cfm?Section=Home&TEMPLATE=/CM/ContentDisplay.cfm&CONTENTID=25709. Accessed March 20, 2006.
12. Evaluative Criteria for Accreditation of Education Programs for the Preparation of Physical Therapist Assistants, Alexandria, VA, American Physical Therapy Association, 2000. Available at http://www.apta.org/AM/Template.cfm?Section=Home&CONTENTID=28816& TEMPLATE=/CM/ContentDisplay.cfm. Accessed March 20, 2006.
13. APTA Vision Sentence for Physical Therapy 2020 and APTA Vision Statement for Physical Therapy 2020, HOD 06-00-24-35. House of Delegates Standards, Policies, Positions, and Guidelines. Alexandria, VA, American Physical Therapy Association, 2005.
14. Autonomous Physical Therapist Practice: Definitions and Privileges, BOD P03-03-12-28. Board of Directors Standards, Positions, Guidelines, Policies, and Procedures. Alexandria, VA, American Physical Therapy Association, 2005.
15. APTA Core Documents, House of Delegates Standards, Positions, Guidelines, Policies, and Procedures. Alexandria, VA, American Physical Therapy Association, 2005.
16. Model Pledge for Physical Therapy. Alexandria, VA, American Physical Therapy Association. Available at www.aptaeducation.org/Model_Oath.pdf. Accessed March 20, 2006.
17. Professionalism in Physical Therapy: Core Values, BOD 05-04-02-03. House of Delegates Standards, Policies, Positions, and Guidelines. Alexandria, VA, American Physical Therapy Association, 2005.
18. Granger FB: The development of physiotherapy. Phys Ther 1976;56:13-14.
19. Davies EJ: The beginning of "modern physiotherapy." Phys Ther 1976;56:15-21.
20. Davies EJ: Infantile paralysis. Phys Ther 1976;56:42-49.
21. Pinkston D: Evolution of the practice of physical therapy in the United States. In: Scully RM, Barnes ML (eds): Physical Therapy. Philadelphia, Lippincott, 1989.
22. Beard G: Foundations for growth: A review of the first forty years in terms of education, practice, and research. Phys Ther Rev 1961;41:843-861.
23. Hazenhyer IM: A history of the American Physiotherapy Association. Physiother Rev 1946;26(1):3-14.
24. Vector Research Inc: Executive Summary, Workforce Study. Alexandria, VA, American Physical Therapy Association, 1997.
25. A Normative Model of Physical Therapist Professional Education: Version 2004. Alexandria, VA, American Physical Therapy Association, 2004.
26. A Normative Model of Physical Therapist Assistant Education: Version 1999. Alexandria, VA, American Physical Therapy Association, 1999.

27. 김종만 등. 질환별 물리치료: 근육뼈대 · 피부계. 정담미디어, 2010.
28. 박은영, 김원호, 이관우. 물리치료 전문직관의 핵심가치에 대한 요인분석. 한국산학기술학회지, 2012.
29. 국시원. 국시원 연보 제 17집(2015), 2015.
30. 국시원, 2015년 물리치료사 국가시험 분석결과.
31. 대한물리치료사협회. http://www.kpta.co.kr/, 2015.
32. 한국 물리치료 역사. 위생일보.
33. 구봉오 등 우리나라 물리치료 교육과정에 대한 고찰. 대한물리의학회지, 2010.
34. 한국보건사회연구원, 보건의료인력 수급 중장기 추계, 2015.

보충자료

한국보건의료인국가시험원, 물리치료사 직무분석, 연구간행물 00B-10b, 2004.

American Physical Therapy Association: Healing the Generations: A History of Physical Therapy and the American Physical Therapy Association. Lyme, CT, Greenwich Publishing Group, 1995.

Comprehensive and detailed description of the history and evolution of the profession and practice of physical therapy in the United States.

Comprehensive review of aspects that contribute to physical therapy as a profession and to physical therapists as professionals.

Continues description of issues in previous article as they evolved during this pre World War II period.

Describes the pertinent issues confronting the profession during this period, including the first published curriculum and a review of educational programs, controversy over technicians versus professionals, legislation to regulate practice, and growth of the journal.

Excellent anthology of selected articles that describe the history of physical therapy and the APTA.

Hazenhyer IM: A history of the American Physical Therapy Association: 2. Formative years, 1926-1930. Physiother Rev 1946;26(2):66-74.

Hazenhyer IM: A history of the American Physical Therapy Association: 3. Coming of age, 1931-1938. Physiother Rev 1946;26(3):122-129.

Hazenhyer IM: A history of the American Physical Therapy Association: 4. Maturity, 1939-1946. Physiother Rev 1946;26(4):174-184.

In this final article in the series, the author describes issues involving membership rights, chapter organizations, further curricular changes, impact of the National Foundation for Infantile Paralysis, activities in military service, and the journal.

Mathews JS: Professionalism in physical therapy: Current patterns and future directions. In: Mathews JS (ed): Practice Issues in Physical Therapy. Thorofare, NJ, Slack, 1989.

The Beginning: Physical Therapy and the APTA. Alexandria, VA, American Physical Therapy Association, 1979.

www.apta.org. Website for the American Physical Therapy Association. Excellent resource for current information and documents pertinent to the profession.

CHAPTER 02

물리치료 문서작성

Documentation in Physical Therapy

주요개념

물리치료 문서작성
- 문서작성의 중요성
- 문서작성 형태

ICF 모델

건강보험 체계와 물리치료

요약

핵심용어

SOAP 형식

문서작성

환자/의뢰인 관리 모델

ICF 모델

세계보건기구

초기 평가

경과/치료 노트

학습목표

이 장을 읽고 난 후, 여러분은 다음의 사항을 할 수 있다.

1. 물리치료 문서작성의 중요성을 이해할 수 있다.
2. SOAP 노트에 대해 이해할 수 있다.
3. ICF 모델에 대해 이해할 수 있다.

물리치료 문서작성

문서작성의 중요성

물리치료 문서작성이란 물리치료와 관련된 일련의 평가와 중재에 대한 기록을 남기는 것이다. 미국의 경우 물리치료사협회에서 문서작성의 지침을 제공할 만큼 매우 중요하게 다루고 있다(APTA Board of Directors' Policies, BOD G03-05-16-41 참조). 문서로 물리치료와 관련된 사항을 기록하고 보존하는 이유는 효율적인 환자/의뢰인 관리뿐만 아니라 제공되는 중재의 효과를 높이고 치료팀원 또는 관련 건강전문가 사이의 원활한 의사소통과 정확한 정보교환을 위해서이다. 구체적으로 예를 들면, 법적인 문제 또는 보험회사와의 갈등이 있는 경우 치료사를 보호하는 근거자료로서, 또는 담당 치료사가 없는 경우 다른 치료사가 환자의 상태를 파악하고 적절한 중재를 적용할 수 있는 지침으로서 매우 중요하다. 구체적인 목적은 다음과 같다.

첫째, 환자/의뢰인 관리에서 체계적인 평가와 계획을 수립하기 위해

둘째, 다른 치료사 또는 건강전문가에게 타당한 자료를 제공하기 위해

셋째, 법적인 문제 발생 시 또는 보험회사(예: 건강보험심사평가원 또는 사적 보험)에서 요구 시 중재의 합리성을 알려주는 근거로서 작용하기 위해

넷째, 연구와 교육을 위한 임상자료를 구축하기 위해

문서작성은 물리치료사에게 매우 중요한 일이지만, 아직 국내에서는 문서작성의 중요성을 잘 인식하지 못하고 있다. 국내의 경우, 단순히 매일 치료한 행위만을 표기하는 형식부터 최근에는 기관(병원)에 따라 다르지만 평가한 사항까지 문서로 작성하는 곳도 있다. 하지만 아직 체계적인 문서작성이 제대로 이루어지지 않고 있는 실정이다. 아마도 임상에서 문서작성을 할 시간적 여유가 없거나 이에 대한 교육이 제대로 되지 않아서일 것이다. 문서작성 능력은 전문성을 보여주는 지표 중 하나이기

때문에 이에 대한 교육이 학생 때부터 철저히 이루어져야 할 것이다(Quinn & Gordon, 2010).

문서작성 형태

물리치료분야에서 문서작성이 필요한 경우는 다양하다. 환자/의뢰인 관리모형인 검진, 평가, 예후, 중재, 그리고 재평가하는 과정 동안 지속적으로 문서작성이 이루어진다(그림 2-1). 즉 입원 또는 내원 시 최초로 이루어지는 초기 평가, 퇴원 시 작성되는 퇴원 요약, 또는 치료 과정에 작성되는 경과노트가 문서작성이 필요한 대표적인 경우이다. 이외에도 보조장비 구매 또는 지속적인 치료를 위해 문서작성을 하여 제3자에게 전달할 목적으로 이루어진다. 목적은 다양할 수 있지만 일반적으로 가장 흔히 사용되는 양식이 SOAP 노트이다. S(subjective)는 주관적 정보, O(objective)는 객관적 정보, A(assessment)는 사정, P(plan)는 치료계획을 나타내는 약어로서 특히 경과/치료노트인 경우 SOAP 형식을 이용하는 경우가 편리하다(표 2-1, 그림 2-2). 문서작성 시 반드시 작성 날짜와 작성자의 서명을 남기는 것을 잊지 말아야 한다.

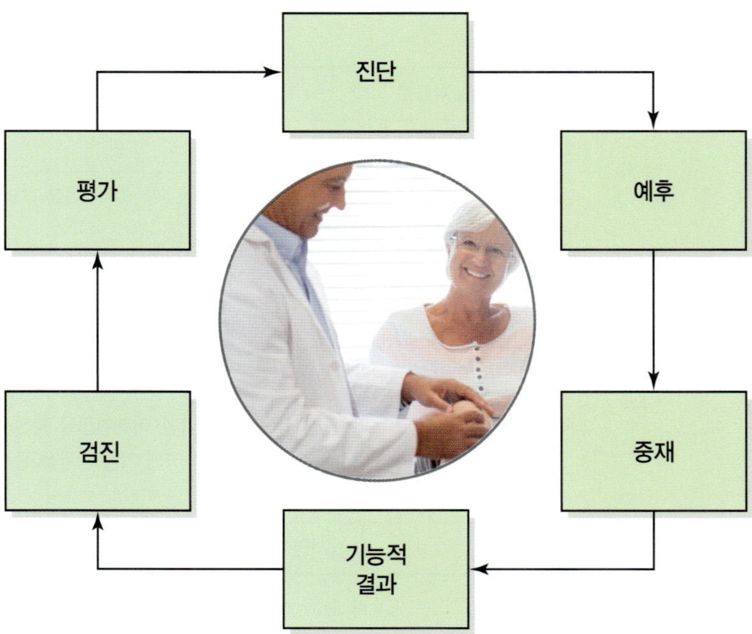

그림 2-1 ■ 환자/의뢰인 관리모형

표 2-1
SOAP 양식을 이용한 치료노트 작성의 틀

형태	구체적인 정보
주관적(S) 정보	• 중재에 대한 환자의 주관적인 반응(부작용 포함) • 참여 또는 활동제한 변화에 대한 환자의 표현
객관적(O) 정보	• 상태 업그레이드: 활동제한 또는 상해와 관련된 환자 상태의 변화로써, 객관적이고 측정할 수 있는 것 • 중재(처방): 관련 전문가, 가족, 환자에 대한 교육/의사소통을 포함한 수행된 중재의 개요, 빈도, 강도, 시간 및 적용된 장치를 기록
사정(A)	• 환자 관련 지도를 포함한 환자의 목표를 위한 경과를 기록 • 중재의 강도 또는 빈도를 수정하게 하는 요인과 기대 목표를 위한 경과를 토의 • 필요 시 새로운 목표 제시 또는 목표 수정
계획(P)	• 차후의 중재 계획 • 치료회기 사이에 환자가 해야 할 행위를 기록(예: 가정프로그램, 다른 검사/중재)

치료노트

임상환경: 외래치료실

성명: 홍길동　　생년월일: 82/09/11　　평가일자: 17/06/13

S　환자는 테니스게임 시 서브를 하는 동안 왼쪽 어깨 가쪽 부위에서 통증이 있다고 호소한다.

O　현재 상태: 치료실 내에서 테니스 서브 동작을 수행할 수 있고, 통증발병 없이 7회 테니스 서브동작을 수행할 수 있다.

A　환자는 테니스활동 동안 통증이 조금씩 줄어들고 있다. 환자는 통증을 효과적으로 관리하면서 테니스활동 시간을 20분에서 40분까지 점차 늘릴 수 있을 것이다.

P　어깨부위에 초음파, 관절가동술(아래방향), 어깨벌림을 증진시키기 위한 스트레칭을 계속 적용하고, 다음 치료 시까지 왼쪽 어깨 기능과 관절가동범위를 향상시킬 수 있는 가정운동프로그램을 제공한다.

치료사:　　(서명)　　날짜:

그림 2-2 ■ SOAP 노트를 활용한 치료노트 작성의 예시

임상에서 물리치료사들이 가장 많이 시행하는 문서작성은 초기 평가이다. 아직 국내에서는 초기 평가에 대한 구체적인 지침이 제시되고 있지 않다. 하지만 미국물리치료사협회에서는 초기 평가 시 포함되어야 하는 기록 내용을 다음과 같이 구체적으로 제시하고 있다.

초기 검진/평가

1. 검진(병력, 계통 관찰, 검사와 측정)

가. 병력

1) 일반적인 인구학적 정보

2) 사회력/고용/일(직업/학교/여가)

3) 성장과 발달

4) 거주환경

5) 일반적 건강 상태(자가-보고, 가족-보고, 간병인-보고)

6) 의학/수술 이력 및 기타 임상검사

7) 현재 상태/주요 호소

나. 계통 관찰

1) 심장혈관/호흡: 혈압, 부종, 심장박동수, 호흡률

2) 피부: 유연성(pliability), 흉터 여부, 피부색깔

3) 근육뼈대: 전반적 가동범위(gross range of motion) 및 근력, 전반적 대칭성

4) 신경근육: 전반적 협응과 운동 기능

5) 의사소통능력, 의식, 지남력(사람, 시간, 장소)

다. 검사와 측정

1) 유산소능력 및 지구력

① 운동 또는 활동 동안 강도 증가에 따른 심장혈관 징후와 증상

② 운동 또는 활동 동안 강도 증가에 따른 호흡 징후와 증상

2) 인체계측 특성: 신체구성, 신체치수, 부종

3) 각성, 집중력 및 인지

4) 보호 및 적응 장비

5) 순환(동맥, 정맥, 림프)

① 심장혈관 징후

② 심장혈관 증상

③ 위치 변화에 대한 생리적 반응

6) 뇌신경 및 말초신경 통합성

① 전기생리적 통합성

② 뇌신경 및 말초신경의 운동/감각

③ 신경학적 유발검사에 대한 반응

7) 환경, 집 및 직장에서 물리적 장벽

8) 인간공학과 신체역학

① 작업 동안 정교함과 협응

② 작업 행위 또는 활동 동안 기능적 능력과 수행력

③ 작업환경의 안전성

④ 특정 작업환경 또는 활동

⑤ 작업 또는 활동과 관련된 기구와 작업장

⑥ 자기관리, 가정관리, 일 또는 여가활동 동안 신체역학

9) 보행, 이동움직임, 균형

10) 피부통합성

① 피부외상을 유발하거나 억제하는 활동, 위치, 자세

② 상처: 상처흉터조직 특성

11) 관절통합성과 운동성: 관절의 통합성과 운동성, 부가적인 관절움직임

12) 운동기능: 정밀, 협응 및 민첩성, 움직임 패턴 조절과 수의적인 자세 등

13) 근육수행력: 근력, 근파워, 근지구력

14) 신경근육 발달과 감각통합성: 운동기술의 습득과 발달, 감각운동통합성

15) 보조기, 보호기구, 지지장비: 관리능력과 안전성

16) 통증: 특정 신체부위의 통증

17) 자세: 자세정렬과 위치(동적 및 정적)

18) 관절가동범위(근육길이 포함)

19) 반사통합성: 깊은힘줄반사, 병적반사, 자세반사와 반응(정위, 평형 및 보호반사 포함)

20) 자기관리와 가정관리(일상생활동작 및 도구적 일상생활동작 포함)

21) 감각통합성: 감각검사

22) 환기와 호흡: 호흡/가스교환에 대한 폐 징후

23) 일, 지역사회, 여가활동 정도

2. 평가

1) 환자의 문제 목록 작성

2) 환자/의뢰인 상태에 영향을 미치는 핵심 요인 (예: 인지 요인, 동반 질병, 사회지지)에 대한 사정을 작성

3. 진단

물리치료사에 의해 결정되는 진단에 대한 문서작성[아직 국내에서는 물리치료적 진단(분류)체계가 개발되지 않은 상태임]

4. 예후

예후에 대한 기록은 일반적으로 관리계획에 포함됨

5. 관리계획

1) 기능에서 예상되는 호전 수준을 나타내는 것으로 측정 가능한 전반적인 목표

2) 적용된 중재에 대한 기록

3) 목표에 도달하기 위해 예상되는 치료 빈도와 기간

4) 예상되는 퇴원계획

이처럼 초기 평가, 경과/치료 노트, 퇴원 요약 등을 작성할 목적으로 문서를 작성하는 경우 기록해야 할 사항은 매우 다양하고 많다. 작성된 문서를 기반으로 치료계획과 예후 등에 대한 의사결정을 해야 하기 때문에 합리성과 중요성에 의거하여 작성할 사항을 선택해야 한다. 무엇을 중심으로 문서를 작성할 것인가에 대한 답을 얻

기 위해서는 무력화 모델에 대한 이해가 필요하다. 최근 세계보건기구(WHO)에서는 ICF 모델을 중심으로 환자/의뢰인에 대한 측정, 기록, 중재를 적용하기를 권장하고 있다. 따라서 여기에서는 무력화 모델 중 ICF 모델을 좀 더 자세히 소개하겠다.

ICF 모델

ICF 모델은 기능(functioning) 관련 요인에 대한 폭넓은 고려를 이용하여 건강에 대한 보편적인 이해를 돕기 위한 개념적 틀로서, 기능화(functioning), 장애와 건강에 대한 국제 분류체계이다. ICF 모델은 기능화(신체구조와 기능, 활동, 참여)와 이에 영향을 미치는 배경적 요인(환경 및 개인적 요소)을 기반으로 구성되어 있다(그림 2-3).

세계보건기구에서는 ICF 모델 이전에 ICIDH 모델을 제시한 바 있다. 이때 사용된 용어는 질병, 상해, 장애, 핸디캡 같은 질병으로 유발되는 사항에 대해 부정적인 용어를 사용하였지만, ICF 모델에서는 긍정적인 차원의 용어와 부정적인 차원의 용어를 제시하고 있다. 즉 긍정적인 측면에서 신체구조와 기능, 활동 그리고 참여라는 용어를 제시하였고 부정적인 측면에서 손상, 활동제한, 참여제약이라는 용어를 제안하면서(표 2-2), 환자/의뢰인의 활동과 참여 수준에서 평가하고 중재를 계획하기를 권장하고 있다.

아래-위(down-top) 접근법은 의학적 모델로서, 질병 또는 상해를 치료하면 활동이나 삶의 질이 향상되는 것으로 가정하였지만, 위-아래 접근법은 개인적/사회적

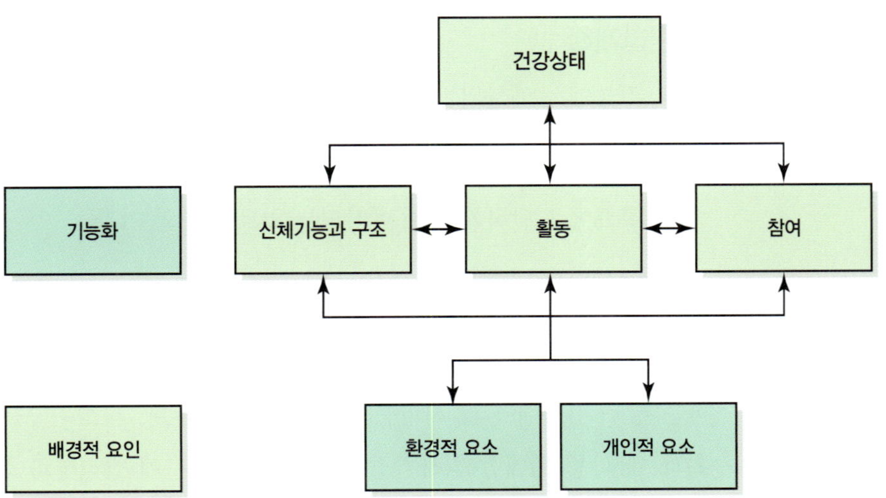

그림 2-3 ■ ICF 모델

표 2-2
ICIDH와 ICF 용어 비교

모델	기본적인 원인	신체수준에서 제한	개인수준에서 제한	사회수준에서 제한	배경
ICIDH	질병/손상	상해	장애	핸디캡	
ICF	건강상태	신체 기능과 구조/손상	활동/활동제한	참여/참여제약	환경

손상(impairment): 심리적 · 생리적 또는 해부학적 비정상 또는 상실
장애(disability): 정상으로 간주되는 방법으로 활동을 수행하는 데 있어 어떤 제약이 있거나 능력이 부족한 것
핸디캡(handicap): 개인적 역할을 수행하는 데 있어 상해 또는 장애로 인해 사회적 수준에서 불이익이 있는 것
건강상태(health condition): 질병 또는 손상이 있는 것
신체구조(body structure): 기관, 사지 같은 신체의 해부학적 부분
신체기능(body function): 신체계통(심리적 기능 포함)의 생리적 기능
활동(activity): 개인이 과제 또는 활동을 수행하는 것
활동제한(activity limitation): 개인이 활동을 수행하는 데 어려움이 있는 것
참여(participation): 생활환경에 참여하는 것
참여제약(participation restriction): 생활환경에 참여하는 데 있어 경험하는 문제
환경적 요인(environmental factor): 개인이 삶을 영위하는 데 영향을 미치는 물리적 · 사회적 · 생활양식적인 환경

역할을 다시 수행하기 위한 참여 수준을 중점으로 참여를 제약하는 운동기술이 무엇인지(활동 수준), 이 운동기술은 어떤 계통의 문제로 인해 유발되고 어떤 계통이 도움이 되는지를 파악하는 순으로 접근하는 것이다. ICF 모델은 환자의 문제를 기능적인 측면에서 해결하기 위해 효과적인 위-아래(top-down) 접근법의 개념적 틀이기도 하다. 또한 ICF 모델은 건강전문가 간에 용어에 대한 의사소통을 원활하게 할 수 있는 장점과 환자의 기능화에 초점을 두고 있는 체계이기 때문에 환자의 기능 향상을 강조하는 물리치료 분야에 잘 어울리는 틀이다. 따라서 ICF 모델을 이용하여 문서내용을 정리하는 것이 효과적일 것이다.

Quinn과 Gordon(2010)은 ICF 모델을 이용한 문서작성 방법을 제안하였다(그림 2-4). 이들은 문서작성 시 ICF 모델에서 강조한 활동과 참여 상태를 중심으로 초기 평가를 실시하는 방법을 출판하였다. 초기 평가 시 의뢰사유, 활동과 참여, 상해, 사정, 치료목표, 그리고 관리계획 순으로 초기 평가 문서를 작성하도록 권장하고 있다. 최근의 경향을 감안할 때 문서작성 시 다음의 사항을 고려하는 것이 필요할 것이다.

- 환자/의뢰인의 참여 또는 활동 수준의 문제를 중심으로 내용을 정리하기
- 문서를 읽는 사람에 따라 약어/의학용어를 적절히 사용하기
- 문서는 간결하고 명료하게 작성하기

물리치료 초기 평가

환경: 외래 물리치료실

성명: 홍OO　　생년월일: 1965. 6. 17　　날짜: 2017. 8. 7

의뢰 이유	건강상태	홍OO은 52세 여성이고 13년 8월 5일 교통사고 후 목척추 삠으로 진단 받음. 사고 후 왼쪽 어깨까지 통증이 퍼지고 지난 주부터 통증이 강해지고 있다고 호소함.
	과거병력	없음
	약물	없음
사회이력/참여		2층 집에서 10세 딸과 남편과 함께 거주. 왼손잡이기 때문에 요리와 설거지를 하는 데 어려움이 있고 20분 이상 일을 하기 힘듦. 마트카운트에서 시간제(주당 30시간)로 일하였으나 사고 후 주당 15시간으로 줄인 상태임. 목통증지수는 56%
활동	이동과 계단사용	제한 없음
	자기-관리	통증으로 인해 옷을 입는 데(5~10분) 시간이 길어졌다고 보고함. 왼쪽 팔을 머리 위로 올리는 데 제한이 있음
	운전	통증 때문에 운전하기 힘들고 운전시간은 30분만 가능
손상	계통 관찰	심박동수 60회/분; 혈압 120/72
	능동가동범위	목 굽힘 50%, 폄 25%, 왼쪽 굽힘 25%
	근력	어깨뼈근육 3+/5; 아래등세모근 3/5
	통증	목 가운데 통증; C5-6 가시돌기 압통(VAS 4/10); 휴식 시 VAS 3/10, 왼쪽 굽힘과 돌림 시 VAS 6/10
	관절운동성	C2-3 과운동성
	자세	앉은 자세와 선 자세에서 둥근 어깨와 머리 앞쪽 이동된 자세
	감각	온전함
사정		환자는 교통사고로 자세이상, 어깨뼈근력 약화, 목 가동범위 감소와 목통증이 있음. 현재 직업과 관련된 컴퓨터 작업, 전화 받기 등이 힘들고 자기관리에 제한이 있으며 집안일을 하는 데 어려움을 보이고 있음. 집안일과 직업을 지속하기 위해서 상해와 활동제한을 치료하기 원함.
목표	참여목표	환자는 4주 이내에 주 30시간 업무를 수행할 수 있을 것이다.
	활동목표	환자는 4주 이내에 요리와 설거지를 하는 데 제한이 없을 것이다.
치료계획	주 3회, 1회 45분	치료; 4주 후 재평가
	환자교육	자세교정 가정운동
	중재	목척추 냉치료; 어깨뼈 근육 강화 운동; 자세교정 운동

치료사:　　날짜:

그림 2-4 ■ 초기 평가 예시

요약하면, 물리치료 관련 문서는 환자/의뢰인 관리 동안 지속적으로 이루어져야 하는 것으로 전문성을 알려주는 중요 업무이기 때문에 체계적으로 잘 작성해야 한다. 문서작성의 양식은 기관에 따라 다를 수 있지만 국내에서는 SOAP 노트를 주로 사용하기 때문에 이 형식을 이용하면 편리할 것이다. 또한 작성될 세부내용은 ICF 모델에 따라 참여와 활동 수준을 중심으로 관련 사항을 정리해야 할 것이다.

건강보험 체계와 물리치료

물리치료행위에 대한 정당한 보상은 중요하다. 치료행위에 대한 요양급여비용 체계는 물리치료사의 사회경제적 측면에서 상당히 많은 영향을 준다. 즉 어떤 기관에서 어떤 재원으로 어떤 기준(어떤 치료행위까지 보상해 주는가?)을 가지고 보상을 하는가? 에 따라 물리치료사의 직업 안정성이 달라지고 전문성 역시 영향을 받을 것이다. 따라서 치료사들은 현재 우리나라의 건강보험 체계 및 급여형태에 대해 관심을 가져야 할 것이다.

물리치료행위를 시행한 후 비용은 공적 보험과 사적 보험에서 지불된다. 공적 보험은 국민건강보험공단(보험자)에서 지불하는 것이고 사적 보험은 실손보험에 가입한 보험가입자에 한해서 비용이 지불된다. 우리나라는 전 국민이 가입된 건강보험을 실시하고 있다. 건강보험제도(2000년 시행)는 국민의 질병 및 부상에 대한 예방, 진단, 치료, 재활과 출산, 사망 및 건강증진에 대하여 보험급여를 실시하여 국민보건 향상 및 사회보장 증진에 기여하기 위함이다. 또한 생활유지 능력이 없거나 생활이 어려운 국민을 대상으로 실시하는 의료급여제도(본인부담금이 없거나 최소로 적용)와 65세 이상의 어르신을 위한 장기요양보험제도(요양등급에 따라 필요한 관리서비스도 제공)도 시행하고 있다. 국민건강보험공단에서는 청구된 치료비용에 대해 법정급여 명목으로 지불한다(그림 2-5). 하지만 청구된 비용 중 일부는 환자 본인이 부담(본인부담금)해야 한다. 본인부담금은 건강보험 재정의 건전성과 과잉 사용을 제한하기 위함이다. 본인부담금은 입원환자인 경우 비용 중 20%를 부담해야 하고 외래환자인 경우는 치료행위에 따라 적용비율이 달라진다〈부록 1 참조〉. 청구된 치료행위 중 공단에서 인정하지 않는 항목은 비용을 지불하지 않는다. 공단에서는 기본적으로 효과와 안전성이 보장된 항목에 대해서만 급여를 적용하고 있다. 치료행위 중 공단에서 보장해 주지 않는 비급여 부분은 개인이 사적 보험인 실손보험에서 준비한 경우에 보장을 받을 수 있다. 즉, 실손보험은 진료/치료비 중 본인부담금과 비급여 부분

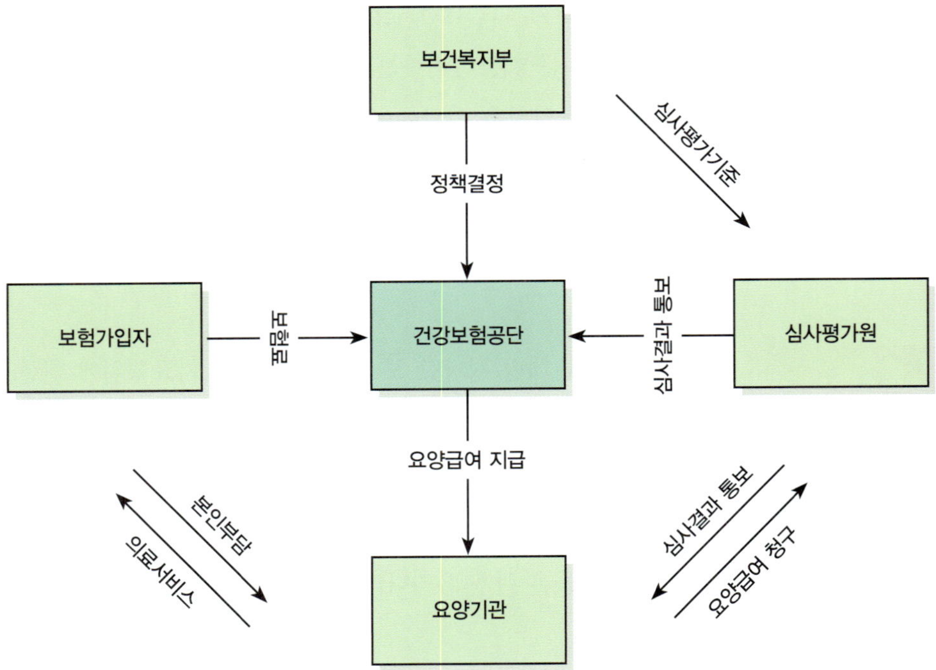

그림 2-5 ■ 요양급여청구 및 지불 체계

에 대해 80~89%까지 보장해 준다. 최근 공단에서 제시한 자료에 따르면 점차 비급여 비율이 증가하고 있는 추세이다. 비급여 비율이 2008년 15.5%에서 2015년 18%까지 꾸준히 증가하고 있다(국민건강보험공단. 건강보험 실태조사, 2017). 이는 새로운 치료법의 등장과 질 높은 의료서비스에 대한 국민의 기대를 반영하기에는 건강보험에서 보장해 줄 수 있는 범위가 한정적이라서 민간보험에 많이 가입한 결과 때문일 것이다. 이러한 상황은 결국 환자 특히 만성 질병이 있는 환자에게는 상당한 부담으로 작용하게 된다. 또한 비급여 부분이 커짐에 따라 민간보험회사에서도 비용절감을 위해 치료 효과와 안전성에 대한 근거를 의료서비스 제공자에게 요구할 가능성이 높아지고 있다. 따라서 물리치료 부분에서 특히 비급여 행위에 대한 근거를 마련하기 위한 연구들이 필요할 것이다. 물리치료 중 맨손치료(도수치료, manual therapy)는 비급여로 분류된 대표적인 사례이다.

치료행위에 대한 비용지불 형태는 행위별수가제(fee-for-service), 인두제(capitation), 봉급제(salary), 포괄수가제(case-payment) 등이 있다. 행위별수가제는 진료/치료에 사용된 재료비와 행위 하나하나마다 일정 비용을 책정하는 방식이다. 행위별수가제는 의료서비스의 질을 높이고 새로운 치료법 개발을 촉진할 수 있는 장점이 있지만, 과잉 진료 및 국민의료비용 증가를 유발할 수 있는 단점도 있다. 포괄수가제는 행위마다 비용을 책정하는 것이 아니라 어떤 질병으로 의료서비스를 원하는가에 따라 미리 책정된 비용만으로 서비스를 제공하는 형태이다. 포괄수가제는 의료서비스의 과잉 및 오남용을 방지할 수 있지만 최소의 의료서비스 제공으로 인한 질적 저하를 유발할 수 있다. 기본적으로 우리나라는 행위별수가제를 적용하고 있으며, 4개 질병군과 8개 과목에 대해서만 2002년부터 포괄수가제를 적용하고 있는데, 이를 질병군별(diagnosis-related group, DRG) 포괄수가제라 부른다.

행위별수가제에서 중요한 것은 건강보험수가체계이다. 공단 이사장은 의약계 대표와 계약을 통해 행위에 대한 상대가치 단가를 정한다. 2004년 상대가치점수 1점당 58.6원으로 책정되었다. 이후 사회경제적인 변화에도 불구하고 건강보험수가체계의 변화는 거의 없는 실정이다. 정체된 수가체계는 물리치료 분야에도 부정적인 영향을 미치고 있다. 건강보험요양급여비용에 따르면 물리치료는 기본물리치료, 단순물리치료, 전문물리치료, 기타물리치료로 구분되어 있다〈부록 2 참조〉. 물리치료 관련 수가체계에 대한 연구가 미흡하지만 수가의 적절성과 현실화에 대한 요구는 끊임없이 지속되고 있는 상황에서 최근 재활서비스 관련 수가체계에 대한 연구가 보고되었다. 호승희 등(2011)은 (1) 우리나라 물리치료 관련 수가는 미국에 비해 저평가되어 있으며 특히, 치료적 운동과 일상생활동작 훈련 등이 그러하며, (2) 수요가 많지만 법정급여 항목에서 제외된 비급여 부분에 대한 보장성을 강화하는 것이 필요하고, (3) 선진국에서 활성화되고 있는 그룹치료, 의지보조기 관리 및 훈련, 사회복귀훈련, 작업환경분석 등의 서비스도 국내 도입과 급여화를 위한 노력이 필요하다고 하였다.

한편, 국내에서 가장 흔히 사용되는 물리치료행위 중에는 심부열치료, 중추신경발달치료, 간섭파치료, 레이저치료, 일상생활동작 훈련, 매트 및 이동훈련치료 순으로 요양비용 청구 건이 많았으며, 전반적으로 전문 물리치료 항목에 대한 청구 건이 증가하는 추세를 보이고 있다(표 2-3). 검사 및 평가는 관절가동범위 검사, 일상생활동작 검사, 수지기능 검사, 도수근력 검사 순으로 청구 건이 많은 편이다.

흔히 적용되고 있는 비급여 항목은 맨손치료, 기립경사 훈련, 전산화 인지치료, 연하재활 전기자극치료, 방광내 전기자극치료, 기능적 근육내 자극치료, 만성 호흡부 치료, 안뜰재훈련치료 등이 있다(그림 2-6).

표 2-3
일개 재활병원 다빈도 청구목록

순위	행위명	분류	청구건(건)	분포(%)
1	중추신경계발달 재활치료	전문	39,144	15.88%
2	일상생활동작 훈련치료	전문	36,274	14.72%
3	복합작업치료	전문	32.51	13.19%
4	복합운동치료	단순	27,835	11.29%
5	매트 및 이동치료	전문	27,396	11.11%
6	기능적전기자극치료	전문	24,017	9.74%
7	간섭파전류치료	기본	12,385	5.02%
8	표층열치료	기본	12,232	4.96%
9	보행치료	전문	6,853	2.78%
10	특수작업치료	전문	5,341	2.17%
11	심부열치료	기본	5,058	2.05%
12	파라핀욕	단순	2,969	1.20%
13	단순운동치료	기본	2,397	0.97%
14	경피적 전기신경자극치료	기본	2,261	0.92%
15	등속성운동치료	단순	1,555	0.63%
16	전기자극치료	단순	1,534	0.62%
17	호흡재활치료	전문	846	0.34%
18	근막동통유발점 주사자극치료-2부위 이상 각각 실시	전문	819	0.33%
19	간헐적호흡치료(양압호흡 또는 음압호흡)	기타	819	0.33%
20	단순작업치료	전문	745	0.30%
21	표층열치료(심부열 동시)	기본	675	0.27%

출처: 호승희. 재활서비스 수가체계 및 정책 개선방안 연구, 2011.

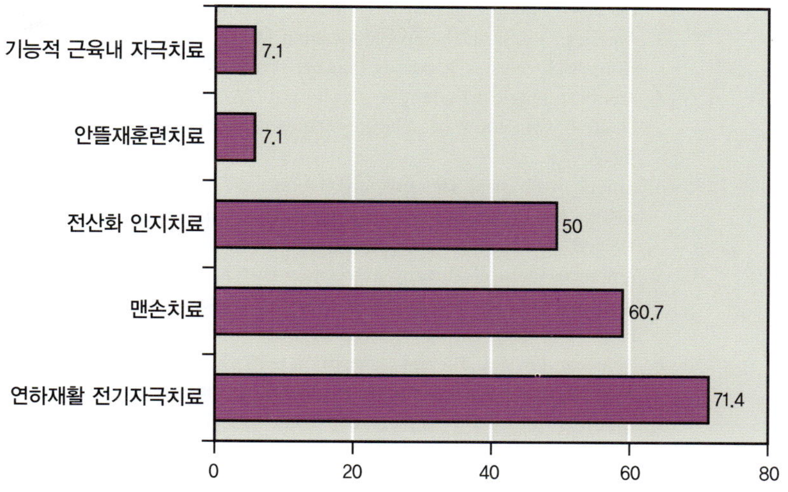

그림 2-6 ■ 물리치료 관련 비급여 항목 비율

요약

물리치료사는 환자/의뢰인 관리모형에 따라 평가 및 물리치료 중재를 적용하고 있다. 대부분의 치료사가 물리치료 중재방법에 대해 많은 시간을 투자하고 학습하고 있지만 중재방법만큼 중요한 사항은 검사 및 평가한 사항을 문서로 작성하고 기록하는 것이다. 문서작성은 다른 직종의 사람이 흉내낼 수 없는 것으로 물리치료사의 전문성을 보여주는 대표적인 직무이다.

문서작성 시에는 SOAP 노트 양식과 ICF 모델에서 제시된 활동과 참여제한 개념을 반영하여 작성하는 것이 필요하다.

참고문헌

1. American Physical Therapy Association (APTA): Mission Statement of APTA, HOD P06-93-05-05. House of Delegates Standards, Policies, Positions, and Guidelines, Alexandria, Va, 2009, APTA.
2. American Physical Therapy Association (APTA): Mission Statement Fulfillment, HOD P06-93-06-07. House of Delegates Standards, Policies, Positions, and Guidelines, Alexandria, Va, 2009, APTA.
3. American Physical Therapy Association (APTA): Goals That Represent the Priorities of the APTA, HOD P06-05-15-24. House of Delegates Standards, Policies, Positions, and Guidelines, Alexandria, Va, 2009, APTA.
4. American Physical Therapy Association (APTA): APTA Core Documents and Bylaws. Alexandria. APTA. Available at: www.apta.org/AM/Template.cfm?Section=Policies_and_Bylaws&Template=/TaggedPage/TaggedPageDisplay.cfm&TPLID=248&ContentID=74026. Accessed September 13, 2010.
5. American Physical Therapy Association (APTA): About the Foundation for Physical Therapy. APTA. Available at: www.apta.org/AM/Template.cfm?Section=About_the_Foundation & Template=/TaggedPage/TaggedPageDisplay.cfm&TPLID=78&ContentID=17706. Accessed September 12, 2010.
6. American Physical Therapy Association (APTA): Our Mission. American Academy of Physical Therapy. Available at www.aaptnet.org/. Accessed September 12, 2010.
7. Quinn L, Gordon J. Documentation for Rehabilitation: a guide to clinical decision making. Elsevier Inc, 2010.
8. National Ageing Research Institute. Outcome in Rehabilitation. National Ageing Research Institute, 2001.
9. Shamus E, Stern D. Effective documentation for physical therapy professionals. New York, McGraw-Hill Co., 2011.
10. 호승희. 재활서비스 수가체계 및 정책 개선방안 연구. 국립재활원, 2011.

보충자료

김원호 등. 치료사를 위한 ICF 기반 문서작성: 임상 의사결정을 위한 지침. 정담미디어, 2012.

국민건강보험공단. 우리나라 건강보험제도의 개요. 2015.

대한의사협회. 건강보험요양급여비용. 2016년 2월판.

CHAPTER 03

21세기 물리치료분야에서 의사소통

Communication in Physical Therapy in the 21st Century

주요개념

의사소통은 무엇인가
- 언어적 및 비언어적 의사소통
- 읽기
- 쓰기
- 듣기
- 전자 의사소통

보편적인 능력(전문가적 행동)과 의사소통

감정적인 의사소통 기술 형성하기

다문화적 건강관리 환경에서 효과적으로 의사소통하기

다른 문화권의 사람과 의사소통하기
- 상위–맥락 가정
- 하위–맥락 가정
- 의학 문화

다른 영적 · 신앙적 전통을 가진 사람과 의사소통하기

다른 언어에 익숙하지 않은 사람과 의사소통하기

다른 세대와의 의사소통하기

시각손상이 있는 사람과 의사소통하기

청각손상이 있는 사람과 의사소통하기

환자/의뢰인의 보호자/가족과 의사소통하기

치료 팀의 다른 구성원과 의사소통하기

임상실습과 학급에서 학생으로서 의사소통하기

디지털 의사소통

요약

사례연구

핵심용어

감정영역 affective domain

발달수준 전문가 행위 developing professional behavior

맞추기 matching

문화적 연속성 cultural continuum

상위-맥락 가정 high-context assumption

엔트리 수준 전문가 행위 entry level professional behavior

의학 문화 culture of medicine

보편적인 능력 generic ability

초보 수준 전문가 행위 beginning professional behavior

친밀감 rapport

하위-맥락 가정 low-context assumption

학습목표

이 장을 읽고 난 후, 여러분은 다음의 사항을 할 수 있다.

1. 의사소통의 요소를 알 수 있다.
2. 의사소통에서 감정영역의 역할에 대해 인식할 수 있다.
3. 효과적인 의사소통을 위해 친밀감(rapport)을 이용할 수 있다.
4. 다문화적 건강관리환경에서 효과적인 의사소통 방법을 이해할 수 있다.
5. 풍부한 또는 열악한 환경을 가정한 상태에서 의사소통 방법을 토의할 수 있다.
6. 세대 간 의사소통의 차이를 토의할 수 있다.
7. 시각 · 청각 장애인과 효과적으로 의사소통을 할 수 있다.
8. 다른 건강관리팀원에게 효과적으로 대응할 수 있다.
9. 임상과 학교에서 학생으로서 효과적인 의사소통 능력을 향상할 수 있다.

21세기의 물리치료사는 성공적인 물리치료를 제공하기 위해 의사소통의 중요성을 강조하고 있다. 이 장의 목적은 성공적인 물리치료사가 되기 위해 필요한 효과적인 의사소통 방법에 대한 이론과 실제를 제공하는 것이다. 이 장은 다소 주관적인 측면에서 다루어짐을 밝힌다.

미국물리치료사협회는 2020년 물리치료사의 비전을 제시하면서(BOX 3–1), 이를 위해 물리치료사의 의사소통 능력을 강조하고 있다. 최근 연구에 의하면 성공한 물리치료사는 기술, 윤리, 의무, 그리고 의사소통 능력이 뛰어나며, 특히 의사소통 능력은 매우 중요한 요인으로 간주되고 있다. 이는 의사소통 기술에 대한 폭넓은 지식과 더불어 임상에서 숙련되게 적용할 수 있는 능력이 신입 물리치료사에게 필요함을 의미한다. 의사소통에 필요한 지식과 기술을 발전시키기 위해서, 효과적인 의사소통을 위해 필요한 부분을 인식하고 있어야 한다.

의사소통은 무엇인가

의사소통의 의미는 무엇인가? 이 장을 읽기 전에 의사소통에 대한 의미를 먼저 기술해 본다.

대학생용 사전인 Webster's II에 정의된 것처럼, 의사소통은 "사상, 지식 또는 정보를 전달하는 과정 또는 행위"이다. 의사소통 기술에는 언어 및 비언어성 상호작용 또는 읽기, 쓰기 및 듣기를 포함한 다양한 형태가 있다. 의사소통은 개인 간, 개인 내 또는 집단 간에 발생한다.

언어적 및 비언어적 의사소통

개인 간의 의사소통 시 어떤 일이 발생하는가? 언어적 및 비언어적 의사소통이 동시에 발생한다. 사람이 서로 대화할 때 상대방이 말하는 것을 들을 수 있다. 또한 이들

BOX 3-1

2020년 물리치료를 위한 미국물리치료사협회의 비전

물리치료는 doctor of physical therapy 자격을 가진 치료사에 의해 제공될 것이며, 물리치료사는 상해(impairment), 기능적 제한(functional limitation), 움직임, 기능 그리고 건강과 관련된 장애(disability)에 대한 진단(diagnosis), 중재(intervention), 예방(prevention)을 위해서 환자/의뢰인에게 직접적 접근(direct access)을 하는 전문가로 대중이나 다른 건강전문가에게 인식될 것이다.

출처: American Physical Therapy Association (APTA): APTA Vision Sentence for Physical Therapy 2020 and APTA Vision Statement for Physical Therapy 2020, HOD P06–00–24–35, House of Delegates Standards, Policies, Positions, and Guidelines, Alexandria, Va, 2009, APTA.

의 몸짓을 관찰할 수 있으며, 어떤 말과 어떤 몸짓과 연결되는지를 파악할 수 있다. 언어적 · 비언어적 체계는 하나의 메시지로 전달된다.

친구와 나누었던 최근의 대화를 생각해보자. 친구가 무엇이라 했는가? 자신에게 전달된 몸짓과 표정은 무엇이었는가? 언어적 · 비언어적 메시지가 비슷하였는가? 그것을 어떻게 알았는가?

의사소통은 개인 내에서도 일어날 수 있는데, 이를 내적 대화(internal dialogue)라 부른다. 이것은 자신만이 알 수 있으며, 다른 사람과의 대화에서 비언어적 체계로 나타날 수 있다. 내적 대화는 혼자 있는 경우, 다른 사람과 함께 있는 경우, 또는 집단 내에 있는 경우에 발생할 수 있다. 교수와 만났을 때를 생각해보자. 자신은 그 사람이 말하는 것을 들으면서, 주말 동안 자신이 하고 싶은 일에 대해 자신이 속으로 말하는 것도 들을 수 있다. 교수는 상대방이 대화에 집중하지 않는 것을 알 수 있지만, 왜 집중하지 않는지에 대해서는 알 수 없다. 교수는 어떻게 상대방이 대화에 집중하지 않는다는 것을 알았을까? 또한 의사소통은 집단 내에서도 발생한다. 집단 내에서 의사소통이 있을 경우, 여러 사람이 언어 및 비언어성 정보를 전달하기 위해서 말을 한다.

물리치료에 대한 강의를 듣고 있을 때를 생각해보자. 교수가 강의 내용에 대해 몇 가지 질문을 한다. 몇몇 학생은 답을 하기 위해서 열정적으로 손을 드는 반면, 몇몇 학생은 졸고 있는 것처럼 보인다. 이들 학생이 다른 방법으로 의사소통을 하고 있음을 교수가 어떻게 알 수 있었을까? 의사소통은 개인 간에서도 매순간 발생한다. 의사소통은 말을 하거나 하지 않더라도 발생한다. 말을 해보지 않은 누군가를 만났다고 생각해보자. 우리는 그 사람에 대해 어떻게 알 수 있을까? 그 사람에 대해 알 수 있게 만드는 실마리는 무엇인가?

읽기

읽기는 전문적인 문헌을 평가하고 임상에서 얻은 결과를 이용할 수 있게 하는 중요한 의사소통 기술이다. 환자/의뢰인과 관련된 의료적 정보에 대한 읽기와 이해는 효과적인 물리치료 평가와 중재 개발을 위해 필수적이다. 게다가 최근 문헌을 읽고, 이해하고, 정보를 이용하는 능력은 치료사가 제공하는 치료의 질을 향상시킬 것이다.

쓰기

쓰기는 임상적 치료뿐만 아니라 다른 전문가 및 동료와의 의사소통을 위해서 필수적이다. 정확한 쓰기 기술을 통해 치료사는 치료에 대해 정당한 보상을 보험공단으로부터 받을 수 있을 것이다. 치료에 대한 청구는 부적절한 문서작성 때문에 거부되기도 한다. 치료사가 보상을 위한 임상적 평가 또는 논문을 작성할 때, 쓰기 기술은 결과를 독자에게 효과적으로 전달하는 능력이 된다.

듣기

듣기는 전문가로서 성공하기 위한 기본적인 의사소통 기술이다. 환자/의뢰인을 면담할 때 능동적 듣기 능력은 말하는 자의 의도를 듣는 사람이 잘 이해하고 있음을 알도록 해준다. Davis에 의하면 능동적인 듣기는 연습이 필요하며 쉬운 일이 아니다. 여기에는 재진술, 회상, 명확 세 가지 요소가 있다. 재진술은 여러분이 들었던 것처럼 말하는 사람의 단어를 반복하는 것이다. 회상은 말하는 사람의 내용이나 함축된 감정을 구두화하는 것이다. 명확은 말하는 사람의 생각과 감정을 요약하고 불명확한 부분을 명확하게 만드는 것이다.

물리치료 전문가는 다섯 가지 방법을 이용하여 의사소통 기술을 향상시킬 수 있다. 치료사는 치료사 자신, 동료, 환자 그리고 가족을 위해 언어적 및 비언어적 의사소통의 영향에 대한 이해를 통해 기술을 향상시킬 수 있다. 게다가 읽기, 쓰기, 듣기의 기술을 향상시킬 수 있다. Davis에 의하면 치료사의 의사소통은 치료 태도에 의해 향상되거나 퇴행될 수 있다. 치료사로서 스스로의 치료태도를 향상시키고 결국 치유를 촉진하는 의사소통 기술을 배워야 한다.

자기 자신을 첫 임상실습 학생이라고 상상해보자. 여러분은 첫 환자를 만날 것이다. 여러분과 환자 사이에 발생할 수 있는 의사소통 형태는 무엇인가? 어떻게 알 수 있는가?

전자 의사소통

전자 의사소통은 의사소통의 주요 형식이 되고 있다. 여기에는 이메일과 소셜미디어뿐만 아니라 전자 차트도 포함된다. 전자 의사소통과 소셜미디어에 대한 흥미와 편안함은 연령에 따라 다양하다. 이 장의 후반부에 세대별 기대에 관해 논의하겠다.

물리치료 전문가로서, 여러분은 6가지 의사소통 기술을 발달시켜야 한다. 여러분은 언어적 및 비언어적 의사소통이 자신, 동료, 환자, 그리고 환자의 가족에게 미치는 영향에 대해 이해하고 있어야 한다. 또한 자신의 읽기, 쓰기, 말하기, 듣기, 전자 의사소통 기술을 발달시켜야 한다. Davis에 의하면, 치료사의 의사소통 능력은 치료 효과를 높일 수도 있고 떨어뜨릴 수도 있다.

보편적인 능력(전문가적 행동)과 의사소통

May에 의해 실시된 연구는 의사소통과 보편적 능력(generic ability)의 관계를 잘 보여준다. 이 연구는 매디슨에 위치한 위스콘신대학의 임상교육가를 대상으로 한 델파이 연구에 의해 처음으로 수행되었다. 임상교육가에게 전문기술과 지식을 제외한 전문가로서 성공하기 위해 필요한 행동이 무엇인지를 물어보았다. 그 결과 10가지의 필수 기술이 도출되었는데, 이 요소는 효과적인 의사소통 기술과 관련이 있었다. 이들 필수 기술을 습득함으로써 치료사는 전문가로서 행위를 할 수 있을 것이고 동료, 환자/의뢰인, 환자의 가족과 의사소통하는 능력이 향상될 것이다.

이전 연구에서는 보편적인 능력이라 명명되었지만, 최근 연구를 통해 10가지 전문가적 행동으로 다시 명명되었고 중요도가 이전과 달라졌다(BOX 3-2). 이러한 행동은 전문가적 지식과 기술 습득뿐만 아니라 성공적인 치료사가 되기 위해 필수적으로 습득해야 하는 것이다.

감정적인 의사소통 기술 형성하기

학습은 세 가지 영역으로 기술되어 왔다. 인지영역에는 지식, 적용, 분석, 통합 평가가 포함되고 교훈적인 학습을 다룬다. 정신운동영역에는 지각, 반응 지침, 복잡한 대중 반응, 적응이 포함된다. 감정영역(affective domain)에서 기술은 모든 전문적인 기술에 영향을 미치는 태도, 가치, 성격발달을 다루기 때문에 교육하기 가장 힘든 부분이다. 이 역시 의사소통 기술에 적용된다. 의사소통은 감정영역 내에 포함된다.

감정적인 행동의 통제는 시간이 지남에 따라 향상된다. May 등은 보편적인 능력을 초보(beginning) 수준, 발달(developing) 수준, 엔트리(entry) 수준, 그리고 엔트리-후(post-entry) 수준 전문가 행위로 묘사하였다. 이러한 10가지 행동은 발달의 각 수준에서 수행력과 연관된 특별한 행동이 있다. 초보 수준 전문가 행동은 교과과정 중 교훈적 부분에서 발달한다. 발달 수준 전문가 행동은 인턴 또는 현장실습 과정에서 습득될 수 있다. 학생이 실습과정 동안 이러한 전문가적 행동을 융합하고 성숙

BOX 3-2 **필수 기술 설명과 예**

비판적 사고. 논리적으로 질문할 수 있는 능력; 논리적 문제의 요소를 파악하고 평가하기; 사실, 추론의 결함 또는 적절성, 가정을 인식하고 구별하기; 관련 없는 정보 배제하기. 논리적 논쟁을 위해 과학적 근거를 이용, 분석, 그리고 비판적으로 평가하기; 의사결정에서 편견의 영향을 인식하기

의사소통. 다양한 목적과 청자에 맞추어 효과적으로 의사소통(언어적 · 비언어적) 하기

문제해결. 문제 확인, 자료 분석, 해결방법을 개발하고, 수행 및 결과를 평가할 수 있는 능력

사람 사이 기술. 환자, 가족, 동료, 다른 건강전문가와 효과적으로 상호협조하고 문화적인 태도로 의사소통할 수 있는 능력

책무. 직장, 지역사회, 사회 측면에서 전문성을 유지하고 개인 또는 전문가로서 발생한 결과에 대해 책임질 수 있는 능력

전문직관. 물리치료 분야의 전문성 개발과 성장을 도모하면서 효과적으로 전문성을 나타내고 전문가적 품위를 유지할 수 있는 능력

체계적인 되먹임 이용. 고품질의 되먹임을 찾고 되먹임을 통합하여 반영하고, 타인에게 의미 있는 되먹임을 제공할 수 있는 능력

자원과 시간의 효과적인 이용. 가능한 이점을 최대로 얻기 위해 효과적으로 시간과 자원을 관리할 수 있는 능력

스트레스 관리. 스트레스 원인을 확인하고 효과적으로 대처하는 방법을 개발/실행할 수 있는 능력; 자신, 환자 또는 보호자, 또는 다른 건강전문가 사이에서 유발되는 스트레스 관리

지속적 학습. 학습 필요성과 학습자원을 스스로 확인하고 배울 수 있는 능력; 새로운 지식, 행동 그리고 기술을 지속적으로 찾을 수 있는 능력

출처: Adapted from May W, Kontney L, Iglarsh A: Professional Behaviors for the 21st century, 2009–2010. Unpublished research project.

함에 따라, 학교 및 임상에서 자신의 효율성을 높일 수 있으며, 전문성을 향상시키는 데 도움이 된다. BOX 3-3은 물리치료 학생을 위한 의사소통과 관련된 수준별 행동을 묘사하고 있다.

대부분의 초보 물리치료사는 나이가 많지 않기 때문에, 전문가적 기질에 영향을 주는 태도, 행동, 가치 및 품성을 학습하고 있다. Davis에 의하면, 학생이 이러한 행동을 습득하는 데 어려움이 있을 때, 선배가 이러한 행동을 발전시키는 데 도움이 될 수 있다. 학생이 감정영역에서 어려움이 있을 때, 선배는 일반적인 능력을 이용한 자가-평가(self-assessment)를 통해 전문가적 행동을 학습하는 데 도움을 줄 수 있고, 실습 동안 조언을 통해 학생 자신의 부족한 면을 인식하게 해 줄 수 있다.

BOX 3-3 **의사소통 시 학생 및 치료사의 전문적 행동 수준**

초보 수준의 행동

- 기초적인 언어(구두 및 문서)에 대한 이해를 보인다. 올바른 문법, 정확한 철자와 표현을 사용한다.
- 자기 자신 또는 타인과의 의사소통에서 비언어적 요소의 중요성을 인식한다.
- 신뢰성을 위해 언어적 · 비언어적 요소의 특성을 인식한다.
- 의사소통을 위해 적절하게 전자문서를 활용한다.

발달 수준의 행동

- 다른 청자의 요구에 맞추어 의사소통(언어, 비언어, 쓰기, 전자문서) 방법을 수정한다.
- 메시지를 재진술하고, 회상하며, 명확하게 한다.
- 개인 및 집단 사이에서 효과적으로 의사소통한다.
- 환자/의뢰인 관리 절차에 따라 필요한 모든 정보를 수집한다.
- 효과적인 교육(언어, 비언어, 쓰기, 전자문서)을 제공한다.

엔트리 수준의 행동

- 대화 상대에 따라 의사소통(구두 및 문서) 방법을 변경한다.
- 논리적 구성과 순서를 통해 설득력 있는 메시지를 전달한다.
- 개방적이고 체계적인 의사소통을 유지한다.
- 효율적으로 의사소통을 위한 기술을 활용한다.

엔트리-후 수준의 행동

- 학습효과를 높이기 위해 청자에 대한 이전 지식과 상황에 맞추어 메시지를 전달한다.
- 환자 또는 지역사회에 영향을 미치는 메시지를 효과적으로 전달한다.
- 지역사회 등에서 논리적으로 교육을 제공한다.
- 갈등을 중재한다.

출처: May et al. professional behaviors for 21st century, 2009-2010

선배는 대인관계에서 어떻게 친밀감(rapport)을 형성하고 이용하는지를 교육함으로써 학생의 감정적인 의사소통 기술 발전을 도울 수 있다. 친밀감을 형성할 때, 전문가는 의사소통의 언어적 · 비언어적 요소를 인식하고 있어야 한다(표 3-1).

언어적 의사소통에서는 다양한 의사소통 형태를 인식할 수 있다. 말하는 사람의 대화형태는 말하는 사람의 학습형태를 인식하는 데 도움이 될 수 있다. 예를 들면, 처방된 운동 프로그램에 대해 환자는 “그 소리 좋은데”라고 말을 할 수 있다. 이는 환자가 청각적 학습형태를 보임을 의미한다. 청각적 학습자는 운동방법에 대해 말로 듣고 운동방법을 학습하는 것을 더욱 좋아한다. 말의 템포(place)는 단어 또는 생각 사이 짧거나 길게 쉬는 것을 의미하며 사람에 따라 다르다. 음색(tonality)은 높거나

표 3-1
의사소통의 언어적 · 비언어적 요소

언어적 요소	비언어적 요소
말	몸짓
템포	자세
음색	접촉성
의도	공간론
속도	시선

(흥분) 낮을 수(침착) 있다. 말의 의도 또한 다를 수 있다. 말의 속도는 빠르거나 느릴 수 있다. 이러한 말의 형태에 집중하여, 환자에 맞는 말의 템포, 음색, 의도, 속도를 통해 친밀감을 형성할 수 있다.

비언어적 의사소통에서는 말하는 사람의 몸짓, 자세, 접촉성, 공간론, 시선을 인식할 수 있다. 접촉성은 의사소통의 일부로 접촉을 사용하는 것을 말한다. 일부는 말하는 동안 접촉을 중요한 요소라고 생각하지만, 일부는 무례한 행동으로 생각한다. 공간론은 말하는 사람과 듣는 사람 사이의 거리를 말한다. 적절한 거리는 말하는 사람의 문화적 배경에 따라 달라질 수 있다. 시선은 눈 마주치기와 회피를 의미한다. 일부 사람은 직접적으로 눈을 마주치는 것을 말하는 사람에 대한 존경으로 여기지만, 일부는 그렇지 않다. 전문가로서 치료사는 환자의 비언어적 형태에 대해 알고 있어야 한다.

친밀감(rapport)은 의사소통의 중요한 특징이다. 친밀감은 상호 협력과 존경으로 표현되는 상호작용이지만 반드시 의견일치를 의미하는 것은 아니다. 사람들은 친밀감이 형성되었을 때, 본성이 비슷한 행동형태를 보인다.

친밀감의 기본적인 세 가지 형태 중 첫 번째는 문화적 친밀감으로, 상황에 맞는 의복이나 인사를 사용함으로써 성립된다. 예를 들면, 입원병동에서 치료사는 가운을 입을 수 있지만, 외래센터에서는 가운 없이 짧은 유니폼을 입을 수 있다. 또한 환자의 볼에 접촉하거나 악수와 같은 환자의 문화에 맞는 방법으로 인사를 할 수 있다(그림 3-1).

당신은 특정 임상환경에 맞는 의복을 착용하고 있는가? 어떻게 알 수 있는가?

친밀감의 두 번째 형태는 언어적 친밀감이다. 이것은 비슷한 형태의 구문이나 대

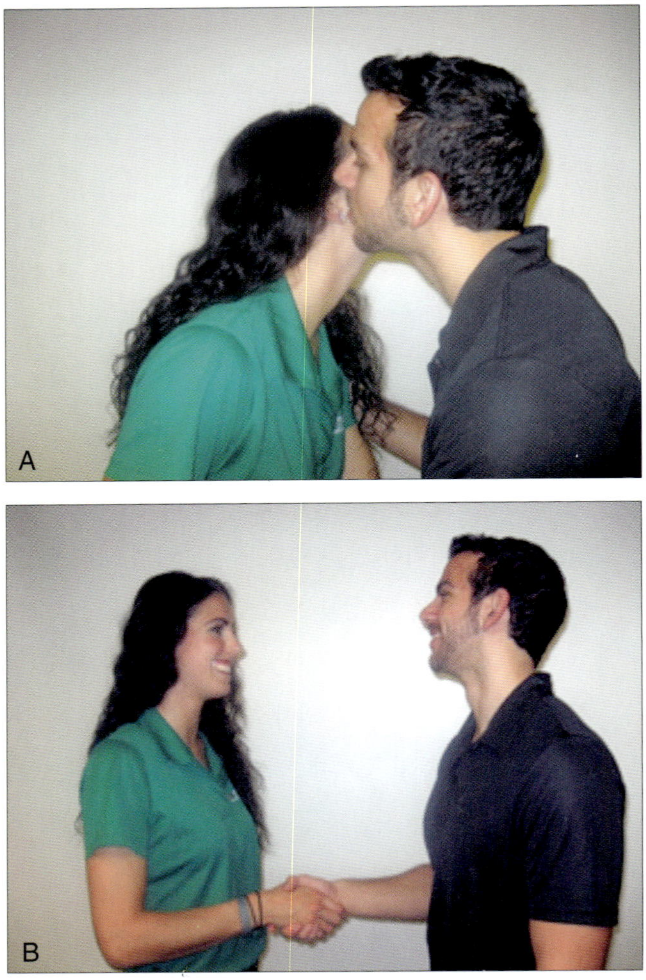

그림 3-1 ■ **문화적 친밀감. A:** 서로의 볼에 접촉하는 라틴 아메리카식 인사법을 사용하고 있다. **B:** 서로 악수를 하는 북아메리카식 인사법을 사용하고 있다. 이들은 서로 동조하고 있고 친밀감을 형성하고 있다.

화 내용을 구사할 때 형성된다. 예를 들면, 운동하는 방법을 알기 위해 치료사를 찾아온 의뢰인에게 운동방법을 보여주고 말로 설명을 하는 경우가 있다. 이 경우 의뢰인과 비슷한 언어형태를 사용하면 친밀감이 높아진다.

환자/의뢰인과 대화를 쉽게 진행하였던 상황을 생각해보자. 환자/의뢰인은 어떤 형태의 언어를 사용했는가? 여러분은 어떤 언어형태를 사용했는가?

친밀감의 세 번째 형태는 행동이다. 이것은 말하는 사람과 비슷한 자세나 몸짓을 보일 때 형성된다. 또한 말의 템포나 음색이 비슷할 때도 형성된다. 예를 들면, 소아치료실에서 유아를 치료할 수 있다. 치료사는 행동적 친밀감을 형성하기 위해 무릎을 굽히거나 쪼그려 앉아 유아와 눈높이를 맞출 수 있다. 다른 예는 의자차에 앉아 있는 사람과 비슷한 높이로 자세를 취하는 것이다(그림 3-2). 친밀감을 깨는 행동은 듣는 사람과 자세가 일치하지 않는 것이다(그림 3-3).

의자차에 앉아 있는 환자와 대화하는 상황을 생각해보자. 환자의 눈높이와 맞추기 위해 자세를 변경하였는가? 환자와 의사소통하는 데 영향을 주는 자세변경을 한 적이 있는가?

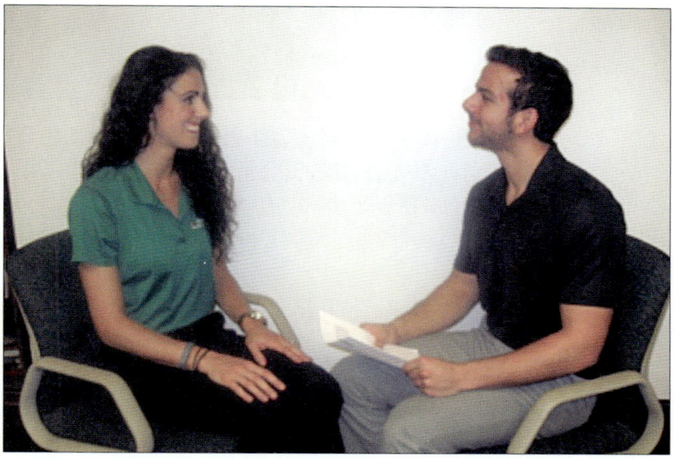

그림 3-2 ■ 행동적 친밀감 형성하기. 왼쪽에 앉아 있는 말하는 사람은 오른쪽에 앉아 있는 듣는 사람과 눈높이와 자세를 맞추고 있다. 이들은 서로 동조하고 있으며 친밀감을 형성하고 있다.

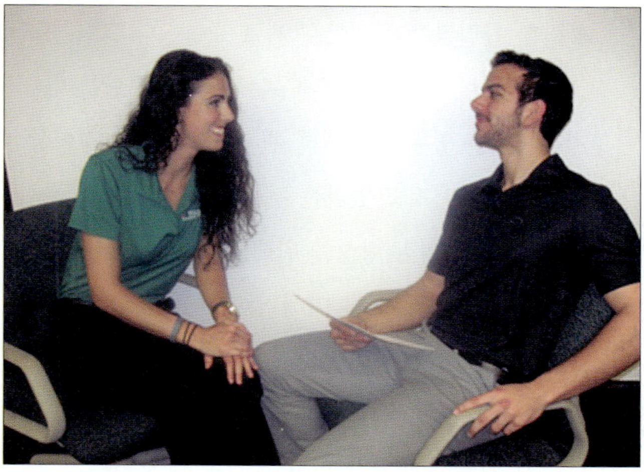

그림 3-3 ■ 행동적 친밀감 깨기. 왼쪽에 있는 말하는 사람은 앞으로 몸을 기울이고 있지만 오른쪽에 있는 사람은 몸이 뒤로 물러나 있다. 이들은 서로 동조를 보이지 않으며 친밀감이 깨지고 있다.

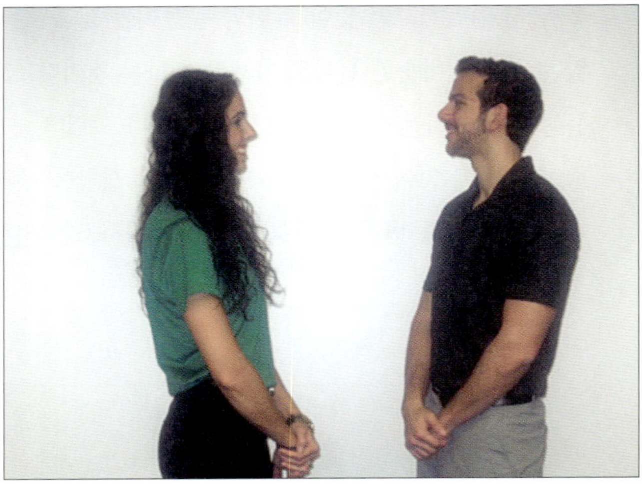

그림 3-4 ■ 행동적 친밀감 형성하기. 왼쪽에 있는 말하는 사람은 오른쪽에 있는 듣는 사람과 자세, 눈 맞춤 및 얼굴표정을 맞추고 있다. 이들은 서로 동조하고 있으며 친밀감을 형성하고 있다.

전문가는 다른 사람과 문화, 언어, 그리고 행동 형태를 맞춤으로써 서로 친밀감을 형성할 수 있다. 친밀감은 의사소통 과정과 밀접한 관련이 있다. 비슷한 자세를 취하는 사람은 그렇지 않은 사람보다 더욱 친밀감을 형성한다고 보고되고 있다. 친밀감을 높임으로써 임상치료사는 조화와 상호존중을 의미하는 협력관계를 형성할 수 있다. 다른 사람과 의사소통 시 비언어적 행동을 맞추면, 그들은 상대방이 대화에 관심이 있다는 것을 알게 된다. 이러한 개인 간 상호작용에서 긍정적인 감정과 집중은 친밀감을 더욱 높일 수 있다. 좋은 친밀감은 흔히 조화를 잘 이루는 것으로 표현되고, 불량한 친밀감은 어색한 관계로 표현된다(그림 3-4, 3-5).

친밀감에 대해 처음 배우는 학생은 사람들이 어떻게 자세나 언어를 맞추고 있는지를 알 수 있는지에 대해 관심을 보인다. 경험상, 사람은 전문가에 의해 행동이나 언어가 맞추어지고 있다는 것을 거의 인지하지 못한다.

타인과 친밀감 형성을 위해 치료사는 자신에 대해 편안함을 느껴야 한다. 만일 치료사가 이러한 기술에 대해 염려하고 있으면, 치료사의 불안이 듣는 사람에게 전달될 수 있다. 그러므로 스트레스가 낮은 환경에서 친밀감 기술을 연습하는 것이 필요하다. 즉 의뢰인과 대화하기 전에 친구, 가족, 또는 동료와 미리 연습해야 한다. 스트레스가 적은 환경에서 친밀감 기술 적용 시 스스로 편안함을 느끼면, 스트레스를 좀 더 높여 연습을 해야 한다. 자신뿐만 아니라 타인과의 관계에서 기술이 성숙됨에 따라 이러한 기술은 더욱 자연스럽게 자신에게 흡수될 것이다.

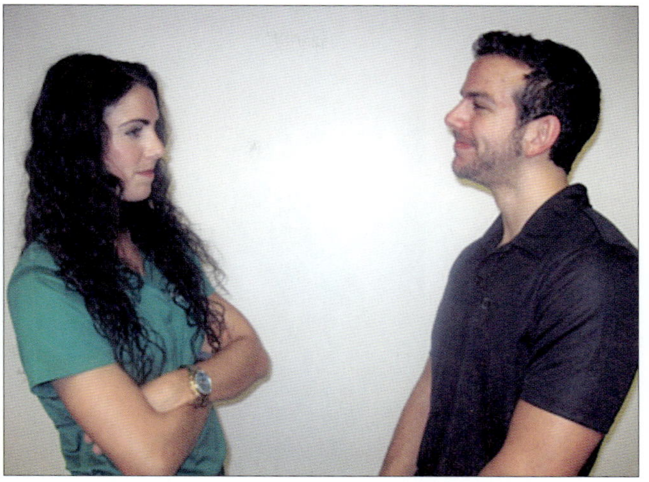

그림 3-5 ■ **행동적 친밀감 깨기.** 왼쪽에 있는 말하는 사람은 팔짱을 끼고 있고 오른쪽에 있는 듣는 사람은 팔을 내려 손가락을 끼고 있다. 이들은 서로 동조를 보이지 않으며 친밀감이 깨지고 있다.

학생은 돌발상황에서 친밀감을 깨는 시점을 인지하는 법을 배워야 한다. 누군가가 성적인 제안 또는 부적절한 견해를 보일 때, 치료사는 친밀감을 깨기 위해 언어 및 자세를 변경할 수 있다. 만일 치료사가 앉아 있을 때, 의뢰인의 언행이 부적절하다면 일어서서 단호하게 의뢰인의 언행이 수용될 수 없음을 말해야 하며 부적절한 언행을 그만두지 않는 한 치료를 지속할 수 없음을 알려야 한다. 이러한 의사소통 기술을 학습함에 따라 치료사는 돌발상황에서도 전문가 기질을 보일 수 있을 것이다. 예를 들면, 여러 명이 대화를 하는 상황에서 부적절한 제안을 하고 혼자 서 있는 사람과는 시선을 마주치지 않으며 의자에 앉은 채 대화를 지속해야 한다(그림 3-6).

다문화적 건강관리 환경에서 효과적으로 의사소통하기

21세기의 물리치료사로서, 치료사는 다양한 인종, 세대, 종교적 신념, 성적 편애 그리고 사회경제적 배경을 가진 환자/의뢰인 및 그들 가족을 대상으로 물리치료를 시행해야 할 것이다. 이들의 위험 정도와 신체적 또는 정신적 능력은 다양하다. 효과적인 의사소통 기술은 이러한 상황에서 적절하게 물리치료를 시행할 수 있게 한다. Pellegrino에 의하면, 전문가는 자신의 이익보다 의뢰인의 이익에 초점을 두는 사람으로 정의하고 있다. 전문가로서, 치료사는 의뢰인의 요구에 맞추어 스스로의 행동을 수정할 책무가 있다. 다양한 배경을 가진 삶을 살아오지 않은 학생은 이러한 것이 쉽지 않을 수 있다. 의뢰인의 이익을 우선하기 위해 문화의 다양성을 통해 의뢰인의

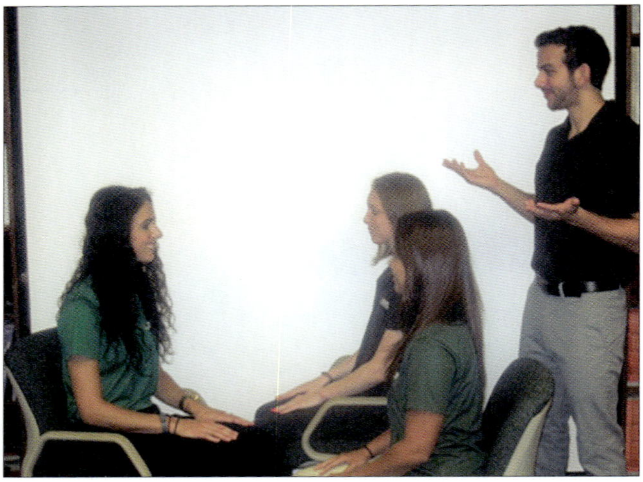

그림 3-6 ■ 집단에서 친밀감 유지. 왼쪽에 있는 말하는 사람은 오른쪽에 앉아 있는 사람과 자세를 맞추고 있고 오른쪽에 서 있는 사람과는 불일치를 보이고 있다. 말하는 사람은 의자에 앉아 있는 사람들과는 동조를 보이지만, 서 있는 사람과는 동조를 보이지 않고 있다.

태도, 신념, 행동에 대한 지식을 배워야 한다. 자신과 다른 문화를 가진 동료 및 의뢰인과 함께 작업을 할 때에는 지식, 태도, 행동 측면에서 문화적으로 유능한 사람이 되는 기술을 배워야 한다.

문화적 유능성은 개인 또는 기관에서 다양한 문화 간에 효과적으로 작용하기 위해 표현되는 태도, 행동, 그리고 정책의 일치감을 가지는 것을 말한다. 감정영역에서는 사회경제적인 요소의 영향에 대한 인식, 건강과 질병에 대한 문화적 차원에서의 이해, 모든 문화의 환자가 수용할 수 있는 임상적 환경을 만들려는 의지, 문화집단 간 또는 집단 내에 존재하는 이질성 인정, 자신이 가진 고유의 편견과 반발에 대한 인식, 그리고 개인적 문화적 가치, 신념에 따른 임상 처치의 차이를 인정하는 것이 포함된다.

문화적 행동에 대한 민감성 정도는 문화적 연속성(cultural continuum)으로 표현되어 왔다. 문화적 연속성은 파괴, 불수용, 무시, 유능 전, 유능 및 숙달을 포함한 행위와 관련하여 문화적으로 6단계로 구분된 이론적 모델이다(표 3-2). 학생은 자신의 전문가적 기술이 향상됨에 따라 문화적 연속성에서 자신이 해당하는 수준을 알아야 한다.

문화적 연속성을 생각해보자. 자신은 어디에 속하는가? 문화적 유능을 위해 어떤 기술이 필요한가? 어떤 자원이 치료사를 도울 수 있는가?

표 3-2
문화적 연속성의 단계

단계	특징
문화적 파괴	비인간적인 태도로 사람을 다루고 목적에 맞는 서비스를 제공하지 않는다.
문화적 불수용	건강관리 체계가 문화가 다른 사람을 효과적으로 다룰 수 없다. 이들은 환자를 편견, 온정 그리고 상투적으로 치료한다.
문화적 무시	편견은 존재하지 않지만 모든 사람은 똑같다는 가정을 가지고 있다. 서비스는 인종 중심적이고 문화적 흡수를 독려한다.
문화적 유능 전	건강관리체계는 문화적 차이, 인지된 약점, 대안방법을 이용하여 적절히 반응한다.
문화적 유능	문화적 차이를 인정하고 존경한다. 문화에 대한 지식과 자원을 지속적으로 모아서 서비스를 계속 변경한다. 역동적인 문화적 차이에 대한 관심을 지속적으로 가지고 있다.
문화적 숙달	문화적 차이를 높게 평가한다. 인지된 문화적 차이에 대한 연구를 하고, 문화적으로 유능한 처치를 촉진하기 위해 새로운 접근법을 개발한다.

출처: Leavitt. Cross cultural rehabilitation: an international perspective. London, Saunders, 1994.

다른 문화권의 사람과 의사소통하기

인류학자와 언어학자는 자신과 다른 문화를 가진 사람과 관계를 향상시키는 데 문화가 중요한 역할을 한다고 주장하여 왔다. 인류학자이고 언어학자인 Michael Agar는 현 세계에서 의사소통은 문화를 요한다고 하였다. 물리치료사는 인종, 성별, 장애, 사회경제적 위치, 종교, 철학, 치료에 대한 기대가 다른 여러 문화권의 사람과 만나게 된다. 이러한 개개인의 차이는 환자/의뢰인 및 동료와 작업함에 있어 효과를 높이기 위해서 문화적 유능을 치료사에게 요구하고 있다.

문화간 의사소통을 효율적으로 하기 위한 첫 번째 단계는 자신이 가지고 있는 문화적 신념, 태도, 행동뿐만 아니라 전문성에 대한 신념, 태도 및 행동을 인식하는 것이다. 치료사는 자신의 가족사 그리고 문화적 결속력에 영향을 받을 수 있다. 예를 들어 치료사의 문화는 상사와 언어적 상호작용 동안에 직접적인 눈을 맞추거나 혹은 눈을 피하는 것을 중요하게 생각할 수 있다. 치료사의 전문성은 문화에 의해 영향을 받을 것이고 전문가적인 행동에도 영향을 미칠 것이다. 두 번째 단계는 자신이 일을 하는 사회에서 문화적 차이를 인정하고 스스로를 교육하는 것이다.

치료사가 문화적 차이를 인정하는 데 도움이 되는 이론적인 도구는 상위-맥락과 하위-맥락에서의 문화적 가정(assumption)이다. 또한 이러한 가정이 어떻게 치료사와 환자의 신념, 태도, 행동에 영향을 미칠 수 있는지를 이해하는 것이다. 의사소통에서 맥락은 의사소통을 하는 동안 어떤 "의미"를 주는가이다. 맥락적인 가정을 이해하는 데 있어, 치료사는 환자/의뢰인의 문화에서 의미를 만드는 실마리가 다름을 인정하는 것을 배워야 한다. 예를 들어, 어떤 문화에서 직접적 눈맞춤은 말하는 사람과 듣는 사람 사이에 존경을 전달한다. 다른 문화에서 듣는 사람이 말하는 사람을 응시하는 것은 경멸을 의미할 수 있다. 이러한 실마리는 서로 다른 문화적 집단에 따라서 다양하다. 문화적으로 유능한 치료사는 이러한 언어적 · 비언어적 실마리를 인식하는 것을 배우고 적절하게 반응하는 법을 학습한다.

상위-맥락 가정

상위-맥락(high-context) 혹은 집단주의적인 가정은 개인보다 집단이 중요하다고 여긴다. 의사소통 형태는 간접적이고 나선적이며 순환적인 논리가 사용된다. 의미는 무엇을 말하였느냐보다 어디서 대화가 발생했는가와 같은 함축적 실마리에 기초하여 고려된다. 의사소통에서 자세, 응시, 몸짓과 같은 뉘앙스는 중요하게 고려된다. 의사소통은 말하는 사람이 무엇을 말하는가보다 듣는 사람이 이미 알고 있는 것이 무엇인지에 의해 영향을 받는다.

의사소통 상황에서 상위-맥락 가정을 사용하고 있는 사람을 생각해보자. 그들과의 대화에서 이러한 가정이 치료사의 의사소통에 어떻게 영향을 미치는가?

하위-맥락 가정

하위-맥락(low-context) 혹은 개인주의적인 가정은 집단보다 개인이 좀 더 중요하다는 것을 가정한다. 의사소통 스타일은 직접적이고 선형적이며 논리적이다. 의미는 드러난 실마리, 즉 "무엇을 말하였고 무슨 의미인가"에 기초를 둔다. 의사소통은 취지를 알기 위한 실마리 또는 뉘앙스에 의미를 거의 두지 않는다. 듣는 사람이 이미 알고 있는 것보다 말하는 사람이 무엇을 말하는가에 의해 영향을 받는다.

의사소통 상황에서 하위-맥락 가정을 사용하는 사람을 생각해보자. 이들 가정은 그들과의 의사소통에 어떻게 영향을 미치는가?

의학 문화

의사소통에서 생의학적인 서양 의학은 일차적으로 하위-맥락 가정에 중심을 둔다. 의학 인류학자이자 의사인 Kleinman은 병인, 증상의 개시, 병리학, 병의 진행, 그리고 드러난 문제의 치료에 대한 가족 설명적 모델(가족의 문화에 기반을 둔 가족의 신념)을 이해하는 것이 전문가의 책무라고 언급하였다. 그는 가족 설명적 모델이 의료진과 다르면 잘못된 의사소통과 건강관리로 오히려 건강을 해롭게 만들 수 있다는 것을 언급하였다.

만약 서비스를 받는 환자/의뢰인이 하위-맥락 가정을 사용한다면, 의사소통의 오류 기회를 줄일 수 있다. 그러나 만약 상위-맥락 가정을 사용하는 환자가 있다고 가정한다면, 잘못된 의사소통을 할 수 있는 가능성은 증가할 것이다. Anne Fadiman의 인류학적 책 『The Spirit Catches You and You Fall Down』에서 Lia Lee 이야기는 문화 간 잘못된 의사소통이 발생하였을 때 삶을 위협할 수 있는 문제들을 극적으로 표현하고 있다. Lia는 그녀의 부모님과 오빠, 누나들과 함께 캘리포니아에서 이민을 온 캄보디아의 Hmong 문화에 속해 있던 유아였다. 그녀는 캘리포니아 Merced County Hospital에서 심한 간질에 대한 치료를 받았다. 그녀의 의사는 그녀의 간질발작을 치료하기 위해서 약을 처방하였지만 그녀의 가족은 Hmong 문화적 기준에서의 다양한 이유 때문에 그녀의 딸에게 약을 먹이려 하지 않는다.

의사의 설명적 모델에 기초하면, 간질발작은 뇌에서 발생하는 비정상적 전기 방사로 인해 발생하고 항간질발작 약물로 치료할 수 있다. 그러나 가족의 설명적 모델에서 간질발작은 Hmong 문화에서 Lia가 영혼의 상실을 경험할 때 초자연적으로 발생한다. 가족은 초자연적인 관점에서 문제를 바라보기 때문에, 집에서 Lia의 치료를 하기 위해서 심령치료사 혹은 무당을 불렀다. 비록 가족은 항간질발작 약물을 처방받았지만, 서양 의사의 설명에 따르기는 어려웠다. Lia 가족에게 시계로 시간을 설명하는 것은 익숙하지 않았다. 그들은 그들의 일상생활을 결정하기 위해 시계를 사용하기보다는 하루의 일상생활(아침에 일어나고, 낮에 일하고, 배고플 때 먹고)을 통해서 시간을 말하는 것이 쉽다. 시계를 통해 약을 복용해야 할 규칙적인 스케줄을 말하는 생의학적 가정은 가족에게 친숙하지 않았다.

이러한 개별적 예를 넘어서, 전체 Hmong 사회는 상위-맥락 가정을 사용한다. 의사결정은 단일 가족이 아니라 대가족과 Hmong 사회에 의해 이루어진다. 의학적 사회는 하위-맥락 가정을 사용하고 의사소통에서 작은 차이를 인정하지 않을 뿐만 아니라 의사결정에서 Hmong 사회와 대가족의 중요성을 인정하지 않는다. 불행하게도 설명적 모델의 양 측면을 모두 이해하는 사람은 거의 없다. 이러한 중요한 차이에 대한 지식이나 인정 없이 Lia의 치료방법은 해결되기 힘들다. 그녀는 캘리포니아 주정부에 의해서 보호센터로 보내졌다. Hmong 문화에서 아동은 깊은 숭배의 대상이기 때문에 이와 같은 일은 가족에게는 끔직한 일이다. Hmong 문화의 상위-맥락 혹은 집단주의적인 성향 때문에 가정에서 아동을 분리하는 것은 전체 사회의 비극이었다. 그녀의 어머니는 우울증에 걸렸고 다른 가족도 정서적 분리로 인해 고통을 받았다. 비록 결국 Lia는 가족과 다시 만났지만 그녀의 간질발작은 더 악화되었고 심각한 인지와 운동 능력 결손이 발생하였다.

Fadiman의 추후 면담에서, 의료적 치료를 제공한 의료진은 Lia와 그녀의 가족을 돕기 위해서 최선을 다했다고 말하였다. 그러나 되돌아보았을 때, 그들은 지속적으로 의사소통 오류를 유발하는 문화적 쟁점에 대해 이해하지 못하였다는 것을 인식하였다. 1997년에 Fadiman의 책이 출판된 이후로, 의료전문가를 위한 여러 교육기관은 건강관리에서 효과적인 문화 간 의사소통의 중요성에 관하여 교육하기 위해 책을 읽도록 권고하였다.

자신을 교육하고 문화적 차이를 인정함으로써, 치료사는 다른 설명적 모델과 다른 취지 스타일을 인식하는 방법을 배울 수 있다. 이러한 차이점을 인식함으로써, 치료사는 건강관리체계를 해롭게 만드는 의사소통 오류를 막을 수 있을 것이다.

문화 간 의사소통 오류를 경험한 적이 있는가? 어떻게 이것을 효과적으로 해결하였는가?

치료사가 속한 문화와 다른 문화에 속한 사람과 일을 할 때, 치료사는 인종적 및 문화적 기대에 기초한 고착된 생각을 버려야 한다. 동일 인종 혹은 문화집단 구성원 사이의 차이는 다른 인종 혹은 문화 집단구성원 사이의 차이만큼 클 수 있다. 예를 들어, 중앙아메리카의 수도 온두라스에서 이사 온 환자는 동일한 시간에 온두라스에서 사는 사람과는 다를 수도 같을 수도 있다. 비록 국적이 같아도 그들의 종교, 사회경제적 지위, 그리고 성에 대한 가치 등은 매우 다를 수 있다. 각각의 개인은 그들만의 문화적 경험이 있다. 의료적 치료의 제공자로서 치료사는 개인이 치료사의 평가와 중재에 따라서 어떻게 적응하고 받아들이는지를 알아보기 위해 자신의 언어적·비언어적 의사소통 기술을 사용할 수 있다.

다른 영적 · 신앙적 전통을 가진 사람과 의사소통하기

이전에 언급한 Lia 사례에서, 그녀의 가족들은 간질이 영혼상실(간질에 대해 영적으로 해석)과 관련이 있다고 믿고 있었다. 가족들은 영적인 해석을 하기 때문에, Lia의 영혼 상실 문제를 도와주기 위해 무당에게 의존하였다. 영적인 접근은 의사에게 익숙하지 않은 상황이다. 만약 의사들이 Lia의 가족에게 영적인 접근이 얼마나 중요한지 이해했다면 의사와 Lia 가족 사이 믿음은 더욱 발전하였을 것이다. Lia의 가족들은 영적 접근과 함께 생의학적인 접근에도 기꺼이 수용하고 동참을 했을 수도 있다. 이는 Lia와 Lia 가족에게 좀 더 남은 결과를 유발할 수도 있다.

환자와 의뢰인의 다양성은 지속적으로 커지고 있다. 환자-중심 관리를 제공하기 위해서, 우리는 신앙적, 영적, 또는 무신론적인 신념을 가진 사람에 대해 이해할 수 있어야 한다. 왜냐하면 그들의 신념이 치료결과에 영향을 주기 때문이다. 치료사는 OPEN 평가도구를 이해하여 자신의 영적인 관점을 체크해야 한다. 또한 환자의 영적 배경을 알아보기 위해 HOPE 평가도구를 이용하여 심리적인 상태를 살펴야 한다. 이러한 도구들은 자신의 치유와 관련된 신념을 알아보는 데 유용하다. 또한 치료사는 건강과 영혼 관련 자료를 학습함으로써 다양한 형태의 신념에 대해 알기 위해 노력해야 한다.

환자의 긍정적 태도는 긍정적인 결과를 초래한다. 많은 연구들이 환자의 신념과 신체 및 정신 건강 사이의 관련성을 보고하고 있다.

다른 언어에 익숙하지 않은 사람과 의사소통하기

건강관리체계에서 흔히 제시되는 또 다른 의사소통 문제는 언어이다. 다른 언어를 사용하는 의뢰인과 의사소통할 경우 가능하면 전문 통역사를 이용해야 한다. 비록 환자 가족 중 어린 아동이 통역을 할 수 있어도 아동이 통역을 하는 것은 좋지 않다. 왜냐하면 아동에게 적절하지 않은 민감한 건강정보가 있을 수 있기 때문이다. 치료사가 의학 통역사의 도움을 받을 때, 통역사보다는 환자의 자세나 몸짓과 맞추면서 친밀감을 형성해야 한다. 비록 언어적 의사소통은 안 되더라도 비언어적 의사소통을 통해 친밀감을 형성하는 것이 좋다.

의사소통은 가족 중 의사결정을 할 수 있는 사람과 해야 한다. 일부 문화권에서는 의뢰인보다는 가족 중 연장자가 결정권자인 경우가 있다.

Hmong 사회의 무당과 같이 문화적으로 인정된 간병인과 협력적으로 일할 수 있는 마음을 가져야 한다. 치유에 대한 그들의 문화적 규범을 인정하고 인식함으로써 환자/의뢰인 및 그들 가족과 친밀감을 형성할 수 있다. 치료에 해가 되지 않는다면 치료사는 그들의 치료에 대한 관여를 수용함으로써 환자/의뢰인 및 가족의 대한 문화적 신념을 알 수 있다. 결과적으로 그들은 치료사의 제안을 더욱 잘 따를 수 있을 것이다.

의학 통역사와 협업을 할 때, 통역사가 통역하는 말은 실제보다 길거나 짧을 수 있다. 이는 상위-맥락 그리고 하위-맥락 의사소통 형식의 차이 때문일 수 있다. 만일 환자 가족이 순환적이고 나선적인 의사소통을 사용한다면, 의학 통역사는 순환적 의사소통을 수정할 수 있고 환자의 스타일보다 치료사에게 좀 더 직선적이고 논리적인 통역을 제공할 수 있다.

만일 통역사로부터 기대했던 만큼의 의미 있는 정보를 수집하기 힘들다고 느꼈다면, 치료사는 의학 통역사에게 글자 그대로의 통역만을 제공하기를 요구할지 결정하여야 한다. 환자 가족의 몸짓을 지켜봄으로써 환자가 의도하는 것이 제대로 반영되어 통역되었는지를 알 수 있다.

언어는 문화와 동일하지 않다는 것을 기억해야 한다. 치료사가 환자의 언어로 대화를 할 수 있는 경우도 있다. 그러나 치료사는 같은 언어를 사용하는 다른 인종 집단의 문화적 규범을 인식하지 못할 수 있다. 문화적 규범에 따라 같은 단어라도 해석이 다를 수 있다. 예를 들어, 영국 영어인 경우 명사 "boot"는 차의 트렁크를 의미한다. 미국 영어의 경우 "boot"는 신발의 한 형태를 의미한다. 이러한 차이 때문에 다문화뿐만 아니라 다언어적 능력을 가진 전문의학 통역사와 함께 작업을 하는 것이 적절하다.

다른 세대와의 의사소통하기

치료사는 소아부터 노인까지 다양한 세대와 소통한다. 세대를 걸쳐 효과적인 소통을 위해서, 각 세대들의 경향을 이해하고 인정하는 것이 도움이 된다.

미국의 경우 4가지 유형의 세대가 있다. 각 세대들은 특징이 있고, 의사소통과 행동양식이 다르다(표 3-3).

보수주의자는 시각 또는 청각 문제, 고혈압 같은 다양한 건강문제를 가지고 있다. 또한 신체적 · 정신적 · 인지적 측면의 만성질환이 있고, 이로 인해 다양한 약물을 복용하고 있다.

베이비부머는 자신들의 자녀와 부모 사이에 낀 샌드위치 세대로서 이들에 대한

표 3-3
미국 각 세대별 특징

세대	인구 수	출생시기	경향	보상 방법	되먹임 형식
보수주의자	7천 5백만 명	1946년 이전	애국, 충성, 재정적 보수, 제도 신봉	잘한 일에 만족	좋아하지 않음
베이비부머	8천만 명	1946~1964	경쟁, 권위 대항, 희생, 샌드위치	돈, 명성, 인식	필요하든 안 하든 1년에 1회
X세대	4천 6백만 명	1965~1981	절충, 자원풍부, 자립, 회의론적, 빠른 적응, 제도 불신	자유가 궁극적 목표	"그래서, 내가 어떻게 해야 해?"
밀레니엄세대	7천 6백만 명	1982~2000	국제적 관심, 통합, 사이버, 현실, 환경의식, 미디어	자신에게 의미 있는 일	온라인상의 반응으로부터

출처: Modified from Lancaster L, Stillman D: Bridging generation gaps in today's workplace. Presented at APTA Combined Sections Meeting, Tampa, FL, 2003.

부양과 자신의 노화 관련 질병에 대한 스트레스를 경험하고 있다.

X세대는 더 나은 기술과 업그레이드를 즐긴다. 그들은 새로운 것을 학습하는 데 가치를 둔다.

밀레니엄세대는 여러 가지 일을 동시에 하는 멀티태스크 세대로서 주기적인 되먹임을 좋아한다.

물리치료사로서, 이러한 다양한 세대들을 만날 수 있다. 각 세대에는 예외가 있을 수 있기 때문에 개별적으로 접근해야 함을 기억해야 한다. 치료사는 각 세대들의 보상방법과 되먹임 형식의 특징을 인식해야 하고 의사소통을 높이기 위해 이와 관련된 정보를 이용해야 한다.

시각손상이 있는 사람과 의사소통하기

미국의 경우 1백만 명 이상의 시각손상 또는 저시력 장애인이 있으며, 이들 중 80만 명이 65세 이상이다. 이러한 손상은 경도에서 중등도까지 다양하고 백내장, 녹내장, 황반변성이 포함된다. 물리치료 제공자는 시각손상이 있는 사람과 만날 수 있다.

시각손상이 있는 사람과 대화를 할 때, 이름을 말해 치료사와 다른 사람을 소개해야 한다. 대화를 할 때는 일상적인 용어를 사용해야 한다. 도움이 필요한지, 다른 장소를 이동하는 것이 필요한지를 환자에게 물어보아야 한다.

만약 가정 프로그램을 문서화해야 한다면 배경과 내용이 잘 대비되어야 하고, 큰 글자 크기로 작성하여야 한다. 프로그램을 손으로 쓴다면 필기체가 아닌 활자체로 작성하여야 한다. 문자는 읽기 쉽게 써야 하고 점자로 프로그램이 작성된 후에는 확인을 해야 한다. 시각손상이 있는 사람을 위한 컴퓨터 기술을 배워야 하고 이를 통해 환자가 정보에 접근할 수 있도록 도와주어야 한다. 시각손상이 있는 사람을 위해 지역사회에서 제공하는 서비스를 추천해야 한다.

청각손상이 있는 사람과 의사소통하기

미국의 경우 청각손상이 있는 사람이 2천 2백만 명에 이른다. 청각손상의 경우 완전 청력 소실에서 청각 민감도의 손상이 있는 경도까지 손상의 정도가 다양하다. 청력 소실이 나타나는 가장 큰 집단은 65세 이상의 노인이다. 청각장애인 또는 듣는 데 어려움이 있는 사람과 대화할 때, 의사소통을 향상시키기 위해 사용할 수 있는 방법이 있는지를 물어보아야 한다. 치료사는 듣는 사람이 치료사의 입술을 분명하게 볼 수 있도록 듣는 사람의 얼굴과 정면으로 마주보고 이야기할 수 있도록 자세를 바꾸어야 한다. 치료사가 대화하기를 원할 때 의뢰인의 어깨를 가볍게 손으로 만지는 것은 의뢰인의 주의집중을 높이는 데 도움이 될 것이다. 분명하게 발음하고 자연스러운 목소리로 이야기해야 한다. 소리를 치는 것은 보청기의 효과를 감소시킬 수 있다. 가능한 한 주변 소음이 들리지 않는 장소에서 대화해야 한다. 대화 후 청각손상이 있는 사람에게 그들이 이해한 내용을 다시 말하도록 하여 당신이 말한 내용을 이해했는지 확인하는 것이 중요하다.

문서로 작성하여 의사소통을 할 때는 일상적인 용어를 사용하여 분명하고 단순하게 작성해야 한다. 만약 시력과 청각손상을 모두 동반한 사람이라면, 내용과 배경이 잘 대비되도록 하고 큰 글자 크기를 이용하여야 한다. 만약 치료사가 교육용 비디오를 사용하려 한다면 중간 중간에 소제목을 알려주어야 한다.

환자/의뢰인의 보호자/가족과 의사소통하기

의뢰인과 보호자 또는 가족을 위해 긍정적인 환경을 조성하는 것이 좋다. 치료사는 의사소통을 촉진하기 위해서 언어적 혹은 행동적 친밀감 기술을 사용할 수 있다. 환자에게 자신의 이름을 먼저 말하고 소개해야 한다. 어떤 명칭으로 환자가 불리는 것을 선호하는지도 파악해야 한다.

정해진 치료시간 내에서 교육할 수 있는 내용은 제한적이다. 환자/의뢰인이 치료

목표에 대해 질문하도록 하고, 이러한 질문은 치료사의 목표와 연결해야 한다.

분명하고 단순하게 대상자와 의사소통을 해야 한다. 어려운 의학용어보다 일반 용어를 사용해야 한다. 환자/의뢰인의 몸짓 언어를 관찰하여 그들이 치료사의 말을 이해하였는지 못하였는지를 알아보아야 한다. 만약 환자가 이해하지 못한 것처럼 보인다면 무엇을 이해하지 못하였는지를 질문하여 다른 방법으로 다시 설명해야 한다.

치료사가 전달하고자 하는 의미를 전달하기 위해 다양한 방법을 사용해야 한다. 몇몇 환자/의뢰인은 문서로 작성한 프로그램을 선호할 수 있고 다른 사람은 시범을 선호할 수 있으며, 또 다른 사람은 비디오테이프나 DVD를 보는 것을 선호할 수 있다. 물리치료 후에 환자/의뢰인을 도울 수 있는 지역사회 내의 기관이나 지원 집단에 대한 정보를 제공해야 한다.

치료사가 전달하고자 하는 의미가 전달되었다면 환자/의뢰인에게 그들이 이해한 내용을 다시 말하도록 하여 그들이 이해한 내용을 확인해야 한다. 환자/의뢰인의 운동형태 또는 기술을 위한 되먹임을 제공하기 위해 치료사가 가르친 활동을 시범을 보이게 할 수 있다.

환자/의뢰인과의 상호작용에서 협력적 의사소통 기술을 사용하면 제공하는 물리치료 서비스의 질을 향상시킬 수 있을 것이다.

치료 팀의 다른 구성원과 의사소통하기

물리치료사는 다양한 형태로 환자에게 치료를 제공하는 전문가들과 함께 일을 수행할 것이고 또한 치료 팀의 구성원이 될 것이다. 치료 팀의 구성원으로서 일할 때 다른 전문가를 관찰하거나 혹은 다른 전문 분야를 공부함으로써 다른 전문가에 대해 배울 수 있다.

물리치료사는 작업치료사, 언어병리학자, 영양사, 심리치료사, 간호사, 의사, 사회복지사, 청력학자, 호흡기계 치료사, 그리고 다른 전문가와 협력적 관계를 형성한다. 다른 전문가와의 협력을 통해 치료사는 의뢰인의 치료결과를 향상시킬 수 있는 부가적인 정보와 자원을 제공받을 수 있다. 예를 들어, 물리치료에 참여하기를 거부하는 의뢰인을 만날 수도 있다. 심리치료사와의 협력을 통해 환자/의뢰인이 물리치료에 참여하는 것을 방해하는 심리적 요인이 무엇인지를 알아볼 수 있다. 심리치료사는 의뢰인의 이러한 방해요인을 처리할 수 있도록 하는 전략을 제안할 수도 있다.

팀 회의는 의사소통 기술을 요구한다. 전문가 간 팀 회의는 병원과 재활 환경에서 자주 이루어진다. 치료사는 환자/의뢰인의 운동장애에 관련된 결과를 보고하도록 요청받을 수 있다. 치료사의 언어적 그리고 행동적 친밀감 기술은 모든 팀 구성원 간의 의사소통을 촉진하는 데 도움을 줄 것이다. Curtis는 효과적인 전문가 간 협력작용 형성을 위해 도움을 줄 수 있는 8가지 행동을 정의하였다(BOX 3-4). 팀 구성원이 이 8가지 행동을 따랐을 때, 환자의 상태는 팀 구성원 간의 성공적인 협력에 의해 향상될 것이다.

BOX 3-4

전문가 간 협력을 도와주는 행동

- 회의와 문서로 된 의사소통 상황에 모든 팀 구성원이 참여하도록 노력하기
- 다른 팀 구성원의 관점을 인식하기
- 다른 사람의 영향에 대해 인식하기
- 모든 구성원이 참여할 수 있는 시간에 회의를 계획하기
- 다른 팀 구성원과 함께 일을 할 때 자신의 편견이나 고착된 생각이 있을 수 있음을 인식하기
- 역할 갈등을 예방하기
- 치료사의 전문가적 정체성을 인식시키기
- 결과에 초점 맞추기

출처: From Curtis K: Physical Therapy Professional Foundations. Thorofare, NJ, Slack, 2002.

임상실습과 학급에서 학생으로서 의사소통하기

전문가적 의사소통 기술의 개발은 학급에서 시작된다. 교수진은 보편적인 능력을 보여줌으로써 학생에게 전문가적 행동 모델이 될 수 있다.

- 교수진은 지속적으로 교육과정에 참여하고 문헌을 통해 새로운 지식을 찾음으로써 학습을 하는 방법을 학생에게 보여주어야 한다.
- 교실 안과 밖에서 학생 또는 동료와 서로를 존중하는 의사소통을 통해 학생에게 사람 사이 의사소통 기술을 어떻게 하는가를 보여준다.
- 동료 또는 학생의 질문에 대해 답을 하면서 적절한 듣기 기술을 보여준다.
- 강의계획서 또는 논문 작성을 통해 학생에게 적절한 쓰기와 읽기 기술을 보여준다.
- 학생 또는 동료와 이야기하는 동안 학생에게 존경받는 언어적 · 비언어적 의사소통 기술을 보여준다.
- 교육과목에 대한 계획, 진행 및 평가를 통해 학생에게 효과적인 시간과 자원 사용을 보여준다.

- 교수진은 시험에 대한 계획과 결과에 대한 되먹임을 통해 체계적인 되먹임 기술을 학생에게 보여준다.
- 교수진은 강의진행 동안 발생하는 문제에 대해 최신 연구를 반영한 다양한 해결방법을 제시함으로써 문제-해결 기술 방법을 학생에게 보여준다.
- 교수진은 강의실과 실험실에 맞는 복장을 착용함으로써 전문직관(professionalism)을 학생에게 보여준다.
- 협회 또는 자신의 전공 분야에 적극적인 참여를 보임으로써 전문가로서의 리더십 역할을 보여준다.
- 강의 중 비판적으로 생각할 수 있는 기회를 학생에게 제공하거나 특정 가설에 대한 비판적 사고를 논리적으로 제시하는 방법을 보여준다.

학생은 교수진의 전문가적 행동을 관찰함으로써 전문가적 행동의 중요성을 인식할 수 있을 것이고, 자신의 행동과 비교하여 자신의 행동에 반영함으로써 전문가적인 의사소통 기술이 향상될 것이다.

교수진은 교수 또는 교우로부터 체계적인 되먹임을 받는 교실환경 속에서 학생이 전문가적 행동을 시행해 볼 수 있는 기회를 제공해야 한다. 학생은 보편적인 능력에 자신의 행동을 비추어 보거나 교우 또는 교수로부터 받은 되먹임을 활용하여 전문가적 기술을 개발해 나갈 수 있을 것이다.

디지털 의사소통

현재의 학생은 이메일, SNS, 문자, 블로그 등의 디지털 의사소통에 능하다. 디지털 매체를 이용하는 것은 교육과 건강관리 분야에서 축복이기도 하고 불행이기도 하다. 정보를 효과적으로 빠르게 전달할 수 있다는 장점과 메시지가 잘못 이해되어 받는 사람의 감정을 상하게 할 수 있다는 단점이 있다.

현재의 학생과 디지털 매체를 통한 의사소통을 하는 교육자의 경우 의사소통에 어려움을 겪는 교육자도 있을 것이다. 학생은 교수가 교우만큼 빠르게 답장을 하지 않은 경우 좌절할 수도 있다. 교육자는 디지털 매체를 잘못 사용하는 것을 방지하거나 전문가적 행동이 아닌 것에 대한 지침을 거의 가지고 있지 않다. 이메일의 경우 60~90%가 비언어적으로 의사소통이 일어나기 때문에 의미에 대한 오해 또는 갈등의 소지가 높다. 의사소통 시 필요한 얼굴표정, 목소리톤, 몸짓 등의 요소가 없는 상태에서 메시지가 전달되기 때문이다. 교육기관은 디지털 매체를 활용하는 절차와 지침을 개발하는 것이 필요하고 만약 잘못 사용되는 경우(비전문가적 활용)가 있으면 즉시 바로 잡아야 한다(BOX 3-5).

BOX 3-5

소셜 네트워크를 위한 7단계

- 환자/의뢰인과 온라인상 친구 맺기를 피하라.
- 환자에 대해 온라인을 통해 얻은 정보는 피하라.
- 임상교육에서 학생에 대해 온라인을 통해 얻은 정보는 피하라.
- 개인적인 정보를 온라인에 올리거나 내리는 경우 조심하라.
- 온라인 사이트에서 개인정보에 대한 부분을 점검하고 접근할 수 있는 사람을 통제하라.
- 온라인에서 절제되지 않은 화풀이는 피하라.
- 소셜미디어와 관련된 전략을 가지고 이를 지킨다.

출처: From Curtis K: Physical Therapy Professional Foundations. Thorofare, NJ, Slack, 2002.

요약

물리치료사는 임상과 교육현장에서 치료효과를 높이기 위해 다양한 전문가적인 의사소통 행동을 사용하는 전문가이다. 여러 연구는 의사소통이 물리치료 전문가가 사용하는 가장 중요한 요소 중 하나라고 지적한다. 의사소통 기술에는 듣기, 읽기, 쓰기가 있다. 또한 의뢰인, 가족, 동료 등과 상호작용에서 필요한 언어적 · 비언어적 기술이 포함된다. 문화적 · 언어적 · 행동적 친밀감 기술은 의사소통의 효과를 높이기 위해 학교나 임상에서 배우고 수행되어야 한다. 다음과 같은 다양한 집단과 효과적으로 의사소통하기 위한 전략이 논의되어야 한다.

- 다른 문화권에서 온 사람
- 다른 언어를 사용하는 사람
- 세대가 다른 사람
- 시각손상이 있는 사람
- 청각손상이 있는 사람
- 환자/의뢰인 그리고 보호자
- 치료 팀 구성원
- 교수진과 임상강사
- 디지털 매체를 활용하는 사람

학생은 자신의 학과에서 먼저 전문가적인 의사소통 행동을 배워야 한다. 그리고 그 행동을 학교와 임상에 적용해야 한다. 학과에서 이러한 행위를 적용해 봄으로써 학생은 좀 더 나은 의사소통 기술을 학습할 수 있다.

사례연구

사례연구 1

여러분은 플로리다 마이애미에서 조기중재 프로그램에 참여하고 있는 물리치료 실습생이다. 최근에 중앙아메리카에서 이주해온 가족의 2세 다운증후군 아동을 평가하는 데 참여하여 왔다. 가족은 아들이 아직 걷지 못하기 때문에 매우 걱정하고 있다. 여러분은 스페인어를 말하지 못하고 아동과 가족에 대한 평가를 완성하기를 원한다. 어떤 전문가적인 행동이 이 가족과의 의사소통을 위해 사용되어야 하는가?

사례연구 해답

1. 검사와 평가를 위해 두 문화와 두 언어를 사용하는 의학 통역사를 요구한다.
2. 통역사가 통역을 할 때 가족과 행동적 친밀감을 사용한다.
3. 치료실 내에서 중앙아메리카 문화에 관한 지식이 있는 사람과 함께 이야기한다.
4. 중앙아메리카 문화에 대해 좀 더 알아보기 위해 문서나 인터넷 자료를 찾아본다.
5. 이후에 치료 과정에서 치료사와 가족의 언어적 의사소통을 도와줄 수 있는 필수 물리치료 지시를 스페인어로 학습한다.

사례연구 2

여러분은 입원 재활병동에서 임상실습을 수행하고 있는 물리치료 실습생이다. 실습관리자는 실습생이 환자를 대할 때 비언어적인 행위가 의사소통에 부정적 영향을 미치는 것으로 평가하였다. 환자에 대해 냉담하거나 무관심을 보이지 않았다고 생각하였기 때문에 매우 당황스러웠다. 실습관리자는 실습생이 환자와 대화할 때 열 발자국 떨어진 거리에서 팔짱을 끼고 서 있었다고 지적하였다. 어떤 전문가적 행동이 이러한 상황에서 의사소통을 높이기 위해 사용될 수 있는가?

사례연구 해답

1. 비언어적 행동에 관련된 전형적인 되먹임을 얻기 위해 여러분의 실습관리자와 만나 조언을 구한다.
2. 행동에 대한 책임감을 가지고 행동을 수정할 의지를 보여야 한다.
3. 비언어적 행동을 수정하기 위해 임상 교육자와 접촉한다.
4. 언어적 · 비언어적 행동 친밀감 기술을 연습하여 실습생의 행동을 수정한다.
5. 2주일 후 다시 실습관리자를 만나 행동에 대해 평가를 받는다.

참고문헌

1. Vision 2020, American Physical Therapy Association. http://www.apta.org/Vision2020/. Accessed November 20, 2014.
2. Lopopolo R, Schafer S: Re-conceptualizing the role of leadership, administration, management, and professionalism (LAMP) in physical therapy practice, Health Policy Resour 4(2):1–4, 2004.
3. Lopopolo RB, Schafer DS, Nosse LJ: Leadership, administration, management, and professionalism (LAMP) in physical therapy: a Delphi study, Phys Ther 84:137–150, 2004.
4. Merriam Webster Online. www.merriam-webster.com/dictionaery/communication. Accessed November 25, 2014.
5. Konefal J: Neurolinguistic psychology practitioner manual, Miami, 2002, University of Miami.
6. Davis CM: Patient practitioner interaction: an experiential manual for developing the art of health care, ed 3, Thorofare, NJ, 1998, Slack.
7. May WW, Morgan BJ, Lemke JC, et al.: Model for ability-based assessment in physical therapy education, J Phys Ther Educ 9(1):3–6, 1995.
8. May W, Kontney L, Iglarsh A: Professional behaviors for the 21st century, 2009-2010. Unpublished research project.
9. Bloom BJ: Taxonomy of educational objectives: the classification of educational goals: handbook I: cognitive domain, New York, 1956, David McKay.
10. Simpson EJ: The classification of education objectives in the psychomotor domain, Washington, DC, 1972, Gryphon House.
11. Krathwohl DR, Bloom BS, Masa BB: The need for classification of affective objectives. In Bloom BJ, editor: Taxonomy of educational objectives, handbook II: affective domain, New York, 1964, David McKay.
12. Masin HL: Education in the affective domain: a method/model for teaching professional behaviors in the classroom and during advisory sessions, J Phys Ther Educ 16(1):37–45, 2002.
13. Masin HL: Integrating the use of the generic abilities, clinical performance instrument, and neurolinguistic psychology processes for clinical education intervention, Phys Ther Case Rep 3 (6):258–266, 2000.
14. O'Connor J, Seymour J: Introducing neurolinguistic programming, London, 2011, Conari Press.
15. Bernieri B, Rosenthal R: Interpersonal coordination: behavior matching and interactional synchrony, Fundamentals of nonverbal behavior, Cambridge, England, 1991, Cambridge University Press.
16. Pellegrino ED: What is a profession? J Allied Health 12(3):168–176, 1983.
17. Cross T, Bazron B, Dennis K, et al.: Toward a culturally competent system of care, Washington, DC, 1989, CAASP Technical Assistance Center, Georgetown University Child Development Center.
18. American Physical Therapy Association (APTA): Cross cultural and international special interest group: draft of guidelines for cultural competency in the affective domain, Missoula, MT, 2000, APTA.
19. Leavitt RL: Cross cultural rehabilitation: an international perspective, London, 1994, Saunders.
20. Leavitt RL: Developing cultural competence in a multicultural world, part I, PT Mag Phys Ther 10 (12):36–48, 2002.
21. National Standards for Culturally and Linguistically Appropriate Services is Health and Health Care: A blueprint for advancing and sustaining CLAS Policy and Practice, April 2013, Office of Minority Health, US Dept of Health and Human Services.
22. Agar M: Language shock—understanding the culture of conversation, New York, 1994, Perennial.
23. Graham M, Miller D: Cross cultural interactive preference profile, The 1995 annual: vol 1, training, San Diego, CA, 1995, Pfeiffer.
24. Kleinman A: Concepts and a model for the comparison of medical systems as cultural systems, Soc Sci Med 12:85–93, 1976.
25. Fadiman A: The spirit catches you and you fall down—a Hmong child, her American doctors, and the collision of two cultures, New York, 1997, Farrar, Strauss, Giroux.
26. Taylor JS: Confronting culture in medicine's culture of no culture, Acad Med 78:555–559, 2003.
27. Coyne C: Addressing spirituality issues in patient interventions, PT Mag Phys Ther 13:38–44, 2005.
28. Culture, Faith Traditions, and Health. www.csh.umn.edu/modules/culture/. Accessed October 8, 2014.
29. Lattanzi JB, Masin HL, Phillips A: Translation and interpretation services for the physical therapist, HPA Resour 6:4, 2006.

30. Lancaster L, Stillman D: When generations collide: who they are, why they clash, how to solve the generational puzzle at work, New York, 2002, HarperCollins.
31. Facts and Figures on Adults with Vision Loss. www.AFB.org/info/blindness-statistics/adults/facts-and-figures/2351. Accessed September 17, 2014.
32. Osborne H: Overcoming communication barriers in patient education, Gaithersburg, MD, 2001, Aspen.
33. Lin FR, Niparko JK, Ferrucci L: Hearing loss prevalence in the US, Arch Int Med 171(20):1851–1852, 2011.
34. Curtis K: Physical therapy professional foundations, Thorofare, NJ, 2002, Slack.
35. Digital nation: life on the virtual frontier. www.pbs.org/wgbh/pages/frontline/digitalnation/view. Accessed October 8, 2014.
36. Hickson GB, Pichert JW, Webb LE, et al.: A complementary approach to promoting professionalism: identifying, measuring and addressing unprofessional behaviors, Acad Med 82:11, 2007.
37. Mehrabian A, Ferris S: Decoding of inconsistent communications, J Pers Soc Psychol 6(1):109–114, 1967.
38. Farnan JM, Paro JA, Higa JT, et al.: The relationship status of digital media and professionalism: its complicated, Acad Med 84:11, 2007.
39. Standards of Conduct in the Use of Social Media, American Physical Therapy Association. http://www.apta.org/uploadedFiles/APTAorg/About_Us/Policies/Ethics/ StandrdsConductSocialMedia.pdf#search=%22standards%20in%20conduct%20in%20the%20use% 20of%20social%20media%22. Accessed November 20, 2014.
40. Professionalism and Social Networking. www.apta.org/PTinMotion/2010/6/Feature/ProfessionalismandSocialNetworking. Accessed September 29, 2014.
41. Freeman J: The tyranny of email, New York, 2009, Scribner, pp. 141–142.

보충자료

Ethnomed: Ethnic medicine from Harborview Medical Center 2005, Available at www.ethnomed.org. Accessed May 26, 2010.

Spector RE: Cultural Diversity in Health and Illness, ed 6. Upper Saddle River, NJ, Pearson, Prentice Hall, 2004. This is a comprehensive text for nursing professionals dealing with the complexities of working with people from diverse cultural backgrounds. It includes resources for developing knowledge, attitudes, and skills related to health and illness in the American Indian and Alaska Native population, black population, Hispanic population, and white population. It includes data resources and networks for selected health organizations.

Leavitt RL: Cultural Competence a lifelong journey to cultural proficiency, Thorofare, NJ, 2010, Slack, Inc. This is a comprehensive text for allied health professionals that provides the reader with tools to acquire the knowledge, attitudes, and skills to become a culturally proficient practitioner in our increasingly diverse world.

3

CHAPTER 04

물리치료의 특징과 역할

Roles and Characteristics of Physical Therapy

주요개념

물리치료의 역할

물리치료 행위의 개념

- 1차, 2차 및 3차 관리
- 팀 접근
- 예방과 건강증진
- 환자/의뢰인 관리 모델

전문가적인 다른 역할

- 상담
- 교육
- 비평적 의문
- 행정

요약

핵심용어

검사와 측정 test and measure

검진 examination

계통적 관찰 system review

관리계획 plan of care

기능적 능력 평가 functional capacity evaluation

목표 goal

병력 history

선별 screening

예방 prevention

예후 prognosis

온열치료 hot therapy

1차 관리 primary care

2차 관리 secondary care

전자차트 electronic health record

중재 intervention

직접 접근 direct access

진단 diagnosis

치료적 운동 therapeutic exercise

치료적 전기 therapeutic electricity

평가 evaluation

하위-맥락 가정 low-context assumption

환자사정 patient assessment

학습목표

이 장을 읽고 난 후, 여러분은 다음의 사항을 할 수 있다.

1. 물리치료의 정의를 알 수 있다.
2. 물리치료사의 평가과정을 알 수 있다.
3. 물리치료에서 사용되는 검사와 측정의 종류와 방법을 알 수 있다.
4. 주요 물리치료 형태를 알 수 있다.

물리치료의 역할

물리치료사의 일차 역할은 환자 관리에 직접 관여하는 것이다. 치료사는 여러 활동에 참여하지만, 이중 가장 우선시해야 하는 것은 환자 관리이다. 이러한 이유로, 미국물리치료사협회는 물리치료를 위한 행동기준(standard of practice for physical therapy)을 가장 먼저 제정하였다. 여기에는 서비스 분야뿐만 아니라 행정, 교육, 연구와 같은 전문가적 역할에 대한 내용이 나열되어 있다.

물리치료 행위의 개념

물리치료를 적용함에 있어 중요한 4가지 개념이 있다. 첫 번째 개념은 ICF 모델에 의한 무력화이다. 이 모델은 장애(disability)보다 할 수 있는 능력(ability)에 초점을 두고 손상(impairment)보다 활동과 참여제한에 관심을 두는 것이다. 또한 기능적으로 변화시키는 것(functioning)뿐만 아니라 환경요소에 대한 개념을 포함하고 있다.

두 번째 개념은 근거중심치료를 적용하는 것이다. 치료사들은 (1) 가장 이용 가능한 근거를 적용하고 (2) 임상적 경험을 활용하고 (3) 환자/의뢰인의 배경과 그들의 가치를 반영하여 중재를 시행해야 한다. 근거는 다양한 방법으로 검색할 수 있다. PubMed, Web of Science, Medline 등의 사이트에서 효율적인 치료방법에 대한 정보를 검색하고 이를 활용하는 것이 필요하다.

세 번째 개념은 전문가적인 가치관과 행동지침을 따르는 것이다. 물리치료사 비전, 핵심가치, 실행지침, 윤리지침 등을 충실히 실행하는 것이다.

마지막으로 질이 높은 평가를 수행하는 것이다. 체계적이고 지속적으로 치료의 효과를 평가해야 한다.

1차, 2차 및 3차 관리

건강관리를 원하는 사람은 여러 형태의 의료관련 서비스 제공자를 찾아다닐 수 있다. 1차 관리(primary care)는 건강관리를 원하는 대부분의 사람에게 건강관리체계를 제공하는 것을 말한다. 항상 그런 것은 아니지만, 일반적으로 이 수준의 관리는 수요자와 접촉하는 1차 건강관리제공자에 의해 이루어진다. 2차 관리(secondary care)는 1차 관리 수준에서 관리를 받은 후, 의뢰에 기초하여 임상의에게 관리를 받는 것을 말한다. 3차 관리(tertiary care) 서비스는 특정 상태를 집중적으로 관리하는 전문가가 제공한다.

물리치료사는 모든 수준의 관리에 참여한다. 물리치료는 대부분 2차 또는 3차 관리로 의뢰된 사람에게 서비스를 제공한다. 3차 관리는 화상관리병동 같은 고도로 특수화된 병동에서 제공될 수 있다. 그러나 점차 1차 관리 개념에서 물리치료를 요구하는 사람이 증가하고 있다. 이는 직접적 접근(direct access, 자율적 행위 또는 환자의 선택권으로 알려져 있다)으로 정의된다. Burch는 "직접적 접근"이란 용어는 의뢰 없이 치료행위를 시행하는 것이라고 말하였다. 미국의 경우 42개 주에서 직접적 접근이 합법적이어서 다른 건강전문가의 의뢰 없이 직접적으로 의뢰인에게 물리치료서비스를 제공할 수 있다.

팀 접근

제공되는 관리의 수준과 관계없이, 물리치료사는 의사, 간호사, 작업치료사, 치과의사, 언어치료사, 사회사업사, 병리학자, 보조기사 그리고 의수족사와 함께 일을 한다. 또한 치료사는 환자/의뢰인의 이익을 위해 교사, 보험사 등과 의사소통을 할 수도 있다.

예방과 건강증진

일반 대중은 건강한 생활양식에 대해 예전보다 더욱 관심을 가지고 있으며 건강증진을 위한 활동 및 행동에 적극적으로 참여하고 있다. 기능이상을 미리 예방함으로써, 사람들은 일과 여가를 더욱 능동적으로 누릴 수 있고, 건강관리에 대한 비용을 줄일 수 있다.

물리치료사는 인체 구조와 기능에 대한 포괄적인 지식이 있기 때문에 기능이상을 억제하거나 예방하는 서비스를 효과적으로 제공할 수 있다. 서비스는 선별과 예방활동으로 구분된다. 물리치료사는 선별(screen) 활동을 통해 더 많은 물리치료 서비스를 제공해야 하는지 다른 건강전문가가 필요한지를 결정한다. 흔한 예는 척추옆굽음증(scoliosis)이 있는지를 결정하기 위해 아동을 대상으로 자세를 분석하는 것이다. 예방(prevention) 활동은 물리치료사가 통증과 기능이상을 줄이거나 억제하기 위해 제공하는 서비스이다. 이러한 프로그램에는 병력조사, 의학적 선별 및 평가, 상담, 운동 수행력 및 재평가 등 여러 요인이 포함된다. 병력조사를 통해서는 일반적인 건강상태와 습관에 대해 알 수 있고, 포괄적인 의학적 평가 및 이학평가는 현 상태를 확인하고 치료프로그램을 설계하는 데 필요하다. 상담은 표준치와 비교하고 평가 결과를 설명하기 위해 집단 또는 개인적으로 이루어진다. 평가의 결과는 가정, 직장, 또는 건강관련 시설에서 수행해야 할 운동프로그램을 설계하는 데 이용되며, 재평가는 프로그램의 효과를 확인하고 동기를 촉진하는 데 필요하다.

최근 산업체들은 생산성을 높이고 건강관리 비용을 줄이기 위해 손상과 질병을 예방하는 프로그램에 관심을 가져왔다. 물리치료사는 사업체에서 건강관리자로서뿐만 아니라 프로그램을 확정하기 위한 상담 같은 건강증진 분야에 직접 참여하고 있다. 물리치료사는 사업장에서 인간공학적(analysis of ergonomic) 분석을 수행할 수 있고, 기능적 능력 평가(functional capacity evaluation)를 수행할 수 있다. 인간공학은 작업자, 작업과제 및 작업환경 사이의 관련성에 대한 것이고, 기능적 수행평가는 주어진 작업과제를 수행하는 작업자의 신체적 능력을 평가하는 것이다. 평가에 기초하여, 물리치료사는 작업-조건 프로그램(work-conditioning program) 또는 작업-안정 프로그램(work-hardening program)을 제공할 수 있다. 작업-조건 프로그램은 신체적 기능이상에 중점을 두는 반면, 작업-안정 프로그램은 행동 및 직업관리가 추가적으로 제공되는 것이다. 두 프로그램의 목표는 근로자를 직장으로 복귀시키는 것이다.

환자/의뢰인 관리 모델

물리치료 행위를 위한 지침은 임상가로서 물리치료사를 설명하고 정의내리는 역할을 하여 왔다. 물리치료 행위는 환자/의뢰인 관리 모델(그림 4-1)에 요약되어 있다. 이 모델은 환자/의뢰인을 위해서 최상의 결과를 만들기 위해 정보를 모으고, 관리계획을 설정하고 계획을 이행하는 과정이다.

검진

환자/의뢰인 모델에서 첫 번째 요소인 검진(examination)은 환자/의뢰인의 현재와 과거 건상상태에 대한 정보를 수집하는 과정이다. 과정은 환자/의뢰인의 과거 및 현재 건강상태에 대해 알려주는 병력(history) 청취에서 시작한다. 이 정보는 환자/의뢰인, 간병인, 다른 건강전문가 및 의료기록을 통해 알 수 있다. 계통 관찰(system review)은 5가지 영역(근육뼈대, 신경근육, 심혈관/호흡, 피부, 의사소통)에서 환자/의뢰인의 전반적인 의학 및 인지 상태에 대한 정보를 수집하는 것이다. 이 관찰을 통

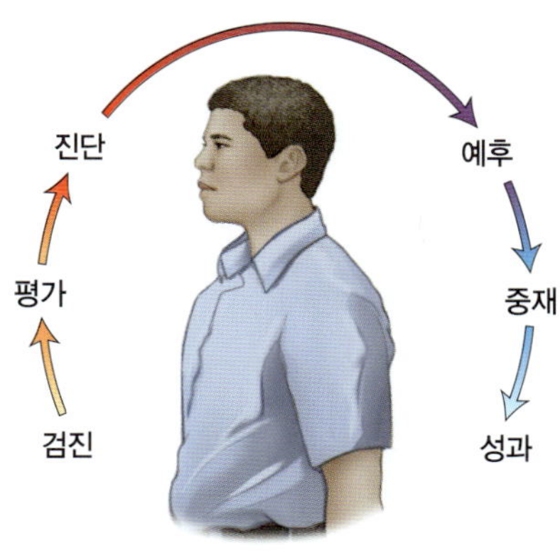

그림 4-1 ■ 환자/의뢰인 관리 모델은 관리를 받는 사람에 대한 검진과 중재 과정에서 물리치료사에 의해 수행되는 작업의 순서를 보여준다.
출처: American Physical Therapy Association [APTA]: Guide to physical therapist practice, rev ed 2, Alexandria, Va, 2003, APTA.

해 다른 전문가에게 의뢰해야 할지를 결정할 수 있는 정보를 얻을 수 있다. 조사의 마지막 단계인 검사와 측정(test and measure)은 치료사가 환자/의뢰인의 신체적 · 기능적 상태를 정량화하기 위해 특수한 방법을 선택하고 수행하는 것이다. 검사와 측정의 목록은 표 4-1에 제시되어 있고, 예는 그림 4-2에 제시되어 있다.

평가

검진을 한 후 물리치료사는 환자/의뢰인 관리 모델의 두 번째 요소인 평가를 수행한다. 평가(evaluation)는 측정에 기초하여 판단을 하는 것이다. 물리치료 행위 표준에서는 사정(assessment)을 측정 또는 가치 부여로 정의하고 있다. 따라서 평가는 사정을 기초하여 물리치료사가 임상적 의사결정을 하는 과정이다.

진단

평가는 진단(diagnosis)을 확정하는 데 필수적이다. 진단은 검진과 평가를 통해 얻은 소견을 범주화하는 것이다. 진단은 미국물리치료사협회가 채택한 정책에 의해 확립되었다(BOX 4-1). 이 정책은 물리치료사의 자율성과 전문성을 인정하고 필요시 다른 전문가에게 의뢰하는 책무를 규명하기 위한 것이다.

예후

모델의 다음 단계인 예후(prognosis)는 목표 수준에 도달할 때까지 걸리는 시간과 호전 정도를 예견하는 것이다. 치료사는 환자/의뢰인의 기대에 호응하는 관리계획(plan of care)을 설정해야 한다. 장기 및 단기 목표(손상의 경감), 결과(중재 결과), 중재(형태와 빈도), 퇴원 기준을 설정한다. 목표(goal)는 측정 가능해야 하며, 환자/의뢰인 및 가족이 동참해야 하고, 손상, 기능적 제한, 장애와 연계되어 있어야 한다. 목표를 잘 설계하는 것은 좋은 치료 결과를 만드는 지름길이다. 예를 들어, "치료 1주일 후, 환자는 균형을 잘 유지한다."라는 목표설정보다는 "치료 1주일 후, 환자는 아무런 도움 없이 혼자 한 발로 서서 10초 간 유지한다."라는 목표설정이 더욱 좋을 것이다. 즉, 누구나 측정 가능하고, 목표가 확실히 도달되었는지 결과를 알 수 있기 때문이다. 이처럼 목표가 구체적으로 설정되어야 다음 단계의 목표와 치료로 넘어갈 수 있을 것이다. 자료수집과 활동분석을 완벽히 수행한 후 중재가 시작되어야 한다.

물리치료는 지난 20년간 급진적으로 발달하여 왔다. 비록 물리치료가 대중적으로 인식되고 있지만, 독특한 특성에 대한 것은 아직 명확하지 않다. 예를 들어 작업치료, 카이로프락틱 등의 영역과 확실한 구분은 모호하다. 우리나라는 "물리치료사

표 4-1
물리치료 검진에서 검사와 측정

검사 및 측정	설명
유산소 능력과 지구력	신체의 O_2 섭취능력과 전달체계에 대한 능력
인체계측학적 특성	신체 측정과 지방 구성
각성, 집중력, 인지	인식과 반응성의 정도
보조 및 적응 장비	과제 수행을 돕는 장비
순환(동맥, 정맥, 림프)	심혈관 펌프, 산소전달, 그리고 림프배수의 적절성을 결정하기 위한 혈액 및 림프 움직임 분석
뇌신경 및 말초신경 통합성	뇌신경 및 말초신경의 운동과 감각 기능 평가
환경, 가정, 직장의 장애물	지역 환경 내에서 기능적 행위를 제한하는 물리적 제한 분석
인간공학 및 신체역학	과제를 수행하는 자세와 작업 과제 분석
보행, 이동성(locomotor), 균형	보행, 이동, 평형 분석
피부통합성	피부의 상태 평가
관절통합성과 운동성	관절구조와 수동적 움직임에 대한 영향 평가
운동기능(motor function)	수의적 움직임 조절
근육 수행력	근력, 근파워, 근지구력 분석
신경근 발달 및 감각통합	움직임 기술 및 환경에서 받는 정보에 대한 통합성
보조기, 보호장비, 지지기구	약한 관절을 지지할 적절한 장비 결정
통증	통증 강도, 빈도, 질에 대한 분석
자세	신체배열과 위치에 대한 분석
의수족	의수족 선택, 적합성, 사용법
관절운동범위	관절의 움직임 양
반사통합성	발달적, 정상적, 및 병적 반사에 대한 평가
자가치료 및 가정관리	가정에서 독립적 삶을 위해 요구되는 동작 분석
감각통합성	말초 및 중추 신경의 감각처리, 움직임과 위치 인식에 대한 분석
환기, 호흡, 혈액순환	일상생활과 운동을 위해 요구되는 가스교환, 폐활량 등을 평가
직업, 지역사회, 그리고 여가 통합 또는 재통합	환자/의뢰인의 지역사회 또는 직장에서 역할 수행 능력 분석

출처: From Guide to Physical Therapist Practice, revised ed 2. Alexandria, VA, American Physical Therapy Association(APTA), 2003.

4

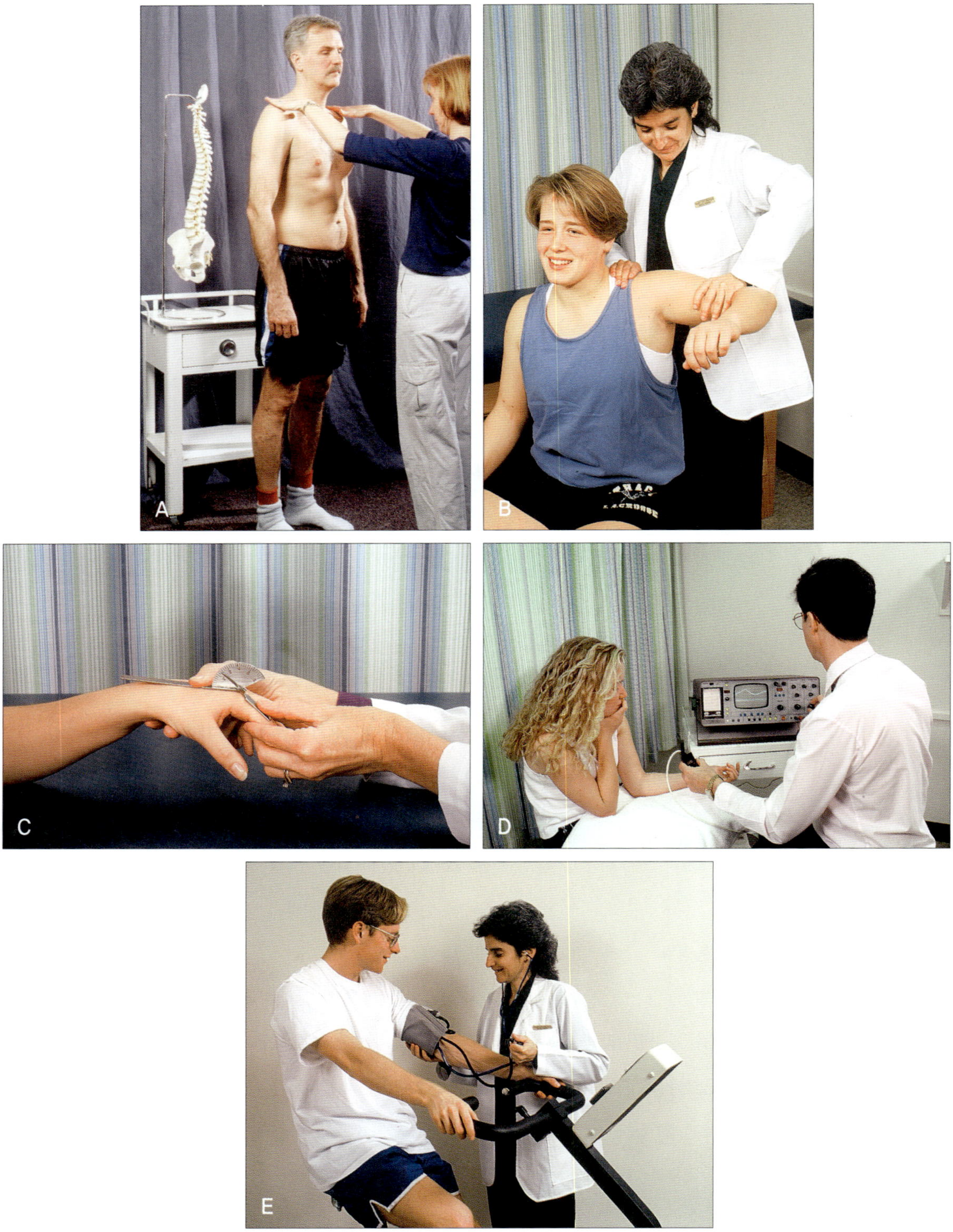

그림 4-2 ■ A: 관찰은 물리치료 평가의 기초적인 항목이다. 물리치료사는 환자의 목뼈(경추) 부분 자세에 대해 평가하고 있다. B: 도수근력검사 같은 맨손치료 방법은 물리치료 검진에서 중요하다. 물리치료사가 환자의 어깨 근육을 평가하고 있다. C: 손가락 관절의 수동적 움직임을 평가하고 있다. D: 전기자극에 대한 근육반응을 평가하고 있다. E: 물리치료사가 고정식 자전거를 이용하여 심혈관 적합성을 평가하고 있다.

BOX 4-1 물리치료사에 의한 진단

- 물리치료사는 각 환자/의뢰인에 대한 진단을 확립해야 한다.
- 환자/의뢰인 관리에 대한 의사결정 이전에, 치료사는 치료사의 판단에 의거하여 특정 상태에 대한 진단을 확정하기 위해 진단적 절차를 따라야 한다.
- 진단은 장애의 범주 또는 질병 및 증후군과 관련된 징후와 증상에 대한 분류 표시이다. 이는 환자/의뢰인에 대한 조사에서 얻은 정보를 평가하는 진단적 절차에 의해 결정된다. 진단의 목적은 각 환자/의뢰인을 위해 가장 적절한 중재방법을 결정하기 위한 지침을 제공하기 위함이다. 진단적 절차에 의해 질병, 증후군, 또는 범주가 결정되지 못하는 경우, 중재는 증상을 경감시키고 손상, 기능적 제한, 또는 장애를 개선하는 방향으로 진행해야 한다.
- 진단적 절차는 관련된 병력 수집, 계통 관찰 수행, 특수 검사와 측정을 선택하고 적용하기, 모든 자료를 해석하고 체계화하기로 이루어진다.
- 진단적 절차를 수행함에 있어서 물리치료사는 다른 건강전문가로부터 부가적인 정보(진단적 분류 포함)를 수집해야 한다. 또한 적절한 관리를 위해 수집된 자료에 대한 소견을 다른 건강전문가와 공유해야 한다. 환자/의뢰인이 이미 밝혀진 진단으로 의뢰되었을 때, 물리치료사는 진단과 임상 소견이 일치하는지를 확인해야 한다. 만일 물리치료사의 지식, 경험, 전문성을 넘어선 소견을 보인다면, 치료사는 환자/의뢰인을 적절한 임상가에게 의뢰해야 한다.

출처: Reprinted from Diagnosis by Physical Therapists, HOD P06-08-06-07, House of Delegates Standards, Policies, Positions, and Guidelines. Alexandria, VA, American Physical Therapy Association, 2009, with permission of the American Physical Therapy Association. This material is copyrighted, and any further reproduction or distribution requires wiritten permission from APTA.

4

는 온열치료, 전기치료, 광선치료, 수치료, 기계 및 기구 치료, 마사지, 기능훈련, 신체교정운동 및 재활훈련과 이에 필요한 기기, 약품의 사용, 관리 기타 물리치료적 치료업무에 종사한다."라고 법률적으로 규정하고 있다. 즉 물리치료는 열, 전기, 광선, 물, 운동의 법칙과 같은 물리적 에너지 현상뿐만 아니라 도수적 방법(manipulation)을 통하여 통증 완화, 근육 수축 및 이완, 혈액순환 증진, 비정상적인 움직임 및 자세를 교정할 목적으로 물리치료사에 의해 이루어지는 계통적이고 과학적인 치료중재의 한 전문영역이다.

물리치료는 환자의 상태와 특성을 파악하는 평가와 함께 시작한다. 평가를 통해 얻은 결과는 환자에 대한 중재 계획을 세우고, 예후를 결정하기 위해 해석된다. 치료적 중재는 적용되고 환자의 반응에 따라 수정된다. 일반적으로 치료적 중재는 근육뼈대계, 신경근육계, 심장허파장애에 초점을 둔다. 효과적인 중재를 위한 다른 활동에는 상담, 교육, 연구가 있다. 아직은 적극적인 활동을 하고 있지 않지만, 물리치료는 건강증진과 건강유지를 위한 예방적 활동 영역을 관심을 가지고 적극적으로 대처해야 할 것이다. 구체적인 물리치료사의 역할과 물리치료의 과정은 다음과 같다.

중재

중재(intervention)는 원하는 결과를 달성하기 위해 환자/의뢰인 관리 절차 동안 일어난다. 물리치료를 받는 모든 사람에게 적용되는 보편적인 것이 지도이다. 여기에는 교육, 환자자신을 관리기 위한 훈련, 현재와 기대되는 기능, 치료계획 등이 포함된다. 가족과 간병인에게도 지도를 하는 경우도 있다. 나머지 전통적인 중재 형태는 표 4-2, 그림 4-3과 4-4에서 나타내고 있다. 맨손치료, 장비를 이용한 치료, 지역사회 및 병원 같은 다양한 환경에서 중재를 적용한다.

성과

성과(outcome)는 모든 관리계획과 중재의 최종 결과이다. 서비스 제공을 높이기 위해 모든 자료를 수집하고 분석하고 보고서를 만든다. 만약 치료목적과 성과가 달성되지 않는 경우 치료계획을 변경하거나 다른 건강전문가에게 의뢰할 수 있다.

표 4-2
물리치료 중재 범주

중재	설명
기도 청결 기술	기도 청결을 유지하거나 만드는 활동
보조공학 기술: 처방, 적용, 제작	기능증진, 이차 상해 예방, 통증 감소를 위한 보조장치 선택, 적용 및 훈련
생체물리치료적 인자	통증경증, 관절움직임, 신경근육 수행력을 높이기 위해 사용되는 장비, 열, 물, 전기, 방사에너지
자기관리, 환자교육, 가정, 지역사회 활동을 위한 기능적 훈련	가정, 학교, 직장, 지역사회에서의 기능증진을 위한 활동
피부 복원과 보호 기술	상처치유와 흉터관리를 위한 활동
맨손치료 기술	움직임 증진과 통증 경감을 위해 물렁조직에 적용되는 능숙한 손 기술
운동기능 훈련	조화로운 신체 움직임, 자세, 활동
치료적 운동	신체기능증진 또는 통증 경감을 위한 신체활동 및 움직임

출처: Data from Guide to Physical Therapist Practice 3.0. American Physical Therapy Association. http://guidetoptpractice.apta.org/content/1/SEC31.body. Accessed September 29, 2014.

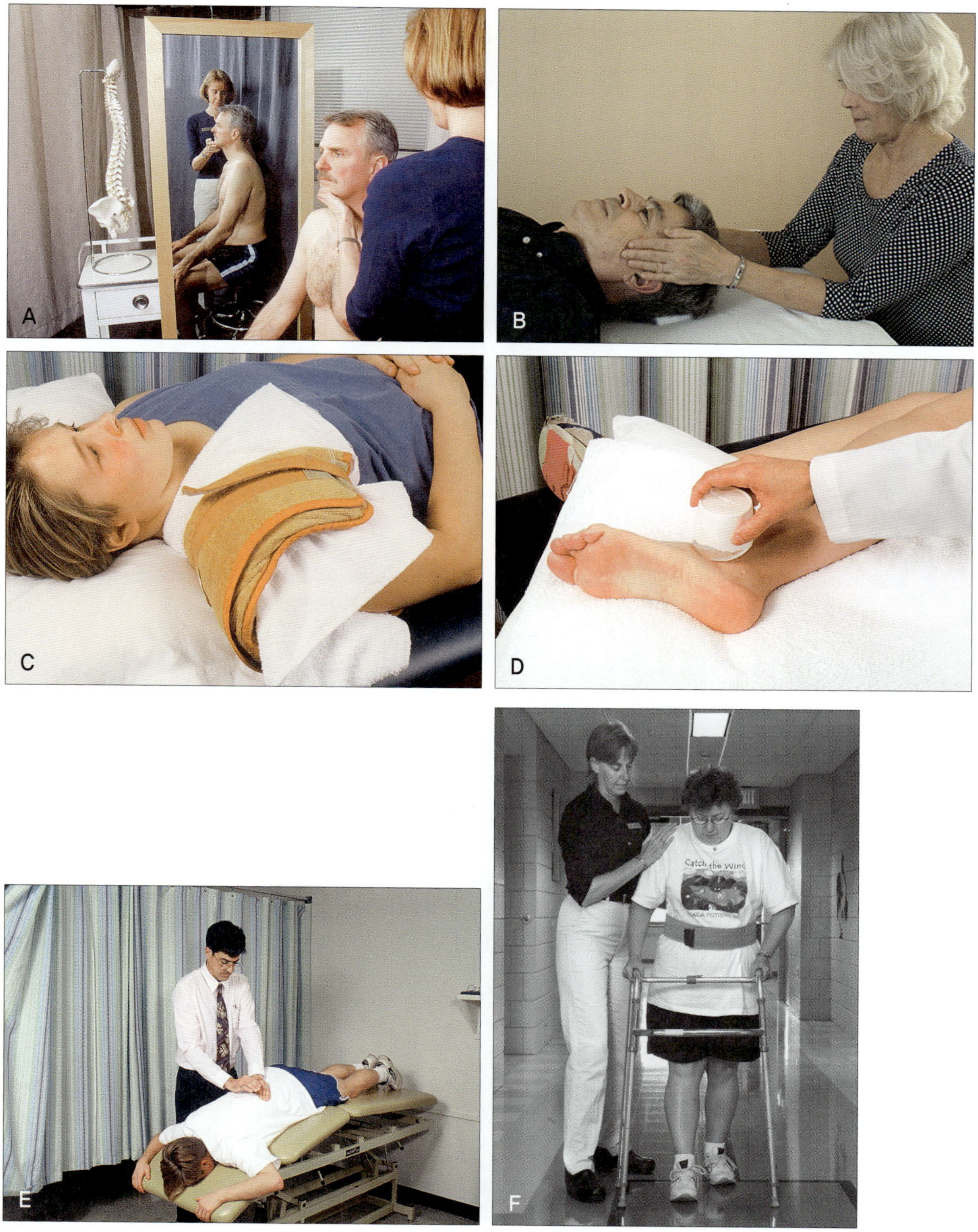

그림 4-3 ■ 물리치료에서 사용되는 중재의 예. **A:** 운동과 지도를 통한 자세 교정. **B:** 턱관절에 적용하고 있는 근막이완술. **C:** 표층열을 제공하기 위한 찜질. **D:** 통증과 부종을 줄이기 위한 냉치료. **E:** 허파의 특정 영역에 있는 분비물을 제거하기 위한 체위배담법. **F:** 보행기를 이용한 보행훈련. (Photo B courtesy Emily Maletz; all others courtesy Dewey Neild.)

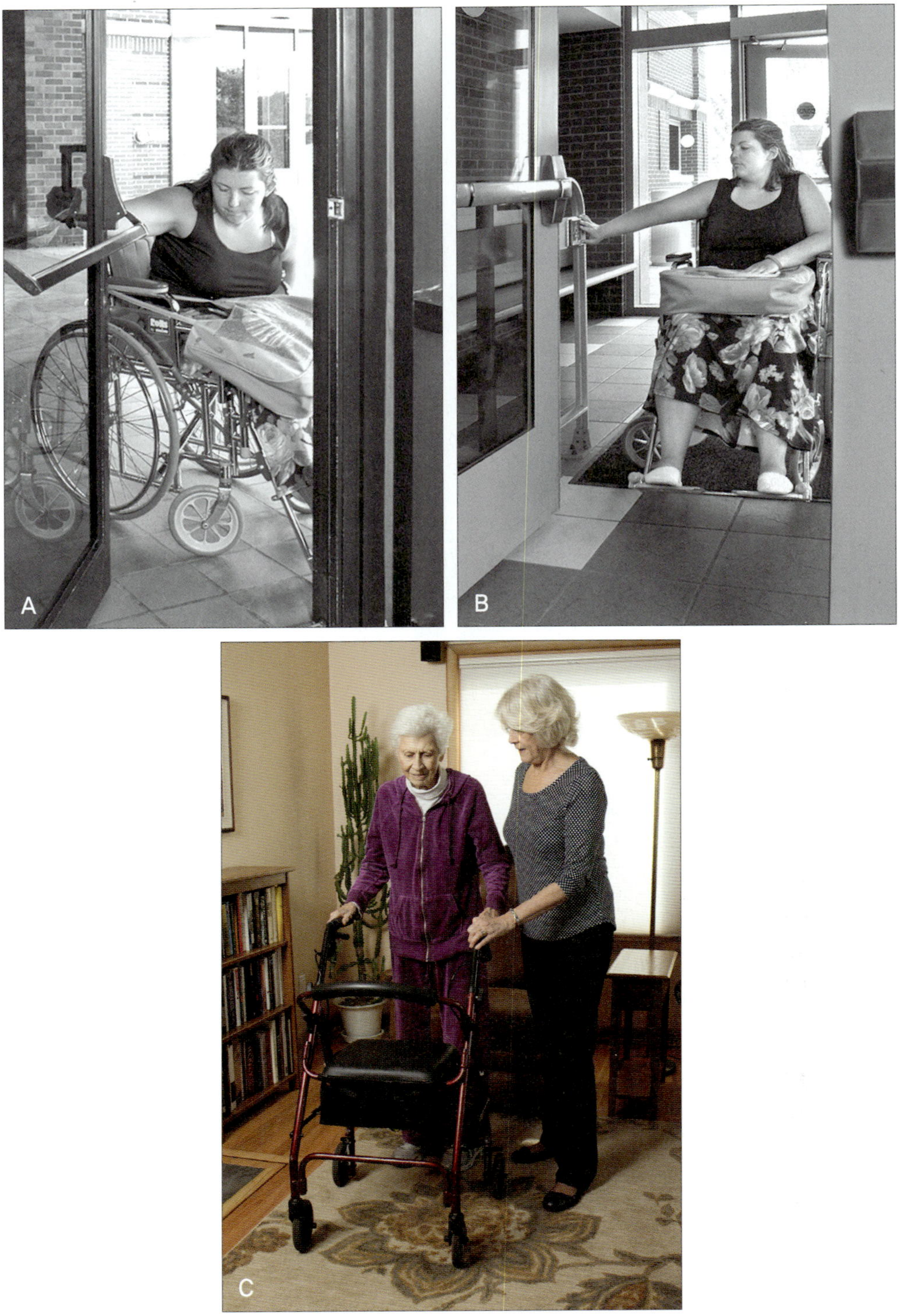

그림 4-4 ■ 중재는 지역사회 또는 가정에서의 활동도 포함될 수 있다. A와 B, 환자는 자동문이 있거나 없는 경우 문을 통과하는 방법을 교육받고 있다. C: 환자는 가정에서 바퀴가 있는 보행기를 사용하는 방법을 교육받고 있다. (Photo C courtesy Emily Maletz; all others courtesy Dewey Neild.)

협응, 의사소통, 그리고 문서작성

모델의 마지막 요소인 중재(intervention)는 환자가 원하는 결과를 성취하기 위해 물리치료사가 시행하는 치료방법이다. 이 요소는 협응, 의사소통, 그리고 문서작성의 3가지 활동으로 구분할 수 있다.

계속 변하고 있는 환자/의뢰인의 상태에 대한 정보에 대해 모든 관련 팀원은 구두 또는 문서로 확인하고 공유해야 한다. 이를 위해 문서, 언어적 · 비언어적 의사소통을 효과적으로 수행해야 한다.

언어적 의사소통은 물리치료 서비스에서 중요한 부분이다. 물리치료사는 환자/의뢰인, 보호자, 다른 팀원 등 다양한 사람과 의사소통을 해야 한다. 환자를 위한 설득력 있는 언변을 위해서는 구두 및 문서화된 의사소통이 필요하다. 치료사는 자신의 치료과정을 환자에게 설명하기 위해 숙련된 의사소통 기술이 있어야 한다.

효과적으로 작성된 문서도 의사소통에 있어 필수적이다. 기록은 미래 예측을 위한 기초를 제공하기 때문에 간결하고 정확하게 작성해야 한다. 미국물리치료사협회는 문서작성을 위한 지침을 제공하고 있다.

문서를 통한 의사소통은 여러 형식을 따라야 한다. 평가와 중재에 관한 문서작성은 서술식으로 기술해야 한다. 정보를 효율적으로 기록하는 방법으로 표준화된 형식이 사용되고 있다. 이것은 도움은 되지만, 모든 환자에게 동일하게 적용되는 것은 아니다.

SOAP 노트는 건강관리전문가가 자주 사용하는 문서기록법이며, 서술형식과 표준 형식으로 구성되어 있다. 이것은 1969년 Weed에 의해 소개된 것으로 문제-중심 의료기록체계이다. 4가지 요소 중 S(subjective)는 주관적 정보를 의미하고, O(objective)는 관찰과 측정 같은 객관적 정보를 의미하며, A(assessment)는 목표설정과 조사에 근거한 임상적 판단 같은 사정을 의미하고, P(plan of care)는 중재계획을 의미하는 것이다. 효과적으로 환자에 대한 정보를 기록하기 위해서 약어로 표현한다. 여기에서 사정(assessment)이라는 용어는 이전에 언급된 물리치료의 측정 및 검사 표준에서 나오는 용어 평가(evaluation)라는 용어와 비슷한 의미이다.

의사소통 중 가끔 보이는 것이 비언어성 의사소통이다. 얼굴표정, 몸짓, 자세는 공포, 통증 또는 기쁨 같은 자신의 감정을 솔직하게 드러내는 수단이 된다. Mehrabian에 의하면, 전달되는 메시지에 얼굴표정은 55%, 언어적 요소는 38% 그리고 실질적 단어는 7% 정도 영향을 미친다. 물리치료사는 자신뿐만 아니라 환자/의뢰인의 비언어적 표현을 고려해야 한다.

치료계획과 환자 상황과 관련하여 환자/의뢰인 및 보호자에 대한 교육과 훈련에서 필요한 것이 지도활동이다. 시청각 도구와 시범 같은 방법을 사용하는 지도는 환자/의뢰인의 학습 능력과 방식을 감안하여 제공하여야 한다.

중재는 환자/의뢰인과 치료사 사이의 치료적인 상호작용이다. 흔히 사용되는 중재 목록은 표 4-2에 제시되어 있다. 그림 4-3에서 그림 4-4는 중재에 대한 예를 보여주고 있다.

환자/의뢰인 관리 모델을 통해, 치료사는 중재계획의 효과를 알아보기 위해서 재조사를 실시하여야 한다. 만일 목표 또는 치료결과가 달성되지 않았다면 목표와 계획을 수정해야 한다.

전문가적인 다른 역할

상담

물리치료사는 환자 또는 의뢰인-중심 상담을 수행한다. 환자-중심 상담에서 치료사는 환자의 현 상태 또는 제안되는 중재계획에 대해 추천한다. 의뢰인-중심 상담은 직접적으로 중재에는 관여하지 않지만 치료사로서 의뢰인에게 적절한 조언 또는 전문가적 의견을 제시하는 것이다. 가정 구조 설계, 건강 관련 정책 등에 대한 내용이 여기에 포함된다.

교육

물리치료에서 지도는 환자관리를 위한 고유 활동이기 때문에 치료사는 다양한 사람을 대상으로 교육을 실시해야 한다. 치료사는 환자 및 때로는 보호자에게 기능을 향상시키기 위한 운동방법을 가르쳐야 한다. 이러한 지도는 지식과 숙련된 기술을 요구한다. 지도는 실습을 하는 학생에게도 필요한 사항이다. 시범, 관찰 그리고 되먹임을 통한 지도는 기술을 연습시키고 숙련시키는 데 중요하다.

비평적 의문

비평적 의문은 물리치료 전문성을 입증하는 데 필수적이다. 치료사들은 항상 '왜 그런가?'에 대한 의문을 가져야 한다. 치료사는 제공하는 서비스의 효과에 대한 질문을 받았을 때 적절한 증거를 제시해야 한다. 불행히도, 치료사들은 이러한 질문에 충분한 답을 제공하지 못할 수 있다. 물리치료 행위는 잘 설계된 연구(근거-중심 행위) 결과로부터 얻은 증거에 기초하여 실시되어야 한다.

물리치료 행위에 대한 건전한 의문을 제기하는 내 · 외의 전문가에게 답을 제시하기 위해서 필요한 것이 연구이다. 실험적 연구 및 사례 연구는 의문에 대한 해답을 얻기 위해 또는 치료결과 및 기술을 묘사하기 위해 사용되는 흔한 방법이다. 이러한 연구들은 반드시 복잡하거나 비용이 많이 들 필요는 없다.

행정

치료사들은 다양한 형태로 물리치료 서비스 제공에 관여할 수 있다. 일반적으로 소속된 기관의 행정(administration) 체계에 따라 다르지만 환자관리와 별개로 물리치료 관련 행정 일만 하는 경우도 있을 수 있다. 운영계획, 치료실 관리, 예산관리 등의 일이 물리치료사와 관련된 행정 부분으로 특히 단독으로 치료실을 운영하는 경우에 중요하다.

4

요약

물리치료사의 역할과 활동은 사회변화와 더불어 보험 체계의 변화에 맞추어 지속적으로 진화하여 왔다. 이러한 변화에도 불구하고 물리치료의 다양성과 기회는 여전히 많은 편이다. 물리치료사는 환자/의뢰인 관리모형(검진, 평가, 진단, 예후, 중재, 성과)에 의해 서비스를 제공하고 있으며 통증경감, 기능이상 예방 및 건강증진에 기여하고 있다. 또 다른 역할은 상담, 교육, 임상 의문 해결 연구, 행정이다. 활동 분야에 관계없이 치료사들은 전문가로서 다른 팀원들과 협력을 하여 환자/의뢰인의 건강증진에 기여하고 있다.

참고문헌

1. Pritchett P: The Employee Handbook of New Work Habits for a Radically Changing World, Dallas, 1994, Pritchett & Associates.
2 American Physical Therapy Association (APTA): Standards of Practice for Physical Therapy, HOD S06-03-09-10. House of Delegates Standards, Policies, Positions, and Guidelines, Alexandria, 2009, Va, APTA.
3. American Physical Therapy Association (APTA): Guide to Physical Therapist Practice, revised ed 2, Alexandria, Va, 2003, APTA.
4. Burch E: Direct access. In Matthews J, editor: Practice Issues in Physical Therapy, Thorofare, NJ, 1989, Slack.
5. Huhn RH, Volski RV: Primary prevention programs for business and industry, Phys Ther 65:1840~1844, 1985.
6. American Physical Therapy Association (APTA): Diagnosis by Physical Therapists, HOD P06-08-06-07. House of Delegates Standards, Policies, Positions, and Guidelines, Alexandria, Va, 2009, APTA.
7. American Physical Therapy Association (APTA): Guidelines: Physical Therapy Documentation of Patient/Client Management, BOD G03-05-16-41. Board of Directors Standards, Positions, Guidelines, Procedures: Professional and Societal, Alexandria, Va, 2009, APTA.
8. Weed LL: Medical Records, Medical Education and Patient Care, Chicago, 1970, Year Book.
9. Mehrabian A: Silent Messages, Belmont, Calif, 1971, Wadsworth.
10. Smith LC: Case management: a complementary professional venue, PT: Magazine of Physical Therapy 8(7):50~57, 2000.
11. American Physical Therapy Association (APTA): Physical Therapist Member Demographic Profile 1999-2008. Alexandria, Va, APTA. Available at: www.apta.org/AM/Template.cfm?Section=Workforce_Salaries_and_Stats&Template=/CM/HTMLDisplay.cfm&ContentID=71497. Accessed September 13, 2010.
12. American Physical Therapy Association (APTA): American Physical Therapy Association 1987 Active Membership Profile Survey, Alexandria, VA, 1987, APTA.

보충자료

Dreeben O: Introduction to physical therapy for physical therapist assistants, Sudbury, MA, 2011, Jones and Bartlett Learning. Addresses specific areas of work for the PTA. Includes history of the profession and evolution of the PTA.

www.apta.org. Website of the APTA. Excellent resource for current information and documents pertinent to the profession.

Review Questions

CHAPTER 05

주요 물리치료의 형태 및 단계

The Step and Form of Physical Therapy

주요개념

물리치료 중재 절차

물리적 인자를 이용한 치료
- 냉치료
- 온열치료
- 치료적 전기

치료적 운동
- 관절가동범위 및 유연성 회복
- 근력 및 근지구력
- 전신지구력
- 움직임 재교육 및 기능적 훈련

요약

핵심용어

고유감각 proprioception

관문조절이론 gate theory

관절가동범위 range of motion; ROM

근력 muscular strength

근지구력 muscular endurance

기능적 전기자극 functional electrical stimulation

내재성 아편물질의 분비 release of endogenous opiates

냉치료 cryotherapy

온습포 hot pack

온열 요소 thermal agent

회전욕(와류욕) whirlpool bath

유산소 훈련 aerobic training

유연성 flexibility

점진적 저항운동 progressive resisted exercise

초음파 ultrasound

파라핀욕 paraffin bath

프라이오메트릭 운동 plyometric exercise

학습목표

이 장을 읽고 난 후, 여러분은 다음의 사항을 할 수 있다.

1. 물리치료 중재의 단계를 이해할 수 있다.
2. 주요 물리치료 중재 형태를 이해할 수 있다.
3. 각 물리치료 중재 형태에 따른 목적을 이해할 수 있다.

이 장에서는 주요 물리치료 중재 형태에 대해 간략히 설명한다. 이전에 언급하였듯이 예전에는 물리적 요소를 이용한 치료를 많이 시행하였지만, 현재는 정확한 평가를 통한 치료적 운동에 더욱 초점을 두고 있다.

물리치료 중재 절차

근육뼈대계 · 신경계 질환이 있는 환자에게 적절한 시기에 근거가 있는 치료법을 적용하는 것은 중요하다. 즉 치료사는 손상 후 얼마나 시간이 경과했는가, 환자를 위한 주요 중재 목적은 무엇인가에 따라 여러 치료법 중 적절한 중재방법을 선택하여 서비스를 제공해야 한다. 여기에서는 일반적 치료적 중재 절차에 대해 설명하겠다. 참고로 국내에서 인정하고 있는 물리치료 형태는 표 5-1과 같다.

물리치료 중재 절차는 중재 목적에 따라 6~7단계로 구분할 수 있다. 신경계 질환자에 대한 중재 절차는 상황에 따라 다소 차이가 있지만, 근육뼈대계 질환자는 표 5-2와 같은 절차에 따라 치료를 적용한다.

I단계는 손상 후 조기 단계에 적용되는 것으로 손상으로 인한 통증 및 염증 조절을 하는 시기이다. 주로 전기치료와 냉치료를 적용하여 염증과 염증과정을 최소화시킨다. 통증과 염증이 조절되면 II단계로써 단축된 근육이나 관절가동범위를 회복하는

표 5-1
국내 물리치료 중재방법(건강보험적용)

물리적 인자를 이용한 치료	치료적 운동	기타
표층열치료	마사지	압박치료
냉치료-냉습포	단순운동치료	호흡재활치료
냉치료-냉동치료	복합운동치료	운동점차단술
심부열치료	등속성운동치료	간헐적호흡치료(양압 또는 음압)
자외선치료	중추신경발달재활치료	
수치료-증기욕, 회전욕	신경인성방광훈련치료	
수치료-허버드탱크		
수치료-대조욕		
파라핀욕		
풀치료		
간헐적 견인		
전기자극치료		
경피적 전기신경자극치료		
간섭파치료		
저출력 레이저치료		
기능적 전기자극치료		
피부광학치료		

표 5-2
물리치료 중재 절차

단계	목적	치료법
Ⅰ	통증 및 염증조절	전기치료, 온열 및 냉치료
Ⅱ	관절가동성 및 유연성 회복	늘리기(신장)운동, 맨손(도수) 가동법, 관절가동범위운동, 고유수용성 신경근 촉진법
Ⅲ	근력 증진	점진적 저항운동
Ⅳ	근지구력 증진	근지구력 증진운동
Ⅴ	고유감각 및 근파워 증진	고유감각 재훈련, 프라이오메트릭 운동
Ⅵ	기능적 훈련	실제상황에서 운동

5

치료를 적용한다. 환자의 상태에 따라 늘리기(신장) 또는 맨손(도수) 가동법 등을 적용할 수 있다. 다음 단계는 근력회복을 위한 치료법의 적용이다. 등척성, 등장성 및 등속성 운동이 적용 가능하며 점진적으로 저항량을 높여 근력을 증진해야 한다. IV단계는 근지구력 증진을 위한 운동 형태를 적용하는 것이다. V단계는 고유감각을 재훈련하는 단계로서 재발을 방지하는 데 중요하다. 마지막으로 기능적 훈련 단계는 실제 환자의 생활환경에서 운동수행력을 훈련하는 것이다. 직업이나 여가활동 등을 고려하여 필요한 움직임을 재훈련하는 시기이다. 다음의 내용은 각 치료법에 대한 개괄적인 목적과 적용방법이다.

물리적 인자를 이용한 치료

냉치료

치료적으로 사용되는 냉(cold)은 급성 손상에 사용하지만 만성 손상에서도 사용할 수 있다. 냉은 신체에 적용하였을 때 여러 가지 생리적 반응을 보인다. 적용되는 형태에 따라 반응의 변화는 다양하지만 일반적인 반응은 다음과 같다.

세포 신진대사

세포가 손상을 입으면 히스타민을 방출하여 손상된 부위의 혈관이 확장되어 혈액의 흐름이 많아진다. 이는 결국 부종을 유발하는데, 냉은 이러한 과정을 억제하는 역할을 한다. 세포분화는 낮은 온도에서 천천히 발생하므로 냉을 적용하면 조직의 신진대사율이 떨어지고 히스타민의 방출이 억제된다.

통증

냉은 통증을 억제하는 기능을 하기 때문에 급성기 손상에 효과적이다. 아직 기전은 명확하지 않으나, 냉을 적용하면 신경전도 속도가 감소한다는 점과 관문 조절설에 의해 설명될 수 있을 것이다.

근경련

통증처럼 확실한 기전은 없지만, 냉을 적용하면 근경련이 감소한다. 가능한 설명은 신경전도 속도가 감소하여 감각신경의 활동성을 억제하여 결국 운동신경의 활동성을 제어하는 것이다. 또한 반사이론도 여러 학자가 가능한 기전으로 설명하고 있다.

조직경화

냉을 적용하면 조직이 더욱 경화되어 결국 탄력성이 감소하고 움직임에 조직이 더욱 저항한다.

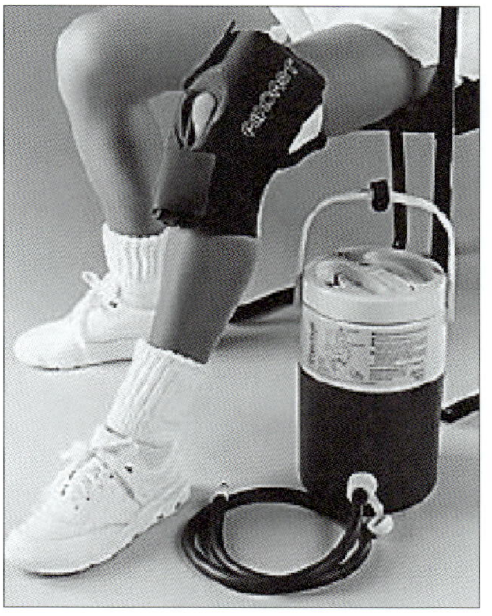

그림 5-1 ■ **냉치료.** 부종과 통증을 억제하기 위해 기계를 이용하여 냉과 함께 압박을 가하고 있다.

염증 억제

냉치료는 염증 이후 포식세포에 대한 침투성을 줄이고 염증 유도 화학물의 축적을 줄여 염증 과정을 억제할 수 있다.

혈액순환

냉치료(cryotherapy)가 혈관수축을 유도하기는 하지만, 급성기 상황에서 얼음은 신체에서 급성 염증 반응의 일부로서 혈관수축이 발생할 때까지 적용되지 않는다. 또한 냉은 결국 "hunting response"를 유발하기 때문에 혈액순환에 대한 냉의 역할은 아직 의문스럽다.

근력

근력은 냉을 적용한 직후 감소하지만, 시간이 지나면 다시 증가한다고 보고되고 있다. 이는 조직의 온도 상승으로 인해 근력이 증가한다고 볼 수 있다.

냉을 적용하는 방법은 냉습포(cold pack), 냉욕(ice bath), 얼음 마사지(ice massage) 등이다(그림 5-1). 일반적으로 급성기 손상 환자에게 효과적이다. 하지만 Raynud's disease 같은 말초혈관질환에 적용해서는 안 된다. 고혈압이 있는 사람에게는 주의 깊게 관찰하면서 적용해야 한다.

온열치료

기계를 이용한 치료적 온열 적용은 인자에 따라 표층열/심부열로 나눌 수 있다. 표층

온열은 신체 심부에는 영향이 적다. 하지만 심부열은 심부 조직의 온도를 빠르게 상승시킬 수 있고(참을 수 있는 수준은 거의 45℃) 오랫동안 온도를 유지할 수 있다(그림 5-2). 일반적으로 열을 적용하면 다음과 같은 신체생리적 반응이 발생한다.

조직 온도

표층열을 적용하면 조직의 온도 상승은 적은 편이다. 온열을 적용하면 점차 온도가 상승하지만, 40℃를 넘지 않아야 한다.

혈액순환

조직의 온도 상승은 결국 국소 부위의 혈액흐름을 증가시킨다.

통증 및 근육 경련 감소와 관절 경화 감소

표층온열을 적용하는 방법은 온습포(hot pack), 회전욕(와류욕, whirlpool bath), 대조욕(contrast bath), 파라핀욕(paraffin bath), 유동치료(fluidotherapy), 적외선(infrared) 등이 있다. 심부온열에는 초음파치료(ultrasound), 단파심부열(shorwave diathermy) 등의 장비가 사용된다. 온도 감각이 없는 환자(특히, 노인이나 척수손상 환자는 화상을 입을 수 있다)는 주의해야 하며, 적절한 혈액 순환이 되지 않는 환자 또는 출혈의 위험이 있는 환자에게는 금기이다.

치료적 전기

전기자극을 신체에 통전시켜 원하는 여러 신체 반응을 유도하는 것이다(그림 5-2).

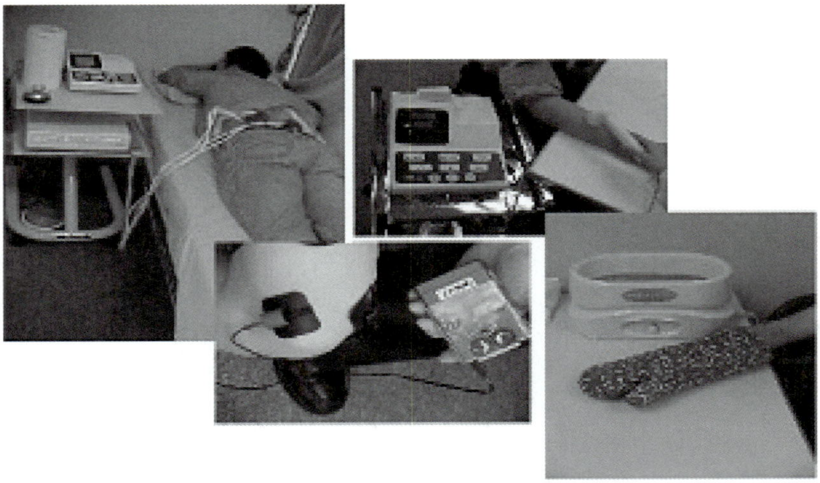

그림 5-2 ■ 전기치료와 온열치료기구

전기자극의 생리학적 효과는 다음과 같다.

근력

일정한 양의 전류가 통전되면(시치-기전류 곡선) 신체 내의 흥분성 조직인 신경과 근육이 전기자극에 반응을 한다. 전기를 통한 인위적인 근수축의 유발은 특히 재활 초기에 사용하지 않음으로 인한 근위축을 방지하는 데 효과적이다. 전기를 통한 근수축력의 세기는 건측의 최대 근수축력의 10%까지가 적당하다. 최근에는 기능적 전기자극(functional electrical stimulation)을 이용하여 중추신경계 환자의 기능적 움직임을 재교육하는 데 사용하기도 한다. 이런 목적으로 사용하는 기구는 EST(말초신경손상 환자에게 적용), NMES(중추신경손상 환자에게 적용)가 있다.

통증

통증 감소를 목적으로 하는 전기적 자극은 오래 전부터 사용되어 왔다. 이론적 기전은 관문조절이론(gate theory)과 내재성 아편물질의 분비(release of endogenous opiates)에 의해 설명되고 있다. 급성기와 만성기에 따라 적용되는 변수 조작은 표 5-3과 같다. 전기치료 장비로는 경피신경자극치료기(TENS), 간섭파치료기(ICT) 등이 사용된다.

5

부종 감소

근육 수축을 유발하는 저주파의 운동 수준(motor level) 자극 강도 및 전기장의 효과를 보는 감각 수준(sensory level) 자극 강도가 사용되고 있다. 주로 사용되는 것은 고전압 맥동 자극기(high voltage pulsed stimulation)이다.

상처치유

전기치료는 상처 자체를 치유하지는 못하지만, 조직이 재생할 수 있는 적절한 환경을 만들어 주는 역할을 한다.

표 5-3
전기 자극 변수

형태	주파수	강도	진통 시간	전극배치
감각 수준(Sensory level, 2~50μsec)	50~100	전기통전인식	몇 분	통증 부위
운동 수준(Motor level, >150μsec)	2~4	강하고, 가시적인 근수축	30~45분	같은 피판
유해 수준(Noxious level, <1sec)	1~5, >100	유해한 자극 수준	몇 시간	다양하게

출처: Snyder-Mackler, et al. Clinical Electrophysiology. williams & willkins, 1989.

치료적 운동

다양한 목적으로 다양한 환자에게 적용하는 것이 치료적 운동이다. 치료적 운동을 통하여 환자의 손상된 기능적 움직임을 회복하는 것이다. 치료적 운동의 목적에 따라 다음과 같은 운동형태가 있다.

관절가동범위 및 유연성 회복

움직임 기능장애와 신체적 장애는 여러 요인에 의해 발생한다. 관절가동범위와 유연성의 상실은 이러한 요인 중 하나이다. 따라서 적절한 관절가동범위와 유연성을 유지해야 한다. 손상 후 부종이나 통증으로 인한 움직임 제한이나 장기간 신체관절을 고정하는 경우 근육의 탄력성이나 관절의 움직임이 감소하게 된다. 신체 가동성을 회복하기 위한 치료적 운동방법으로 수동신장(passive stretching), 가동법(mobilization), 수동 관절가동범위(PROM) 운동이 비탄력성 조직에 주로 사용되고, 탄력성 조직에는 고유수용성 신경근 촉진법(PNF) 중 유지-이완(HR), 수축-이완(CR) 등이 사용된다. 주로 사용되는 방법은 신장(늘리기)운동이다. 신장운동은 정적인 신장과 동적인 신장이 있다. 일반적으로 치료적 늘리기운동은 정적인 운동을 의미한다. 왜냐하면 동적인 늘리기운동은 늘리기시키려는 근육을 수축시키거나 손상시킬 수 있기 때문이다. 노인이나 주로 앉아서 일상생활을 수행하는 사람의 경우 정적인 늘리기운동이 필요하고 개별 접근이 필요한 경우에 PNF나 도수 가동법을 적용한다.

도수 가동법은 관절면에 대한 수동적 움직임을 통해 평가하고 기능장애를 치료하기 위해 사용한다. 주로 통증을 줄이고 기능을 향상시키기 위해 저운동성을 보이는 관절에 적용된다. 가동법은 견인력 및 진동과 미끄러지는 운동(gliding)으로 구성된다. 견인력과 진동은 저운동성을 보이는 관절에서 통증을 줄이고 관절 주변의 유착을 없애기 위해 사용한다. 미끄러지는 운동은 움직이는 관절면의 모양에 따라 방향이 결정된다(볼록-오목법칙). 즉 움직이는 뼈가 볼록면을 가지고 있으면 움직임의 제한이 있는 방향과 반대로 뼈를 움직여 관절운동성을 높인다. 오목면인 경우는 같은 방향으로 움직인다.

PNF는 고유감각 중 주로 근육방추와 골지힘줄기관을 이용하는 치료법이다. 특히 유연성을 위해서는 골지힘줄기관을 자극하는데, 이 감각수용기가 자극을 받으면 해당하는 근육이 이완된다. 따라서 근육 유연성을 향상하는 데 도움이 된다.

근력 및 근지구력

근력과 근지구력을 향상시키는 것은 물리치료사의 주요 치료목적 중 하나이다. 전통적인 근력 증진방법은 저빈도 고강도의 운동 원칙과 과부하의 원리에 의해 여러 가지 방법이 적용된다. 즉 근력 향상을 위해서는 반복운동을 여러 번 하는 것보다 적은 횟수로 반복하면서(주로 7~9회 미만) 부하를 높여야 한다. 반면에 근지구력 증강을 위해서는 고빈도 저강도의 원칙을 적용한다. 주로 최대 근력 30~60%의 부하를 적용하여 반복 횟수를 늘려야 한다(표 5-4). 근력 증강운동을 시행하면 주로 근섬유 중 빠른 섬유(fast muscle fiber type)가 활성화되고, 근지구력 운동을 시행하면 주로 느린 섬유(slow muscle fiber type)가 활성화된다. 하지만 피로가 발생하면 다른 근섬유도 동원된다.

손상 후 초기에는 등척성 운동(isometric exercise)이 주로 시행되고 이후 등장성 운동(isotonic exercise) 및 등속성 운동(isokinetic exercise)이 적용된다. 이후 후기 운동치료(기능적 운동)에는 프라이오메트릭 운동(plyometric exercise), 고유감각 훈련(proprioception training)이 적용된다. 등척성 운동은 철봉에 오래 매달리기처럼 근육의 길이에 변화가 없으면서 근육이 수축하는 운동이다. 등장성 운동은 아령 들기와 같이 근육의 길이가 변하면서 근육이 수축하는 운동이다. 등속성 운동은 등장성 운동처럼 근육이 움직이지만 속도가 일정한 운동을 말한다. 근력 증강을 위해서는 느린 각속도(예: 60°/sec)에서, 근지구력 증강을 위해서는 빠른 각속도(예: 150°/sec)에서 운동을 시행한다. 여기에 대해서는 근육뼈대계 질환에 대한 물리치료를 참조하기 바란다. 프라이오메트릭 운동은 원심성 수축, 등척성 수축, 구심성 수축으로 구성되는 운동이다(그림 5-3). 예를 들면 뜀뛰기 또는 팔굽혀펴기 같은 운동 형태이다. 높이뛰기 위해서는 먼저 넙다리네갈래근이 원심성 수축을 해야 하고 이후 등척성 수축으로 잠시 멈추었다가 구심성 수축을 통해 높이 뛰어오르게 된다. 이런 형태의 운동은 실제 생활과 밀접한 운동이기 때문에 재활 후기에 점검해야 할 운동 형태이다.

표 5-4
근력과 근지구력을 위한 훈련 지침

	운동형태	부하	반복	휴식주기	빈도
근력	원심성/구심성	1 RM의 60~80%	1~3 set, 6~12회 반복	1~2분	주 2~3회
근지구력	원심성/구심성	1 RM의 50~70%	1~3 set, 10~15회 반복	1~2분	주 2~4회

* RM: 반복 횟수, repetition

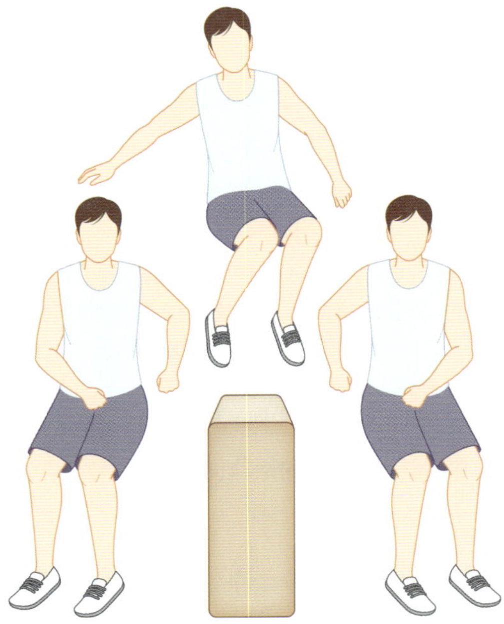

그림 5-3 ■ 다리의 프라이오메트릭 운동

전신지구력

인간은 일상생활과 운동을 수행하기 위해서 에너지를 소모한다. 인체에서 에너지를 생성하기 위해서는 산소가 필요하다. 이러한 산소는 허파를 통해 인체로 들어온 후 혈액에 의해 필요한 장소로 이동된다. 따라서 기능적 활동을 수행하기 위해서는 심호흡계의 능력이 필수적이다. 심호흡계의 이상은 기능적 활동을 제한하는 요인이 된다. 심호흡계 문제가 있는 환자에 대한 물리치료의 초점은 첫째, 운동능력검사를 통해 기능적 능력을 확인하고 약물이나 수술의 필요성을 알아보는 것이고, 둘째, 개별적 운동프로그램을 제공하는 것이며, 셋째, 환자/의뢰인의 요구에 맞는 팀 접근을 하는 것이다. 심장허파기능을 향상시키기 위한 전신지구력 운동(유산소 훈련)을 통해 얻을 수 있는 주요한 이점은 심박출량 증가와 조직의 산소 이용률 향상이다. 운동프로그램은 환자의 능력에 따라 결정되는데 일반적으로 주 3~5일, 최대 운동능력의 40~85%의 범위 내(등에 땀이 날정도)에서 운동을 시행한다. 운동 형태는 큰 근육을 율동적으로 이용하는 운동(예: 빨리 걷기, 수영, 조깅 등)이 권장된다. 운동능력은 심장박동수(HR), 신진대사등가(metabolic equivalents, METs), 또는 산소소모율(consumption O_2)에 의해 결정될 수 있다. 건강한 사람은 심장박동수로 운동량을 결정할 수 있지만, 심호흡계 환자의 경우 주로 METs 단위(1 METs=3.5mL/O_2/kg/min)로

표 5-5
국내 물리치료 중재방법(건강보험적용)

강도(70 kg인 경우)	작업	여가
1½~2 METs 4~7 mL/kg/min 2~2½ kcal/min	책상작업, 자동 운전, 전자계산기 작동, 가벼운 집안일	서기, 카드놀이, 바느질, 뜨개질
2~3 METs 7~11 mL/kg/min 2½~4 kcal/min	자동 수리, 라디오와 텔레비전 수리, 가벼운 목공예	평지 걷기(3.2 km/h), 평지 자전거타기(8 km/h), 당구, 볼링, 스키트사격, 원판밀어던지기, 동력선 운전
3~4 METs 11~14 mL/kg/min 4~5 kcal/min	벽돌쌓기, 석고공정, 외바퀴수레 끌기(45 kg), 기계조립, 용접(중등도 부하), 유리창 닦기, 바닥 걸레질	걷기(4.8 km/h), 자전거타기(9.6 km/h), 편자던지기, 배구(6명, 친목), 골프(카트밀기), 양궁, 항해(작은 배), 승마(속보), 배드민턴(친선, 복식)
4~5 METs 14~18 mL/kg/min 5~6 kcal/min	페인트칠, 괭이질, 석공술, 벽지 바르기, 가벼운 목수일, 바닥 문지르기, 낙엽 끌어 모으기	걷기(5.6 km/h), 자전거타기(12.8 km/h), 탁구, 골프(클럽 운반), 댄스(폭스트롯), 테니스(복식), 배드민턴(단식), 미용체조, 발레
5~6 METs 18~21 mL/kg/min 6~7 kcal/min	정원 파기, 삽질하기	걷기(6.4 km/h), 자전거타기(16 km/h), 카누(6.4 km/h), 승마(속보자세), 스케이트(14.5 km/h)
6~7 METs 21~25 mL/kg/min 7~8 kcal/min	분당 10회 삽질(4½ kg), 나무 쪼개기	걷기(8 km/h), 자전거타기(17.7 km/h), 시합 배드민턴, 테니스(단식), 포크댄스, 가벼운 활강스키, 스키순회(4 km/h), 수상스키, 수영(분당 18.3 m)
7~8 METs 25~28 mL/kg/min 8~10 kcal/min	개천 파기, 36 kg 운반, 단단한 나무 톱질하기	조깅(8 km/h), 자전거타기(19.3 km/h), 승마(질주), 격한 활강스키, 농구, 등산, 아이스하키, 카누(8 km/h)
8–9 METs 28~32 mL/kg/min 10~11 kcal/min	분당 10회 삽질 (5½ kg)	달리기(8.8 km/h), 자전거타기(20.9 km/h), 스키순회(6.4 km/h), 스쿼시(친목), 핸드볼(친목), 펜싱, 농구(격렬), 수영(분당 27.4 m)
10+ METs 32+ mL/kg/min 11+ kcal/min	분당 10회 삽질 (7½ kg)	달리기(9.7 km/h=10 METs, 11.2 km/h=11½ METs, 12.8 km/h=13½ METs, 14.5 km/h=15 METs, 16 km/h=17 METs), 스키순회(8 km/h), 핸드볼(시합), 스쿼시(시합), 수영(분당 36.5 m 이상)

출처: Fox SM, et al: Physical activity and cardiovascular health. part 3. the exercise prescription: frequency and type of activity. modern concepts in cardiovascular disease, 1982. American Heart Association.

운동량을 설정한다(표 5-5). 근력강화 운동은 일반적으로 5 METs 이상의 능력을 가진 경우에 점진적으로 시행하는 것이 안전하다.

움직임 재교육 및 기능적 훈련

이 목적은 주로 중추신경계 기능이상 환자를 대상으로 적용한다. 선천적 또는 후천적 중추신경계 기능이상은 감각, 인지 및 운동 등 다양한 영역에서 문제를 유발한다. 이러한 문제를 해결하기 위해 신경발달치료(NDT), 고유수용성 신경근 촉진법(PNF), Rood 접근법, Brunnstrom 방법, Carr과 Shepherd의 운동 재학습 접근법 등이 적용되어 왔다. 중추신경계를 위한 치료법에는 기본적인 두 가지 가정이 있다. 첫째, 기능이상이 있는 중추신경계는 학습을 통해 자신의 기능을 수정할 능력이 있다. 둘째, 중추신경계는 다른 신경망을 통해 기능을 대체할 여분의 능력이 존재한다. 이러한 가정은 어떤 환자에게는 적절하지만 그렇지 않은 경우도 존재한다. 중추신경계 기능이상이 있는 환자에 대한 중재 목적은 감소되거나 상실된 기능적 움직임을 재교육하거나 보상하는 전략을 훈련하기 위함이다. 최근에는 운동 재학습 이론에 근거한 과제지향 접근법(task-oriented approach)이 적용되기 시작하였다. 최근 발표되고 있는 연구들은 이 치료법의 효과를 잘 보여주고 있다. 치료법에 대한 구체적인 사항은 신경계 질환 물리치료에서 다루겠다.

요약

물리치료사는 환자/의뢰인의 불편함, 즉 통증, 기능적 움직임 장애, 또는 기능적 제한을 해결하기 위해 다양한 형태의 중재를 적용한다. 이 장에서는 주요 중재 형태를 다시 한 번 정리하였다. 물리적 인자치료는 주로 통증과 염증 조절, 근육위축방지, 부종억제, 상처치유를 위해 적용되고 있다. 치료적 운동은 유연성, 근력, 근지구력 및 유산소능력을 향상시키기 위해 사용된다. 특히 최근 주목받고 있는 맨손치료는 통증 경감, 관절가동범위 증진을 위해 임상에서 흔히 사용되고 있다. 이외에 치료사는 움직임 패턴을 교정하기 위해 움직임 재교육 및 자세교정 등 다양한 형태로 환자/의뢰인의 불편함을 개선하기 위해 중재를 한다. 본문에서는 다루어지지 않고 있지만 최근 심폐기능이상 환자가 증가함에 따라 이에 대한 중재방법인 기도청결법, 호흡교육법 등도 치료사가 적용하는 중요 중재방법이다.

참고문헌

1. Andrews JR: Physical rehabilitation of the injured athlete, 3 ed, W.B. Saunders Com., 2004.
2. Brannon FJ: Cardiopulmonary rehabilitation: basic theory and application, 3 ed. F.A. Davis, 1998.
3. Fox SM, et al: Physical activity and cardiovascular health. part 3. the exercise prescription: frequency and type of activity. modern concepts in cardiovascular disease, 1982. American Heart Association.
4. Snyder-Mackler et. al: Clinical Electrophysiology. williams & willkins, 1989.
5. 김종만: 신경계물리치료학. 정담미디어, 2012.

Part II

Practice

CHAPTER 06

근육뼈대계 물리치료

Physical Therapy for Musculoskeletal Conditions

주요개념

일반적 설명
- 발전

흔한 질환
- 과다사용으로 인한 손상
- 외상성 손상
- 외과적 질환
- 내과적 질환

검진 원리
- 환자의 병력
- 계통적 관찰
- 검사와 측정

평가, 진단, 예후의 원리

직접 중재의 원리
- 환자/의뢰인 지도
- 생체 물리적 요소
- 맨손치료 방법
- 치료적 운동
- 가정운동 프로그램

요약

사례연구

핵심용어

각도기 goniometer
각도측정법 goniometry
객관적 검진 objective examination
고유감각 proprioception
고유감각 수용기 proprioceptor
골절 fracture
과운동성 관절 hypermobile joint
관절가동범위 range of motion; ROM
관절가동술과 관절조작술 joint mobilization and manipulation

근력 muscular strength

근지구력 muscular endurance

기능적 운동 functional exercise

능동 관절가동범위 active range of motion(AROM)

능동 자유 관절가동범위 active free range of motion

단파 심부투열기 short-wave diathermy

도수근력검사 manual muscle testing; MMT

바드 래거즈 bad ragaz 방법

부수적 움직임 accessory motion

수중 물리치료 aquatic physical therapy

신경포착 nerve entrapment

열린 사슬운동 open kinetic chain exercise

온습포 hot pack

회전욕 whirlpool

유산소 훈련 aerobic training

유연성 flexibility

저운동성 관절 hypomobile joint

저항운동 resisted exercise

좌상 strain

초음파 ultrasound

파라핀치료 paraffin treatment

힘줄병증 tendinopathies

힘줄증 tendinosis

근막이완술 myofascial release

기능이상 dysfunction

냉치료 cryotherapy

능동 보조 관절가동범위 active assisted range of motion

능동 저항운동 active resisted exercise

닫힌 사슬운동 closed kinetic chain exercise

마사지 massage

병력 history

삠(염좌) sprain

수동 관절가동범위 passive range of motion(PROM)

수치료 hydrotherapy

연부조직가동술 soft tissue mobilization

온열 요소 thermal agent

유동치료 fluidotherapy

유연성 운동 flexibility exercise

윤활주머니염 bursitis

저항검사 resisted test

전기자극 electrical stimulation

주관적 검진 subjective examination

특수검사 special tests

할리위크 Halliwick 방법

힘줄염 tendinitis

학습목표

이 장을 읽고 난 후, 여러분은 다음의 사항을 할 수 있다.

1. 근육뼈대계 물리치료에서 흔한 질환을 나열할 수 있다.
2. 초기 근육뼈대계 검진의 요소를 확인할 수 있다.
3. 근육뼈대계에 대한 다양한 검사와 측정을 확인하고 예를 제시할 수 있다.
4. 치료적 운동프로그램의 일반적 목적을 나열할 수 있다.
5. 치료적 운동의 다양한 형태를 기술할 수 있다.
6. 근육뼈대계 문제를 해결하기 위한 다양한 물리적 인자를 기술할 수 있다.

정형물리치료(orthopedic physical therapy)에서 전문성을 지닌 물리치료사에게 근육뼈대계 관련 질환은 주요 영역이다. 전문 물리치료 분야에서 가장 넓은 영역 중 하나인 정형물리치료는 다양한 치료기술과 철학을 가지고 있다. 정형외과적 영역에서 물리치료사는 여러 임상환경에서 다양한 치료를 수행하며, 각종 신체적 · 의학적 문제가 있는 환자의 질환을 치료한다. 이 장은 물리치료사가 다루는 환자 형태, 치료기술, 질환에 대한 처치 등을 기술하였다.

일반적 설명

치료에 대한 임상적인 관심이나 접근이 다양할 수 있지만, 물리치료의 일반적인 성향은 환자 기능에 초점을 두는 것이다. 환자의 기능적 능력을 평가함으로써 물리치료사는 기능이상(dysfunction)의 원인과 범위를 결정하고, 환자가 최상의 기능 수준으로 복귀할 수 있도록 중재해야 한다. 인체 기능은 근육뼈대계 문제, 즉 외상성 손상 또는 조직의 반복적인 스트레스에 의해 영향을 받는다. 기능장애는 근육 또는 뼈의 구조적 불균형, 선천적 요인, 수술 또는 신체의 퇴행성 변화에 의해 유발될 수 있다. 근육뼈대계의 기능이상은 통증, 강직, 부종(팽윤), 근육 약화, 피로, 또는 관절가동범위(ROM)의 상실을 초래한다.

물리치료사는 환자에 대한 포괄적 조사, 정확한 진단, 적절한 치료계획 등을 세우기 위해서 해부학, 생체역학, 병태운동학 및 운동생리학 등의 학문을 폭넓게 공부해야 한다. 또한 물리치료사는 다양한 중재기술의 적용방법에 대한 지식과 각 환자의 상황에 가장 적절한 방법을 적용하기 위해서 임상적 상황에 대한 분석 능력과 문제해결 능력을 갖추어야 한다. 마지막으로 환자와 서로 신뢰하는 관계를 갖기 위한 효과적인 의사소통 능력을 길러야 하며, 치료효과를 높이기 위한 치료계획을 세워 환자로부터 신뢰성을 얻고 그들에게 필요한 정보를 제공해야 한다.

발전

물리치료 발전(development)에 지속적으로 영향을 미친 요인은 여러 가지가 있다. 자세하고 새로운 치료기술의 발전은 물리치료사가 환자를 치료하고 평가하는 데 기회를 제공하고 있다. 새로운 과학적 연구는 다양한 형태의 중재방법에 대한 근거를 제시해주고 물리치료사가 근거를 바탕으로 하여 더 나은 의사결정을 할 수 있도록 한다. 과학과 새로운 중재기술의 발달은 환자를 평가하고 치료하는 물리치료사에게 선택의 폭을 넓혀준다. 생활양식의 변화는 정형물리치료의 성장에 영향을 미친다. 신체적 피트니스에 대한 일반 대중의 관심과 참여의 증가는 결국 과다사용 또는 외상성 손상으로 인한 근육뼈대계 기능이상을 증가시켜 왔다. 반복적인 움직임을 요구하는 컴퓨터 또는 다른 기계의 사용은 팔의 근육뼈대계 문제를 증가시키는 요인이 되고 있다. 컴퓨터 또는 기계 앞에서 자세를 유지하며 손의 반복적인 움직임을 수행해야 하는 사람은 근육 손상 또는 신경압박으로 발전되는 위험에 노출되어 물리치료사의 치료적 중재가 필요하다. 또한 수명이 연장되어 신체의 퇴행성 변화와 관련된 증상이 나타난 사람의 증가는 물리치료의 성장을 촉진하고 있다.

정형물리치료와 스포츠물리치료 사이에는 유사성이 많다. 두 분야 모두 최적의 기능을 회복하고, 기능과 활동이 환자의 손상 이전 수준으로 돌아갈 수 있도록 하는 것이 목적이다. 스포츠물리치료사는 근력, 근지구력, 균형 그리고 속도의 관점에서 스포츠가 요구하는 신체적 조건을 갖추기 위해 치료 프로그램에 스포츠 관련 전문 운동 프로그램(sports-specific activities)을 추가하여야 한다. 정형물리치료사는 스포츠 활동과 관련되지 않지만 근육뼈대계 문제가 있는 운동선수를 중재할 수 있다.

흔한 질환

물리치료는 폭넓은 영역에서 다양한 질환을 가진 환자를 치료한다. 이러한 질환에는 지속적인 운동으로 인한 손상, 일과 관련된 직업적 손상, 나이가 들어감에 따른 퇴행성 변화, 정형외과적 수술 후 발생될 기능이상 등이 있다. 앞에서 언급하였듯이 물리치료를 받아야 하는 근육뼈대계 질환이 있는 환자는 근육뼈대계 스트레스로 인해 통증, 부종, 약화 또는 움직임의 제한을 보인다. 스트레스는 사지 또는 척추에서 근육,

힘줄(건), 관절주머니, 인대, 윤활주머니 및 근막 같은 연부조직 또는 뼈의 손상을 초래할 수 있다.

과다사용으로 인한 손상

연부조직에 주어지는 반복적인 스트레스는 통증, 염증, 기능이상을 유발할 수 있는 과다사용 손상의 원인이 될 수 있다. 다음의 예는 과다사용 손상(overuse injuries)의 원인이 되는 일반적인 질환이다.

윤활주머니염

윤활주머니염(윤활낭염, bursitis)은 윤활주머니의 염증으로, 윤활주머니는 신체의 두 구조물 사이의 마찰을 감소시키기 위해 존재하는 액체가 가득 채워져 있는 주머니이다. 윤활주머니는 두 구조물 사이에 반복적으로 눌리게 되었을 때 자극을 받으며 통증이 나타나게 된다. 이 손상기전의 일반적인 예는 어깨에서 발생할 수 있다. 봉우리밑 윤활주머니(subacromial bursa)는 페인트칠하기, 높은 곳에 있는 물건 꺼내기, 던지기와 같은 어깨를 머리 위로 들어 올리는 자세를 반복적으로 취하는 움직임을 하는 동안에 어깨 구조물 사이에 끼게 될 수 있다.

힘줄병증

힘줄(건, tendon)은 근육과 뼈를 연결하는 구조물이다. 반복적인 사용 또는 과도하게 빠른 늘리기는 힘줄에 과부하와 손상을 유발한다. 힘줄의 문제(힘줄병증, tendinopathy)는 염증(힘줄염, tendinitis) 또는 과다사용으로 인한 퇴행성 변화(힘줄증, tendinosis)에 의해 발생한다. 힘줄병증은 일반적으로 움직임 시 통증을 유발하고 반복적으로 뜀뛰기를 수행하는 사람(예: 무용수, 농구선수)의 무릎힘줄에 흔히 생긴다. 또한 반복적이고 지속적으로 잡는 활동을 수행하는 사람(예: 목수, 테니스선수)의 팔꿈치에서 자주 나타난다. 힘줄에 가해지는 과도한 부하는 힘줄 파열을 초래하여, 결국 수술적 치료가 필요하다.

신경포착

신경포착(nerve entrapment)은 신경이 압박되는 것인데, 다양한 원인으로 발생할 수 있고 일반적으로 저림, 통증, 근력 약화 또는 이들 증상이 복합적으로 나타날 수 있다. 손목에서는 신경이 압박되어 나타나는 일반적인 증상인 손목굴증후군(carpal tunnel syndrome)을 들 수 있다. 손목굴증후군 환자는 손과 손가락에 무감각과 저

6

림, 통증을 호소하며, 이는 일반적으로 손목이 구부러진 자세에서의 반복적인 활동으로 나타난다(예: 음악가, 타자수).

외상성 손상

근육뼈대계의 손상은 주로 직접적인 외상으로 인해 발생할 수 있다. 뼈, 근육, 인대 및 다른 연부조직은 직접적인 충격을 받았을 때 또는 과도한 늘리기로 손상될 수 있다. 다음의 예는 근육뼈대계에 직접적인 외상을 유발할 수 있는 일반적인 질환이다.

인대 삠

인대는 관절을 안정화시키고 과도한 움직임을 방지하며 관절을 지지하는 구조물이다. 인대가 과도하게 늘어났을 때 인대의 섬유가 찢어질 수 있고 통증을 발생시키며 관절의 불안정성을 유발할 수 있다. 흔히 발생하는 발목 삠(염좌, sprain)는 가쪽 인대가 과도하게 늘어났을 때 발생한다. 이 손상은 발목이 비틀린 상태로 바닥에 딛게 될 때 발생한다. 인대 삠(ligament sprain)이 자주 발생하는 또 다른 곳은 무릎의 앞십자인대이다. 이 인대의 손상은 일반적으로 발이 지면에 닿아 있는 상태에서 무릎을 비트는 동작이나 축구, 배구처럼 갑자기 방향을 전환하거나 점프를 할 때 발생한다.

골절

뼈에 가해지는 직접적 외상은 금이 가게 하거나 골절(fracture)을 유발한다. 골절은 인체에 있는 어떤 뼈에서라도 발생할 수 있지만 일반적으로 넘어질 때는 손목 또는 엉덩이에서 자주 발생한다. 노인은 활동 저하, 불균형한 영양상태, 퇴행성 변화로 인한 뼈 구조의 변화 때문에 골절이 자주 발생한다. 골절은 방사선 촬영으로 가장 잘 진단된다.

근육 좌상

근육의 갑작스러운 수축 또는 근육이 과도한 늘어남으로 근섬유가 찢어지는 증상을 좌상(strain)이라 한다. 근육좌상(muscle strain)은 신체의 어느 부분에서도 발생할 수 있고, 손상 정도 역시 다양하다. 어깨에 있는 어깨둘레띠(rotator cuff)의 좌상은 물건을 들어올릴 때 어깨 통증과 근력 약화를 초래하고, 채찍질 손상(whiplash injury)은 갑작스러운 목의 움직임 때문에 발생할 수 있다.

외과적 질환

수술 후의 환자는 정형물리치료사가 치료해야 할 또 다른 환자 집단이다. 반복적인 스트레스, 급성 외상, 또는 질환으로 인한 손상은 적절한 치유를 위해 외과적인 수술이 필요할 수 있다. 다음은 관절의 적절한 움직임과 기능을 위해 관절가동범위와 근력을 회복시키고 통증을 감소시키기 위한 물리치료를 함으로써 좋은 효과를 얻을 수 있는 정형외과적 수술 환자의 예이다.

전체 관절치환술

관절 표면의 퇴행성 변화에 의해 유발되는 통증은 수술적인 치환술(replacement)을 통해 줄일 수 있다. 치환되는 관절은 일반적으로 체중부하 관절, 즉 엉덩관절과 무릎관절이 대표적이다. 퇴행성 변화가 일어난 관절면을 효과적으로 치환하기 위해서 여러 가지 의료용 플라스틱과 스테인리스 삽입 물질이 사용된다. 물리치료는 수술 후에 최대의 근력과 기능을 회복시키기 위해 그리고 탈구와 같은 합병증을 예방하기 위해 필요하다.

절단

수술적인 절단(amputation)은 외상, 비정상적인 혈액순환장애, 또는 악성종양 때문에 팔 · 다리의 한 부분을 제거하는 것이다. 당뇨병 또는 말초혈관순환장애와 같은 질환으로 인해 발생하는 비정상적인 혈액순환과 암의 증식을 막기 위해 시행하기도 한다. 남아 있는 부위의 근력 유지와 의수족을 착용한 후 기능적인 훈련을 위해 수술 후 물리치료가 필요하다.

내과적 질환

수많은 내과적 질환(medical conditions)은 통증, 약화, 또는 기능의 상실을 유발하며, 근육뼈대계에 영향을 미칠 수 있다. 류마티스 관절염, 암 또는 후천성 면역결핍증과 같은 계통적인 질환(systemic disease)은 신체의 약화와 기능적인 변화를 발생시킬 수 있으므로 정형물리치료가 필요할 수 있다.

검진 원리

근육뼈대계 손상을 입은 환자는 보다 적절한 치료를 위해 해부학, 병리학, 생체역학, 병리운동학에 대한 포괄적인 이해를 가지고 있는 물리치료사가 필요하다. 환자의 요구를 이해하는 첫 단계가 조사이다. 재조사는 기능회복을 하고 있는 환자의 진행상태를 관찰하는 재활과정에서 이루어진다.

초기 검사의 구성요소에는 환자의 병력, 계통적 관찰, 물리치료사가 수행하는 검사와 측정이 포함된다. 병력에 대해서는 주관적 검진(subjective examination)을 하고, 나머지는 객관적 검진(objective examination)을 실시한다.

환자의 병력

병력(history)에는 환자의 현재와 과거의 건강상태에 관한 정보수집이 포함된다. 정보는 환자, 환자의 가족이나 환자의 의무기록에서 얻을 수 있다. 이는 문제에 대한 환자의 인식에 기초한 질적인 측정으로 SOAP 노트의 "S" 부분에 포함된다.

문진 시 물리치료사는 환자의 병력(patient history)에 관한 질문을 함으로써 환자를 파악하게 된다. 이러한 과정은 물리치료사와 환자 사이에 친밀감을 형성하게 하며, 질환에 대한 환자의 생각과 의견을 이해하는 데 도움이 된다. 또한 문진은 물리치료사에게 조사 외의 나머지 부분을 직접적으로 적절히 제공해 주며, 환자와의 문진을 통하여 임시적인 물리치료 진단을 할 수 있다. 문진 시 환자에게 물어보는 질문에는 현재 질환의 원인, 증상 및 상태, 이전에 받았던 물리치료, 과거의 의료적 병력, 그리고 직업 및 여가활동 등의 생활 형태에 대한 정보가 포함된다. BOX 6-1은 환자 문진 시의 주요 질문이다.

환자는 대개 신체 기록지 위에 자기의 통증 위치를 그리도록 요청받게 된다(그림 6-1). 통증범위는 환자가 느끼는 통증의 정보를 측정하기 위해서 사용된다(그림 6-2). 물리치료사는 병력을 통해 증상의 설명과 위치, 장애의 특징(급성 또는 만성의 상태), 증상의 양상(어떤 활동이 증상을 더 호전되게 하거나 악화시키는지)에 관한 정보를 얻어야 한다.

계통적 관찰

검진에서 객관적인 부분은 물리치료사에 의해 수행되는 질적 또는 양적 측정들이다. 이 부분은 계통적 관찰(systems review)로부터 시작하고 SOAP 노트의 "O"에 해당한다. 환자에 대한 계통적 관찰은 환자가 물리치료사를 찾게 되는 이유와는 별개로 환자의 일반적 건강과 체력 수준에 관한 부가적인 정보를 제공한다. 계통적 관찰을 하는 동안 환자에게 얻은 정보는 물리치료사가 적절한 치료계획을 세울 수 있게 해주며, 또 다른 건강전문가에게 상담이나 의뢰가 필요한지를 결정하는 데 도움이 된

BOX 6-1 초기 물리치료 평가의 주관적 요소와 관련한 주요 질문

1. 오늘은 어디가 불편해서 오셨나요?
2. 어떤 증상이 나타납니까? 강직입니까? 통증입니까?
3. 증상의 시작이 갑자기 발생하였습니까, 아니면 점진적으로 발생하였습니까? 증상의 발단이 사고에 의해서입니까, 아니면 손상 기전에 의해서입니까?
4. 전에 이런 문제가 발생한 적이 있습니까? 만일 그렇다면, 치료하였습니까? 회복하는 데 얼마나 오래 걸렸습니까?
5. 어떤 동작이 증상을 악화시키며, 어떤 동작이 증상을 완화시킵니까?
6. 증상이 점차 악화되고 있습니까, 아니면 호전되고 있습니까?
7. 증상이 지속적입니까, 아니면 간헐적으로 나타납니까?
8. 통증을 묘사할 수 있습니까? 통증이 신체 다른 부위로 퍼집니까?
9. 직업은 무엇입니까?
10. 방사선 사진을 찍은 적이 있습니까?
11. 이 문제 때문에 약물을 복용하고 있습니까?
12. 질문 외에 이 문제와 관련된 다른 할 말이 있습니까?

6

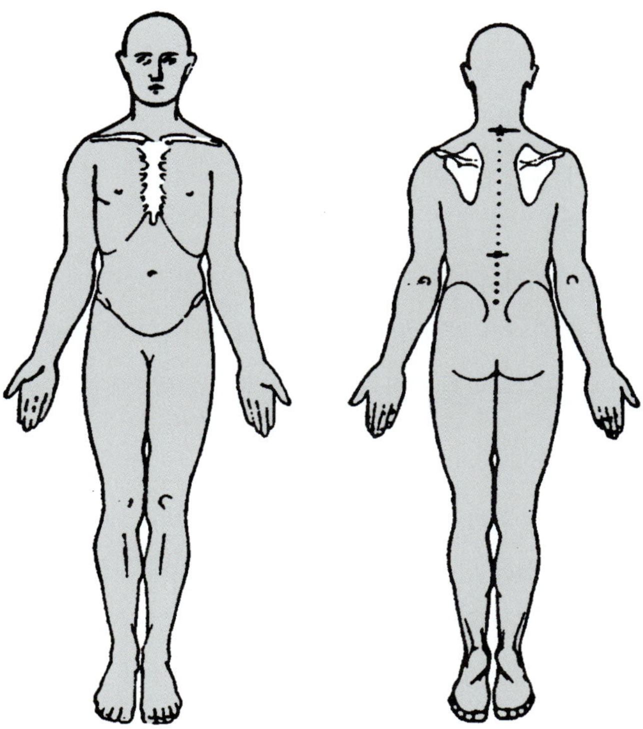

그림 6-1 ■ **통증 부위를 표시하는 신체 차트.** 통증이 있는 부위에 X, 저린 부위에 +, 무감각(numbness) 부위에 /로 표시하게 한다.

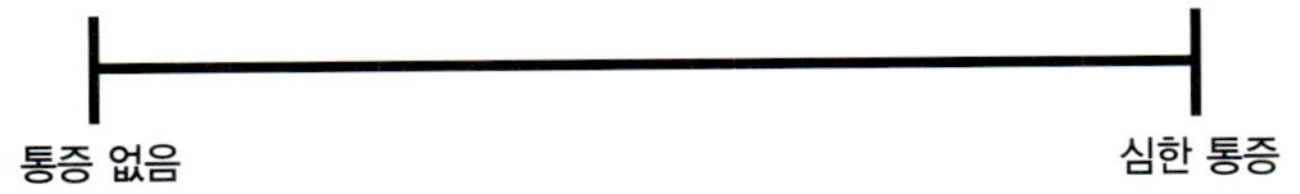

그림 6-2 ■ **통증 정도 표기(visual analog scale을 통해).** 환자가 경험한 통증의 정도를 표시하게 한다.

다. 근육뼈대계 환자의 경우 계통적 관찰에는 일반적으로 심장박동수 및 혈압 관찰, 피부상태 통합 및 관절가동범위, 근력, 협응운동에 대한 평가가 포함된다.

검사와 측정

검진 중 검사(tests)와 측정(measures) 동안, 관절가동범위 또는 근력에서와 같이 특정 수 또는 등급(양적인 측정)으로 표현할 수 있다. 어떤 경우에는 움직임 형태(질적인 측정)를 기술하거나 관찰함으로써 표현할 수 있다. 객관적인 검사의 목적은 환자의 기본적인 사항을 측정하고, 단기치료 또는 장기치료를 한 후에 이전의 상태와 비교하기 위해 관찰하는 것이다. 이후 물리치료사는 반복적인 검사와 측정에 기초하여 치료 효과가 있는지 없는지에 따라 치료 계획을 적절히 변경할 수 있다. 물리치료사에 의한 검사의 객관적인 부분은 양적 또는 질적인 것으로 나눌 수 있다. 구체적으로 숫자나 등급, 관절가동범위 또는 근력 측정과 같은 것이 양적인 측정이 될 수 있다. 질적인 측정은 운동의 형태, 결함, 그 밖의 모두를 관찰하고 기술함으로써 이루어진다. 이러한 부분의 검사를 통해서 얻은 정보는 SOAP 노트의 “O”의 부분에 포함된다.

여기서 제시된 부분은 정형물리치료 영역에서 이루어지는 검사와 측정을 간략하게 기술한 것이다. 이를 통해 학생이 근육뼈대계에 문제가 있는 환자를 치료하는 데 사용되는 일반적인 용어에 보다 익숙해지게 하기 위한 것이다.

관찰

관찰(observation)은 조사에서 “살펴보는(looking)” 단계에 해당한다. 이는 환자가 대기실에 있을 때부터 시작되는데, 이때 치료사는 환자의 일반적인 태도, 자세 및 움직임의 형태를 관찰한다. 피상적인 보행 평가는 환자가 검사하는 방으로 걸어들어오는 순간부터 할 수 있다. 환자가 옷을 벗고 난 후에는 비정상적인 척추의 곡선, 관절의 아탈구(관절이 부분적으로 탈구되어 있는 상태), 비대칭적 신체정렬, 팽윤 및 피부색의 변화 같은 분명한 이상이 있는지 없는지를 관찰하는 것에서부터 자세한 시

진이 이루어질 수 있다. 많은 근육뼈대계 손상은 앉은 자세와 서 있는 자세가 바르지 않기 때문에 파생되거나 유발될 수 있다. 그러므로 환자의 서 있거나 앉은 자세에 대한 특별한 관심이 필요하다.

능동 관절가동범위

능동 관절가동범위(active range of motion, AROM)는 움직임 범위 내에서 환자가 수의적으로 사지를 움직이는 능력과 관련된 것이다. 물리치료사는 능동 관절가동범위 측정 시 환자의 관절 운동 시의 질(부드럽거나 강직된 움직임), 정상 관절 운동 시 환자의 자세, 관절 운동 시에 통증이 발생하는지, 그리고 정상 측과 비교하였을 때 움직임에 어떤 제한을 받고 있는지에 대해 알아볼 수 있다. 그림 6-3은 여러 면에서 본 어깨관절의 가동범위이다.

수동 관절가동범위

수동 관절가동범위(passive range of motion, PROM)는 물리치료사가 환자의 수의

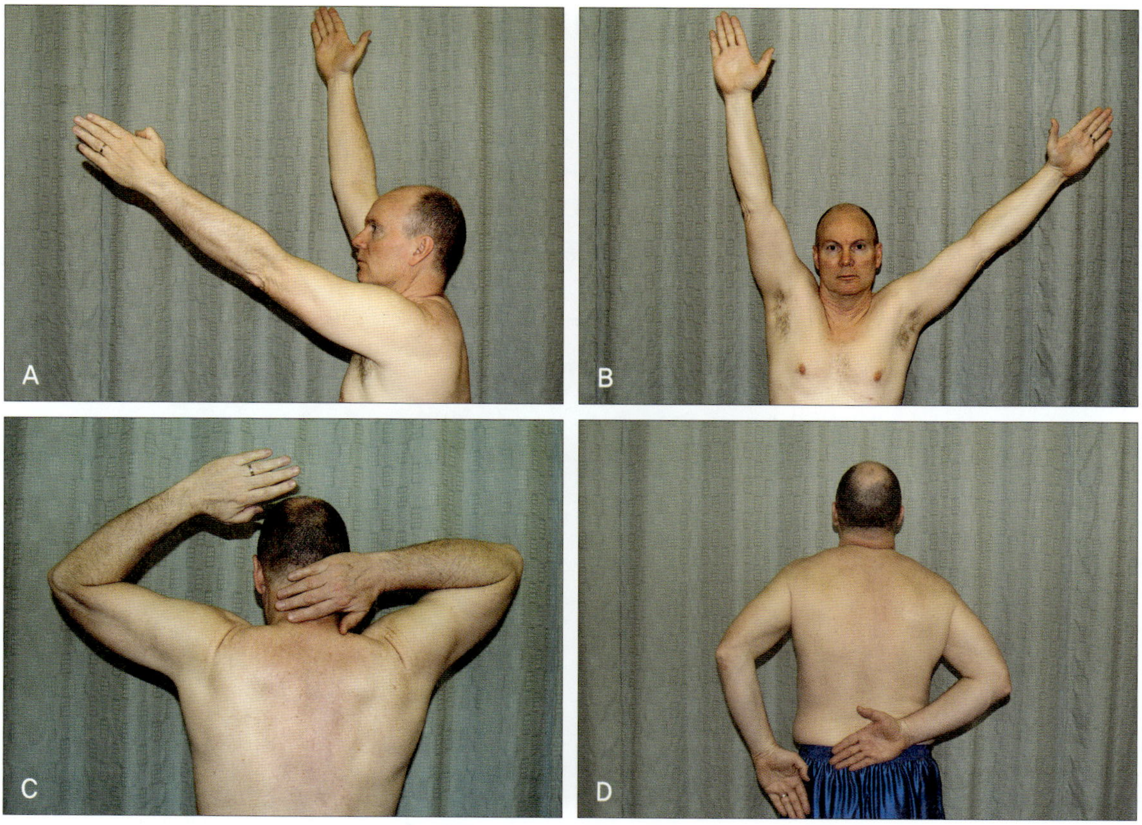

그림 6-3 ■ 어깨관절의 능동 관절가동범위 검사. (Courtesy of Dewey Neild). A: 굽힘, B: 벌림, C: 바깥돌림, D: 안쪽돌림

적인 움직임 없이 신체 부분을 움직여서 얻어내는 관절 움직임의 양과 관련된 것이다. 어떤 경우, 손상이나 오랜 고정기간으로 인해 관절 움직임의 양이 기능적인 움직임의 양보다 감소할 수 있다. 이 상태를 저운동성 관절(hypomobile joint)이라 한다. 이와 반대로 아탈구 관절과 같이 관절이 과도한 움직임을 나타낼 수 있는데, 이러한 관절을 과운동성 관절(hypermobile joint)이라 한다. 수동 관절가동범위를 수행하는 동안 물리치료사는 관절 움직임에 대한 느낌뿐만 아니라 통증의 형태와 정도를 알 수 있다.

수동 관절가동범위를 평가하고 측정하는 데 있어서 여러 가지 방법이 사용될 수 있다. 가장 일반적인 측정기술은 각도측정법(goniometry)인데, 이는 관절가동범위를 각도기(goniometer)로 측정하는 방법이다. 관절각도 측정계의 여러 종류가 그림 6-4에 예시되어 있다. 각 관절에서 나타나는 운동범위의 크기는 관절의 구조에 따라 다르다. 또한 정상적인 관절가동범위라 할지라도 환자의 나이와 성별, 그리고 여러 가지 요소에 따라 다르다. 구체적으로 물리치료사는 손상받은 관절과 손상받지 않은 관절의 관절가동범위를 비교한다. 그림 6-5는 물리치료사가 환자의 무릎관절 굽힘(knee flexion)에 대한 수동 관절가동범위를 측정하는 예이다.

근력

근력(strength)은 수의적인 근수축 시에 얻어지는 힘의 크기로 정의된다. 이러한 근수축은 정적운동(관절 움직임 없이) 또는 동적운동(완전한 관절가동범위를 통하여)으로 나뉘어 수행된다. 근육과 힘줄의 상태를 평가할 때는 빠른 저항검사(resisted

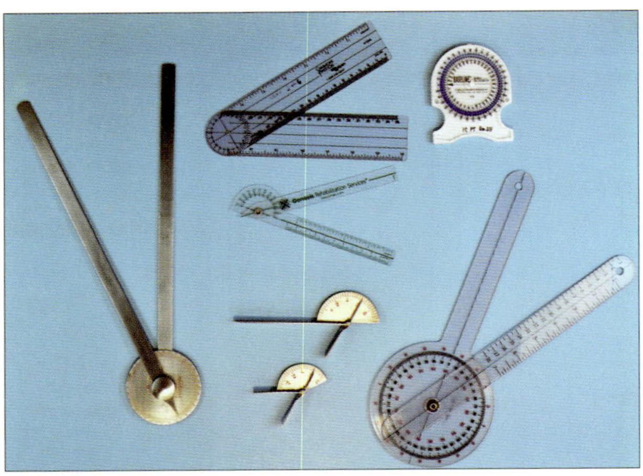

그림 6-4 ■ **관절가동범위를 측정하는 다양한 측정계.** 경부 및 측정되는 사지의 길이에 따라 크기와 형태가 다양하다. (Courtesy of Dewey Neild)

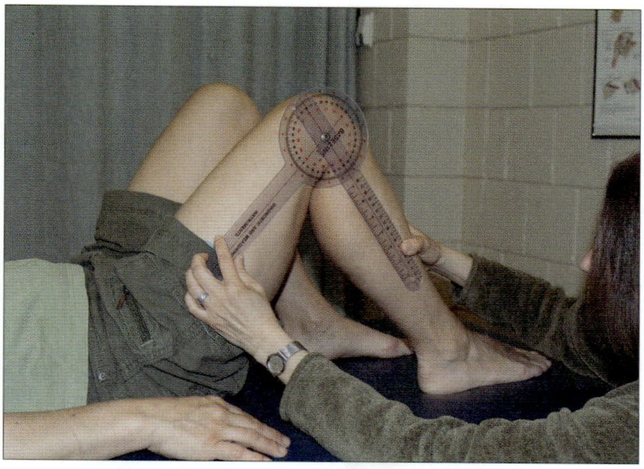

그림 6-5 ■ 물리치료사에 의한 무릎관절 굽힘의 각도 측정. (Courtesy of Dewey Neild)

test)가 사용된다. 이 검사를 통해 물리치료사는 근육군의 일반적인 근력을 측정할 수 있고, 근수축하는 동안에 통증이 발생하는지의 여부를 평가할 수 있다. 만약 저항 검사를 측정하였을 때에 근육이나 근육군의 근력이 약하거나 통증이 발생했다면, 검사는 다시 자세하게 근육을 하나하나 분리하여 검사한다. 개별적으로 특정 근육의 근력을 검사하기 위해서는 맨손근력검사(manual muscle testing, MMT)를 실시한다(그림 6-6).

맨손근력검사를 통해 물리치료사는 근육별 구체적인 등급을 부여할 수 있다. 이 등급은 환자가 사지를 중력에 대항하여 유지할 수 있는지, 얼마나 많은 맨손저항을 견딜 수 있는지, 또는 완전한 관절가동범위를 가지고 있는지에 기초하여 부여하게

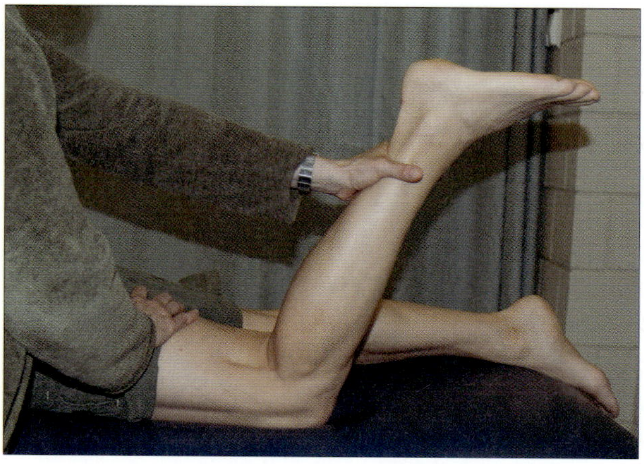

그림 6-6 ■ 물리치료사는 일반적으로 맨손근력검사를 통하여 근력을 평가한다. 이 그림은 무릎관절에 대한 맨손근력검사를 보여준다. (Courtesy of Dewey Neild)

6

된다. 널리 사용되는 몇 가지 체계가 있는데 의사인 Robert Lovett에 의해서 최초로 기술되었고, 후에 물리치료사인 Henry Kendall과 Florence Kendall에 의해 수정된 것이 가장 널리 사용된다. 근육등급을 위한 주요 핵심요소가 표 6-1에 묘사되어 있다.

정교한 기술이 발달함에 따라 손-악력 측정장비(hand-held devices)와 등속성 운동 측정장비(isokinetic devices)와 같은 컴퓨터화된 장비는 근력을 평가하는 또 다른 방법으로 유용하게 사용되고 있다. 이러한 장비는 물리치료사가 근육 각각의 근력 곡선뿐만 아니라 구체적인 힘값을 얻을 수 있도록 설계되어 있다.

유연성

유연성(flexibility)은 특정 관절가동범위를 통하여 사지 분절을 움직이는 능력이다. 개인이 갖는 유연성의 크기는 두 가지 요소로 나뉜다. 첫째로 관절 주위의 연부조직이 관절면 사이에서 움직임이 일어날 수 있을 정도로 충분히 유연해야 한다. 이 특성을 관절의 부수적 움직임(accessory motion)이라고 부른다. 부수적인 운동은 관절

표 6-1
맨손근력검사 체계의 핵심

	근육의 기능	등급	표시	
움직임 없음	근육에서 수축이 느껴지지 않음	Zero	0	0
	힘줄이 확실히 드러나거나 근육에서 수축은 느껴지지만, 가시적으로 움직임이 나타나지 않음	Trace	T	1
수평면에서 지지	부분적으로 관절가동범위를 움직임	Poor−	P−	2−
	완전히 관절가동범위를 움직임	Poor	P	2
	검사자세에서 약간의 압력에 저항하며 유지 중력에 대항하여 부분적으로 움직임	Poor+	P+	2+
	검사자세에서 점차적으로 이탈	Fair−	F−	3−
	검사자세를 유지	Fair	F	3
	약간의 압력에 대항하여 검사자세를 유지	Fair+	F+	3+
항중력 자세에서 검사	약간에서 중등도 압력에 대항하여 검사자세를 유지	Good−	G−	4−
	중등도 압력에 대항하여 검사자세 유지	Good	G	4
	중등도에서 강한 압력에 대항하여 검사자세 유지	Good+	G+	4+
	강한 압력에 대항하여 검사자세 유지	Normal	N	5

출처: Modified from Kendall FP, McCreary EK, Provance PG, et al: Muscle Testing and Function, ed 5. Baltimore, Lippincott Williams & Wilkins, 2005.

표면에서 발생하는 미끄럼(glide), 구름(roll), 회전(spin) 능력을 말한다. 둘째로 근육 또는 관절을 가로지르는 근육이 적절한 길이를 가지고 있어야 한다. 예를 들면, 서 있는 자세에서 무릎관절을 편 후 몸을 앞으로 굽혀 발가락을 만지는 동작은 척추의 움직임뿐만 아니라 등과 엉덩이 근육의 유연성에 달려 있다.

근육의 적절한 유연성 또는 균형은 올바른 자세와 신체역학을 위한 핵심요소이다. 임상에서 다루는 대부분의 근육뼈대계 질환은 근육의 불균형과 연관될 수 있다. 예를 들어, 어깨 주변의 근육이 상호협동적으로 작용하지 않는다면(유연성의 제한으로 인해) 보상작용이 팔꿉관절과 목뼈(경추)와 같은 어깨와 연관된 원위부 또는 근위부 관절(팔꿉관절과 목뼈)에서 발생할 것이다.

물리치료사는 유연성을 측정하기 위해 많은 검사를 할 수 있다. 다리의 유연성 측정을 위한 일반적인 검사 중 하나가 90/90 뻗은발올림(하지신전거상, straight leg raise)이라고 불리는 무릎을 펴고 들어 올리는 검사이다(그림 6-7). 이 검사로 허벅

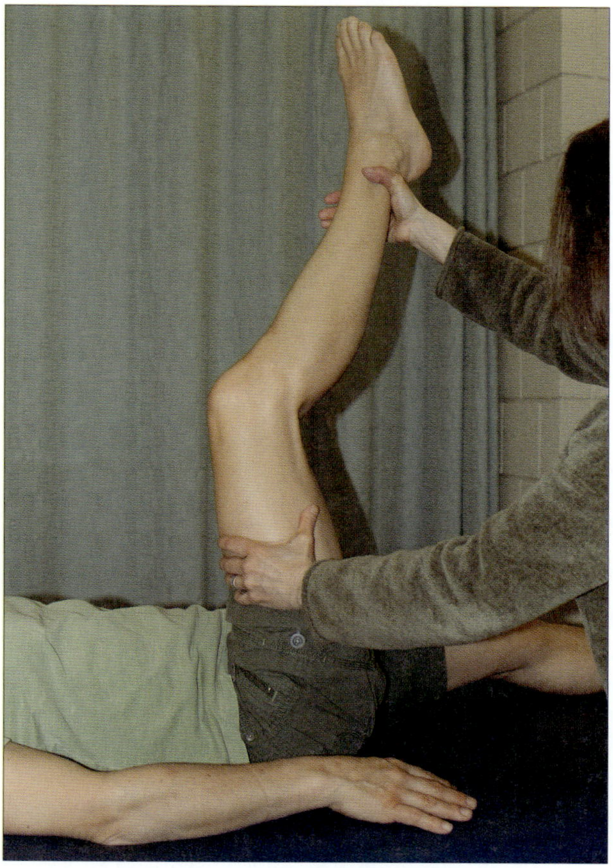

그림 6-7 ■ 유연성을 위한 검사의 예: 90/90 뻗은발올림. (Courtesy of Dewey Neild)

지의 뒤쪽에 위치한 근육인 넙다리뒤근육(hamstring)의 유연성을 객관적으로 측정할 수 있다.

기능적 검사

물리치료의 최종적인 목적은 환자가 독립적으로 채소를 사러 간다거나, 운동경기를 관람한다거나 하는 손상 이전의 활동 수준으로 환자를 회복시키는 것이다. 손상의 유형에 따라 손상 이전의 활동 수준으로 회복이 불가능한 경우도 있다. 이러한 경우에 치료의 최종 목적은 가능한 한 가장 정상적인 수준에 가까운 기능을 얻도록 하는 것이다.

전통적인 기능적 검사(functional tests)는 환자의 침상운동(bed mobility) 및 다양한 일상생활공간에서의 이동(예: 의자차에 앉아 있는 자세에서 서 있는 자세로의 이동) 같은 활동과 머리 빗기, 옷 입기, 목욕하기 등의 일상생활동작(Activities of Daily Living, ADL) 능력을 평가하는 것이다. 물리치료사는 이러한 일상생활동작을 수행하는 환자의 능력을 조기 평가하기 위해 많은 시간을 투자한다. 이러한 동작은 수술 후 치료를 받는 환자에게 매우 중요하다. 그러한 예는 엉덩관절 또는 무릎관절의 전체관절치환술을 받은 환자들에게서 볼 수 있다. BOX 6-2는 일상생활동작의 예가 기록된 목록이다.

일상생활동작보다 더 높은 수준으로 복귀하기를 원하는 사람에게는 더욱 적극적인 기능적 검사가 필요하다. 이러한 기능적 검사의 예는 한발뛰기검사(hop tests), 점프검사(jump tests), 돌진검사(lunge tests), 가동범위검사(excursion tests), 균형검사(balance tests) 등이 있다. Gray와 그의 동료들은 이들 검사를 세부적으로 기술하였다.

특수검사

특수검사(special tests)는 관절에 특별한 문제가 있는지 없는지를 알아보기 위해 특정 관절에 적용하는 검사방법이다. 이러한 검사의 목적은 물리치료의 진단을 재확인하거나 더 확고하게 하기 위한 것이다. 대표적인 예로는 신경압박검사(Phalen's test, 그림 6-8 A), 어깨관절충돌검사(Hawkin's test, 그림 6-8 B), 무릎인대손상검사(Lachman's test, 그림 6-8 C)가 있다.

촉진

해부학에 대한 포괄적인 이해는 물리치료사에게 기본적인 것이다. 임상에서 물리치

BOX 6-2 일상생활동작의 예

식사하기
- 숟가락으로 먹기
- 포크를 사용하여 먹기
- 칼로 음식 자르기
- 우유 팩 열기
- 물 따르기
- 컵을 이용하여 마시기

옷 입기와 벗기
- 신발 신기
- 지퍼 사용하기
- 외투 벗기
- 옷장에서 옷 꺼내기

목욕하기/다듬기
- 수도꼭지 돌리기
- 손 씻기
- 수건으로 닦기
- 화장하기
- 양치하기

침상/욕실
- 침상에서 벗어나기
- 욕실로 이동하기
- 침상스탠드에 있는 물건 잡기
- 침상에 앉기

이동/보행 활동
- 버스 타고 내리기
- 자가용 타고 내리기
- 안전한 실외 보행
- 지구력

다른 활동
- 의자차 앞으로 이동하기
- 의자차 뒤로 이동하기
- 승강기 작동하기
- 책 들기
- 전화 걸기
- 가위 사용하기

료사는 촉진(palpation)을 통한 손의 느낌으로 피부 밑에서 근육뼈대계 구조물이 손상을 입은 것인지를 평가한다. 신체의 일부분을 촉진할 때 물리치료사는 통증, 압통점(tenderness), 저항이 있는지, 부종이 있는지, 구조물이 올바른 위치에 있는지 등을 살펴보아야 한다.

그 밖의 다른 진단 방법

환자의 손상과 질환의 호소에 따라, 환자를 보다 더 정밀하게 평가하기 위해서 다른 조사방법을 시행할 수 있다. 환자를 다른 검사를 받기 위해 다른 건강전문가에게 의뢰할 수 있다. 이와 같은 보완적 진단 과정에는 방사선검사(X-rays), 컴퓨터 단층촬영[Computed Tomography(CT) scans] 및 자기공명영상(Magnetic Resonance Imaging, MRI)과 같은 다양한 검사방법이 있다. 만약 환자에게 신경학적 손상이 있다면 전체적인 감각검사가 이루어지게 될 것이다. 심폐기관에 문제가 있는 환자에 대한 이차적인 평가에는 폐활량 평가가 포함될 수 있다. 이러한 검사는 8장에서 세부적으로 다루었다.

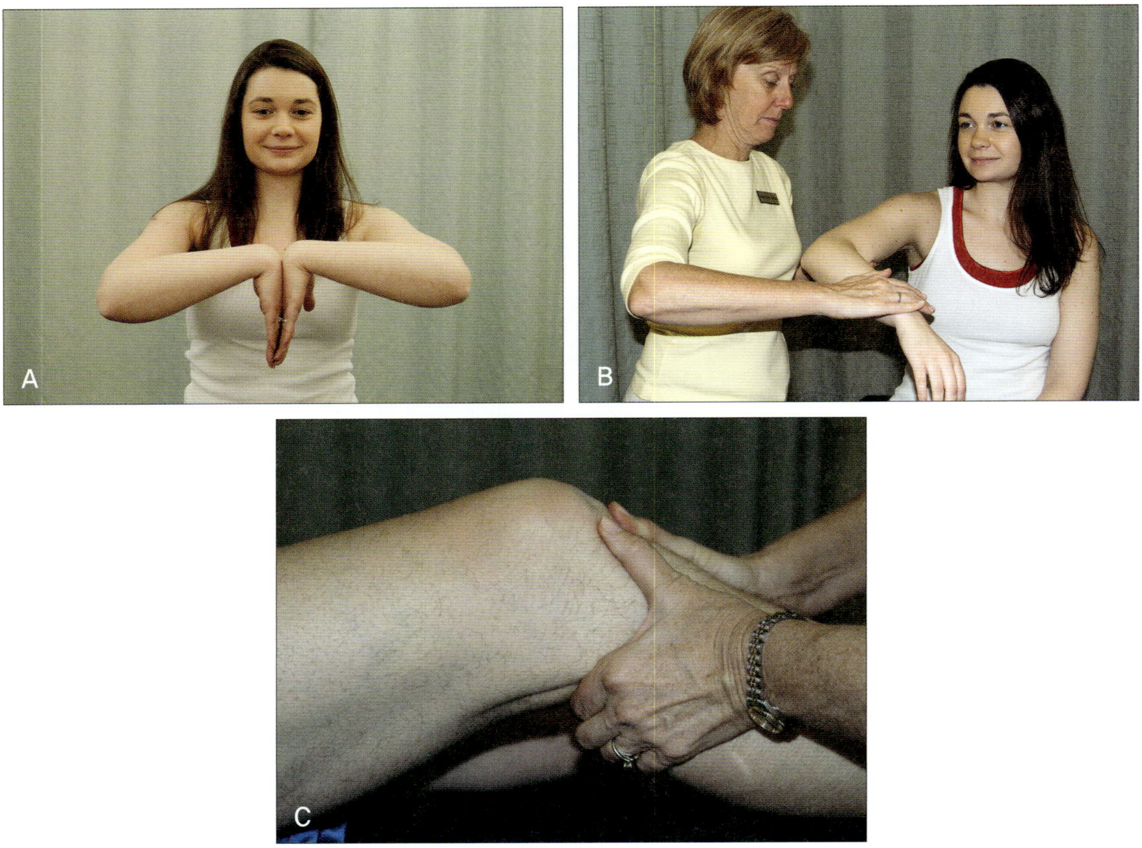

그림 6-8 ■ **특수검사의 예.** (Courtesy of Dewey Neild) **A:** 신경압박을 위한 Phalen의 검사, **B:** 어깨관절충돌을 위한 Hawkin의 검사, **C:** 앞십자인대 불안전성을 위한 Lachman의 검사

평가, 진단, 예후의 원리

물리치료사는 포괄적인 조사를 통해 얻은 소견에 근거하여 환자의 문제점(손상, 기능적 제한, 장애)을 확인하고 진단과 예후를 결정한다. 문제가 확인되면 물리치료사와 환자는 함께 문제를 치료하기 위해 목표를 설정하게 된다. 일반적인 단기목표는 통증 감소, 부종 감소, 근력 증가, 또는 운동성의 증가이다. 근육뼈대계 기능이상이 있는 환자의 최종 목표는 직업 복귀, 스포츠 현장으로 복귀 또는 독립적인 일상생활을 할 수 있는 최적의 기능 수준으로 회복하는 것이다. 치료목표에는 어떻게 각 목표를 측정할 것인가와 각 목표에 도달하는 데 걸리는 예상 소요시간이 포함되어야 한다. 치료목표가 세워지면 물리치료사는 회복을 위해 세부적인 치료 계획을 설정하여야 한다.

치료 계획은 환자의 기능을 가장 효과적으로 향상시킬 수 있는 방법을 어떻게 결정하는지에 따라 달라진다. 정형물리치료에서 치료 방법과 재활을 위한 접근법은 다양하다. 일부 물리치료사는 운동과 같은 치료 접근법에 초점을 맞추는 반면, 일부 물리치료사는 물리적 요소나 맨손치료 방법에 중점을 둔다. 대부분의 경우, 포괄적인 계획을 수립할 때는 근육뼈대계 기능이상이 있는 환자를 치료하기 위한 치료 기술을 결합하는 것이 가장 바람직하다. 어떤 치료 기술이나 치료 계획을 세워 치료하고자 할 때 가장 중요한 요소는 환자의 목표와 치료 모두에 대한 바람직한 결과를 생각해야 한다는 것이다.

직접 중재의 원리

여기서는 적응증과 다양한 치료 기술의 방법을 소개한다. 제시된 기술에는 물리적 요소, 맨손치료 방법(연부조직과 관절가동법을 포함), 그리고 운동치료가 포함되어 있다. 이와 같은 치료 기술과 관련된 방법을 다룬 문헌들은 이 장의 마지막 부분에서 참고문헌으로 다루었다.

환자/의뢰인 지도

의사소통은 근육뼈대 물리치료분야에서 매우 중요하다. 만일 치료사가 효과적인 치료방법에 대한 정보의 공유와 환자참여를 독려하지 못한다면 다양한 치료방법과 질병관리에 대한 치료사의 지식은 거의 가치가 없다. 환자와 치료사는 최적의 결과를 얻어내기 위해 정보를 공유해야 하고 공통의 목적을 가지면서 한 팀으로서 움직여야 한다.

치료사는 환자에게 환자의 진단상태와 집에서 시행할 운동 방법, 일상생활 동안 재발을 방지하기 위한 작업 자세 등을 교육해야 한다(그림 6-9). 치료사는 효과적으로 소통하기 위해 환자의 가치, 목적을 고려할 수 있는 치료환경을 만들어야 하고, 명확하고 쉽게 이해할 수 있는 방법으로 필요한 정보를 환자에게 제공할 필요가 있다.

치료사는 손상된 부위만을 고려하는 것보다 전인으로서 환자를 고려하는 것이 필요하다. 각 환자들은 다른 가치, 기대, 그리고 문화적 배경을 가지고 치료실에 온다. 따라서 성공적이고 효과적인 치료를 위해 치료사는 이러한 요소를 고려해야 한다.

생체 물리적 요소

재활 프로그램에서는 근육뼈대계 기능이상이 있는 환자를 치료할 때 물리치료사에게 유용한 많은 치료적 요소가 있다. 물리적 요소(physical agents)는 계획된 치료 목적과 적용 방법에 기초하여, 두 가지 범주로 나눌 수 있는데, 열적 요소(온열치료)와 전

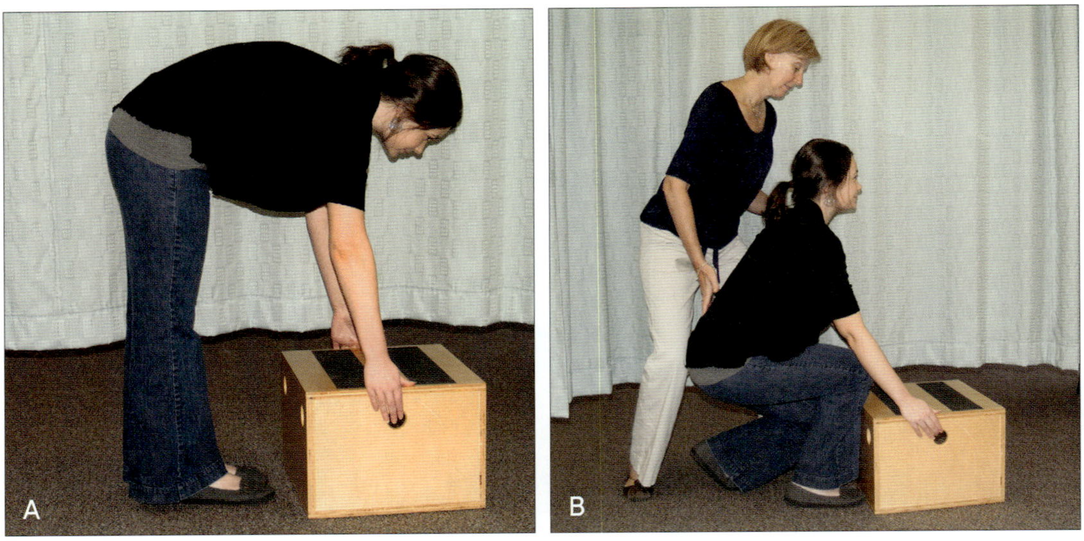

그림 6-9 ■ **환자교육은 신체 움직임과 자세에 대한 부적절한 환자습관을 교정하기 위해 필수적이다.** **A:** 부적절한 물건 들기 습관은 허리근육과 인대에 과도한 스트레스를 유발한다. **B:** 허리부담을 줄일 수 있는 물건 들기 방법에 대한 지도 모습

기자극(전기치료)이다. 열적 요소는 다시 표면열, 심부열, 냉의 적용으로 나눌 수 있다. 치료 적용에 관한 결정은 물리적 요소 각각의 생리학적 · 임상적 효과에 대한 물리치료사의 지식에 기초하여 환자의 증상에 대한 조사 결과로 결정된다. 표 6-2는 물리치료에서 사용되는 일반적인 물리적 요소에 대한 목록이며 생리학적 효과와 임상적 적응증이 포함되어 있다.

온열 요소

인체의 조직에 손상이 지속될 때, 조직에서는 자발적인 회복이 시작되고 손상받기 전 상태로 되돌아가려 한다. 본질적으로 이렇게 자연 발생하는 반응은 염증과 재생이다. 조직이 치유되는 과정에서 염증과 재생의 단계는 열적 요소(온열치료) 또는 전기자극(전기치료)의 사용을 통하여 촉진될 수 있다. 온열 요소(thermal agents)는 손상된 부위에 혈액순환의 양을 변화시키고 주위 조직의 온도를 조절하기 위하여 사용된다. 또한 온도의 변화는 주위 조직은 물론이고 신경-근육과 결합조직의 신진대사에도 영향을 미친다. 온도 변화를 줌으로써 치유과정은 촉진되고 손상된 조직의 적절한 결합력과 통합성은 회복된다.

조직에 온도 변화를 줌으로써 발생하는 치료적인 효과 범위는 적용된 열적 요소의 강도, 조직에 열이 적용된 시간, 치료되는 조직의 특성에 따라 다르다. 물리치료

표 6-2
물리치료에서 사용되는 일반적 물리적 요소

물리적 요소	물리치료 기구	생리학적 효과	임상적 적용
표면열	온습포(hot pack) 초욕(paraffin) 유동치료(fluidotherapy) 회전욕(whirlpool)	혈액 순환 증진 신진대사 촉진: 노폐물 제거와 치유 촉진 통증 감소 강직 감소	통증 관절 강직 상처치유
심부열	초음파(ultrasound) 단파심부투열기(short wave diathermy)	혈액 순환 증진 신진대사 촉진: 노폐물 제거와 치유 촉진 통증 감소 강직 감소	근 경련 통증 관절 강직
냉	냉습포(ice pack) 냉 마사지(ice massage) 냉 회전욕(cold whirlpool) 냉 압박(cold compression)	혈액 순환 감소 신진대사 감소 부종 감소 통증 감소	급성 손상 종창 통증 근 경련 운동 후
전기자극	경피신경전기자극(transcutaneous electrical nerve stimulation, TENS) 이온도입법(iontophoresis) 조직 재생을 위한 전기자극(electrical stimulation for tissue repair, ESTR) 신경근 전기자극(neuromuscular electrical stimulation, NMES)	통증 감소 부종 감소 상처치유 촉진 근 재교육 강직 억제	통증 부종 상처 신경 재생 근 약화 근 불균형

사는 적용된 온열 요소가 적절한지, 치료 효과가 나타나고 있는지를 확인하기 위해서 환자를 지속적으로 관찰하고 관리하여야 한다.

온열 요소는 표면열과 심부열 또는 냉으로 분류할 수 있다. 표면열 치료기구는 표면 근처의 조직에 혈액량을 증가시킨다. 그 결과 통증 경감, 운동성 증가, 치유 촉진을 얻을 수 있다. 표면열 치료의 예로서 온습포(hot pack), 파라핀욕(초욕, paraffin), 유동치료, 회전욕을 들 수 있다.

온습포는 규산겔(silica gel)이 내부에 들어 있고, 일정하게 온도가 유지되는 물에 담갔다가 사용하는 다양한 모양의 겔 주머니이다(그림 6-10). 온습포는 과도하게 열이 전달되는 것을 예방하기 위해서 수건으로 감싸서 손상된 부위에 적용한다(그림 6-10). 파라핀치료(paraffin treatment)는 환자의 손상된 신체부위(일반적으로 손이나 발)를 거의 57℃의 온도로 유지되어 녹아 있는 파라핀 왁스(paraffin wax)와 미네랄 오일(mineral oil)을 7 : 1의 비율로 섞은 것에 담가 치료하는 것이다(그림 6-11). 파라핀으로부터 발생한 열은 관절가동범위운동을 수행할 때 좀 더 편안하게 하고, 피부가 따뜻하고 부드럽게 느껴지도록 하며, 다른 표면열 치료의 효과처럼 조직을 이완시키며 통증을 감소시킨다.

유동치료(fluidotherapy)는 옥수수 속대를 톱밥 형태로 잘게 썬 물질로 가득 찬 장비를 사용한다. 이러한 물질들은 적당한 온도로 데워지면 손상된 신체 부위 주변에 발생하는 공기압력에 의해서 순환된다. 열치료 시 나타나는 효과와 더불어 환자

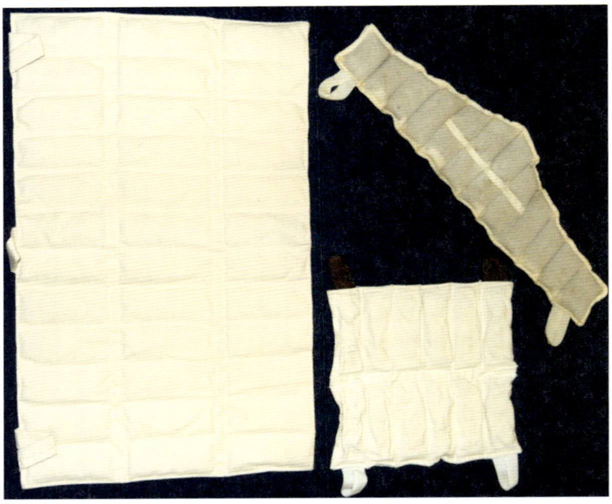

그림 6-10 ■ 다양한 부위에 표면열을 제공하기 위한 여러 형태의 온습포. (Courtesy of Dewey Neild)

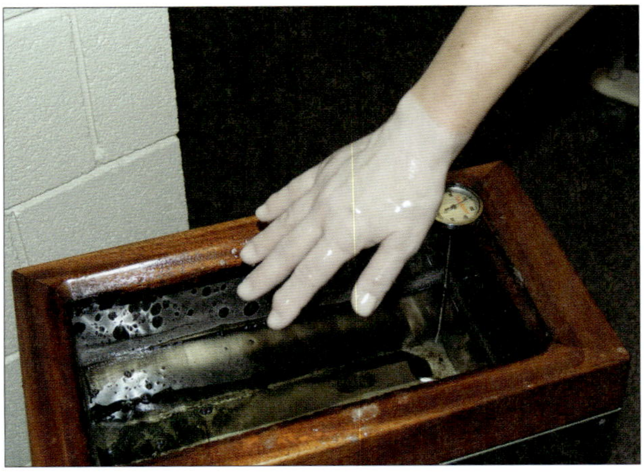

그림 6-11 ■ 손에 파라핀치료를 적용하기 위한 파라핀통. (Courtesy of Dewey Neild)

가 치료를 하는 동안 운동을 할 수 있다. 수치료(hydrotherapy)는 물의 치료적 효과를 이용하는 것으로, 회전욕(whirlpool)은 물탱크에 신체 일부분 또는 전체를 침수시키고 터빈을 돌려 물의 기계적 자극을 이용하여 효과를 보는 수치료기구이다. 사지의 원위 부위를 담그는 작은 탱크부터 허버드 탱크(Hubbard tank) 같이 몸 전체를 담가 치료할 수 있는 다양한 크기의 욕조가 있다. 수치료는 온열효과와 더불어 상처 치유를 돕는 장점이 있다.

심부투열치료는 표면열치료와 유사하지만 좀더 심부 조직에 침투하여 작용한다. 그 결과 심부의 근육 또는 관절에 이상이 있는 환자는 표면열치료 시보다 심부열치료로부터 더 큰 치료적 이점을 받을 수 있다. 심부투열치료에는 초음파와 단파투열기가 있다. 초음파(ultrasound)는 고주파수의 음파를 치료적으로 적용하여 마사지 효과로 통증을 감소시키고 조직의 온도를 증가시켜 치유를 촉진한다(그림 6-12). 단파투열기(short-wave diathermy)로도 비슷한 효과를 낼 수 있는데, 이것은 자기공명 에너지를 사용하여 심부에 치료적 열효과를 발생시키는 것이다.

온열치료와는 반대로, 냉치료(cryotherapy)가 사용될 수 있다. 냉 요소의 치료 효과는 혈액량과 대사작용을 감소시킴으로써 부종을 감소시키고 통증을 줄여준다. 냉치료는 부종과 통증 또는 두 가지 모두의 임상적 증상이 있는 급성 손상환자에게 적용하는 치료이다. 냉은 운동 후 근육통을 감소시키기 위한 수단으로 적용하기도 한다. 냉치료 기구의 종류와 방법에는 냉습포(cold pack), 냉마사지(ice massage), 냉회전욕(cold whirlpool)의 형태가 있으며, 압박을 가하며 실시하기도 한다.

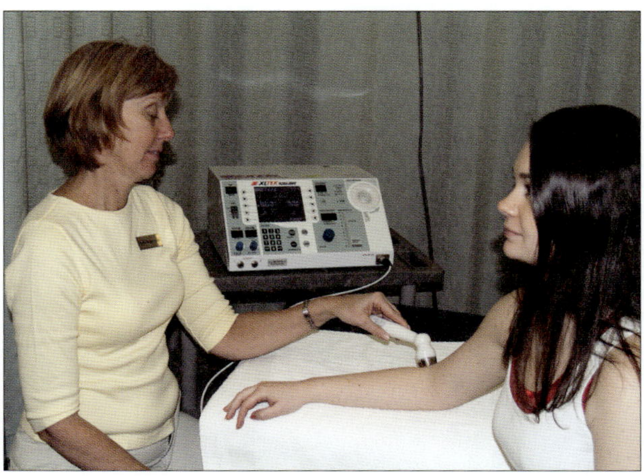

그림 6-12 ■ 팔굽 부위에 초음파치료를 통한 심부열 적용. (Courtesy of Dewey Neild)

전기자극

물리치료사는 치료적 효과를 이루기 위한 치료계획의 일부로써 전기자극을 사용할 수 있다. 전기자극(electrical stimulation) 치료기의 전극 배치는 근력과 관절가동범위 증가, 상처치유 촉진, 통증과 부종 감소를 위하여 연부조직, 신경, 근육을 자극하기 위한 특별한 위치에 배치한다(그림 6-13).

치료적 효과를 나타내기 위한 전기의 사용이 새로운 것은 아니지만, 시중에는 여러 가지 전기자극치료기가 나와 있어 적절한 기계를 선택하는 데 혼란을 일으킬 수 있다. 물리치료사는 전기자극치료기에 대한 효과와 적응증, 사용방법 등을 잘 이해하고 있어야 하며 치료강도, 전압, 전류의 형태에 관한 알맞은 작용에 관하여 알고 있어야 한다. 전기치료에서 일반적으로 사용하는 물리적 요소가 표 6-2의 목록에 제시되어 있다.

기타 물리적 요소

근육뼈대계 기능이상이 있는 환자를 위한 치료방법으로 적용되는 부가적인 물리적 요소에는 기계적 견인치료, 고압산소, 되먹임, 레이저치료, 자외선치료가 있다. 이러한 치료기구는 열 또는 전기 치료기와는 다른 기전을 통하여 치료적 효과를 나타내지만, 환자의 통증을 감소시키고 근력을 증강시키거나 운동성을 증가시키는데 최대의 기능을 발휘하도록 하기 위해서 사용할 수 있다.

맨손치료 방법

근육뼈대계 기능이상이 있는 환자를 치료하는 물리치료사는 언제든지 치료할 수 있

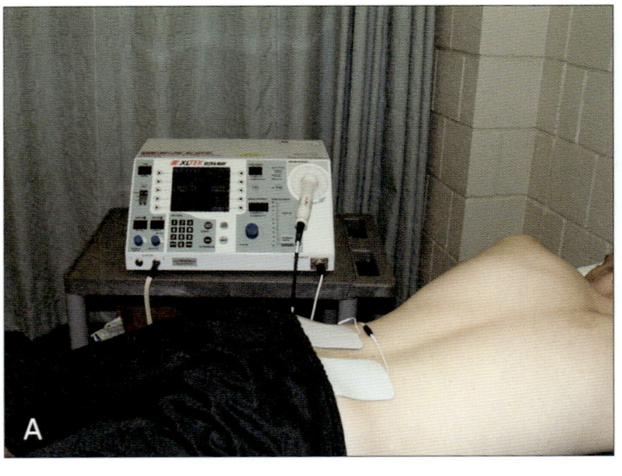

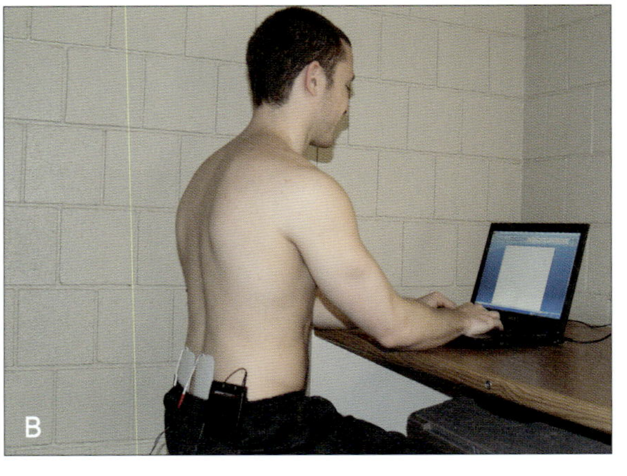

그림 6-13 ■ 허리통증을 치료하기 위한 경피신경전기자극기의 사용. (Courtesy of Dewey Neild) A: 임상단위, B: 휴대용 장치

는 두 개의 치료도구를 항상 가지고 있다. 그것은 바로 그들의 손이다. 아마도 정형물리치료 대상인 환자에게 손으로 치료하는 것만큼 더 중요한 것은 없을 것이다. 검사를 하는 동안 구조를 촉진할 때, 손으로 저항운동을 실시할 때, 관절가동범위를 증가시키기 위해서 가동법을 적용할 때, 물리치료사의 손은 중요한 치료적인 도구이다. 다양한 맨손치료 방법(도수치료 방법, manual technique)은 현재 정형물리치료사들에 의해서 널리 사용되고 있으며, 이러한 다양한 기술의 효율성에 대한 연구가 진행되고 있다.

이 장은 치료목적에 따라 맨손치료 방법을 두 가지 범주로 나누었는데, 연부조직가동술과 관절가동술이다. 자세한 기술에 대해서는 이 장의 치료목적을 벗어나고, 좀 더 많은 연구가 필요하므로, 이 장과 관련된 맨손치료 방법에 대한 기술을 익히고자 할 때는 참고문헌을 통하여 연구하도록 한다.

연부조직가동술

연부조직가동술(soft tissue mobilization)은 관절의 움직임과 기능을 향상시키기 위해 다양한 "손" 기술이 있다. 이러한 기술은 올바른 자세유지와 최적의 근육기능 회복을 위하여 근육 또는 근막 긴장을 완화시키고 통증이나 팽윤을 감소시키기 위한 것이다.

연부조직가동술의 일반적인 두 가지 형태는 마사지와 근막이완술이다. 마사지(massage)는 생리적 · 역학적 · 심리적 효과를 위해 다양한 맨손 쓰다듬기(manual strokes)를 체계적으로 사용하는 방법이다. 근육이완을 위해 고안된 쓰다듬기 마사지(swedish massage stroke)는 통증 또는 부종 감소, 근육의 긴장도 완화, 조직 주변의 대사작용 향상을 위해서 사용된다. 좀 더 강한 쓰다듬기 마사지는 원활한 운동을 위해서 근육을 준비시키고 자극하기 위해 신체활동 전에 사용될 수 있다. 가로마찰마사지(transverse friction massage)는 근육, 인대, 힘줄과 같은 연부조직의 유연성과 기능을 향상시키기 위해서 사용하는 마사지법이다.

근막이완술(myofascial release)은 인체에서 근육과 다른 연부조직을 둘러싸고 있는 결합조직인 근막의 층을 손으로 늘리는(stretching) 방법이다(그림 4-3, B). 근막이완술은 정상적인 운동을 제한하는 근육과 근막에 적용하여 제한을 풀어주고 부드럽게 한다. 이것은 늘리고자 하는 환자의 조직 반응에 맞추어 물리치료사가 수동적 신장력을 제공하는 방법이다. 물리치료사는 늘리기운동을 할 때, 환자가 편안한 상태에서 늘려야 하고, 근막에 긴장도가 감소되는 것을 느낄 수 있어야 한다.

관절가동술과 관절조작술

연부조직의 이완 또는 신장에 초점을 맞추는 연부조직가동법과는 달리 관절가동술과 관절조작술(joint mobilization and manipulation)은 환자의 기능이상이 관절의 강직이나 저운동성이 원인인 경우에 적용한다. 물리치료사는 관절면에 대한 해부학적 지식과 관절검사의 결과에 기초하여 관절에 빠르고 반복적인 운동(oscillatory) 또는 지속적인 수동신장(sustained stretch)을 제공한다. 관절가동술은 정상적인 관절의 움직임을 회복시키고 운동 시에 느끼는 통증과 강직을 감소시키기 위해 적용한다.

치료적 운동

치료적 운동(therapeutic exercise)은 재활 프로그램을 구성하는 데 핵심적 요소이다. 치료적 운동은 인체에 가해지는 물리적 스트레스에 반응하는 인체의 능력에 관한 지식과 과학적인 원리에 기초를 둔다. 특히 근육과 심장혈관계는 이들에게 작용하는 힘과 스트레스에 따라 적응한다. 이러한 기관들은 점진적인 운동 프로그램으로 자극을 줄 때, 근력과 근지구력 증가 같은 긍정적인 변화를 일으킨다. 반면에 지속적인 침상안정과 같은 비정상적인 스트레스의 영향은 뼈엉성증과 근위축과 같은 유해한 질환을 일으키게 된다.

치료적 운동의 목적은 각 개인의 정상적인 기능을 회복 · 촉진하는 것뿐만 아니라 환자에게 초기 손상 예방 및 손상의 재발을 방지하는 방법을 교육하고 정상 기능을 유지할 수 있도록 교육하는 것이다. 이러한 목적은 환자의 요구 평가와 조사 결과에 근거하여 수립된다.

운동 프로그램의 구체적인 수준은 임상에서 보유하고 있는 장비의 형태에 의하여 결정되는 것은 아니다. 대개 구체적으로 구성된 운동 수행은 매우 저렴한 장비로도 수행할 수 있다. 새롭고 다양한 장비를 운동치료의 여러 가지 목적에 부합하도록 적용시킬 수 있다. 이 장에서는 근육뼈대계 기능장애의 환자에게 사용할 수 있는 다양한 운동방법 및 종류를 다루었다. 이러한 종류에는 관절가동범위, 근력, 유연성, 균형, 협응력, 심혈관 지구력과 기능의 향상을 위한 운동이 포함되어 있다.

관절가동범위운동

이 장에서 이미 언급하였듯이, 관절가동범위운동(range of motion exercise)은 수동과 능동의 두 가지 형태로 분류할 수 있다. 수동 관절가동범위운동은 물리치료사의

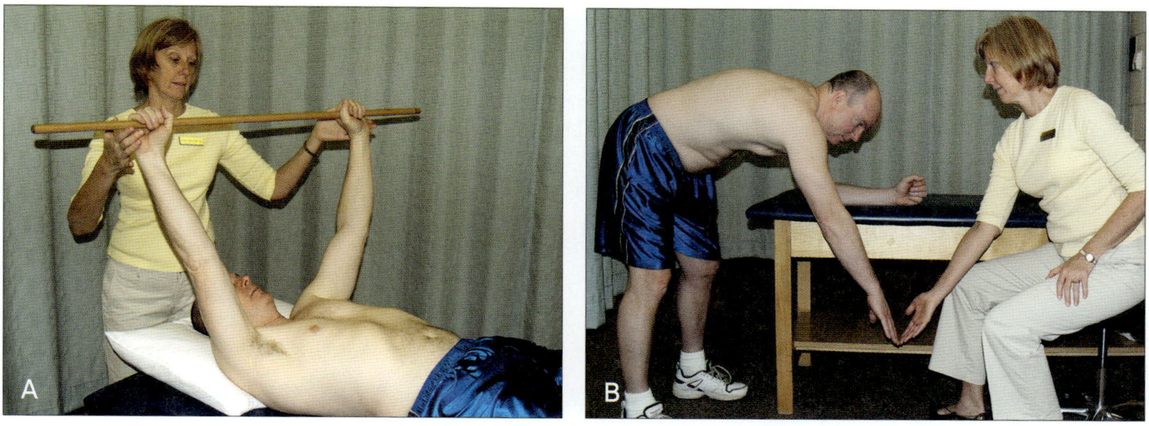

그림 6-14 ■ **관절가동범위운동은 관절의 움직임 유지 또는 향상을 위해 시행된다.** (Courtesy of Dewey Neild) **A:** 지팡이는 어깨관절의 능동 보조 관절가동범위운동을 수행하는 데 사용된다. **B:** 진자운동은 능동 자유 관절가동범위운동으로 특수한 장비가 필요 없다.

손 또는 기계를 이용하여 제공할 수 있다. 이 운동 형태는 제한적이지는 않지만 침상안정이 요구되는 환자, 한 부분 또는 그 이상의 팔다리마비 환자, 또는 무의식상태의 환자에게 사용할 수 있다. 또한 능동 관절가동범위운동이 금기일 때 사용할 수도 있다. 능동 관절가동범위운동은 능동 보조 관절가동범위운동, 능동 자유 관절가동범위운동, 그리고 능동 저항운동으로 나눌 수 있다. 능동 보조 관절가동범위운동(active assisted range of motion)을 수행하게 될 때, 만약 환자의 작용근이 약하다면 맨손 또는 기계적 도움을 받을 수 있다(그림 6-14 A). 환자가 어떤 지지나 저항을 받지 않고 실시하는 진자운동(pendulum exercise)은 능동 자유 관절가동범위운동(active free range of motion)의 한 예이다(그림 6-14 B). 능동 저항운동(active resisted exercise)에서는 외력이 운동에 저항을 준다. 능동 저항운동은 다양한 방법으로 실행되며, 그 일부를 다음 장에서 설명할 것이다.

저항운동

저항운동(resisted exercise)은 여러 가지 형태의 저항이 주어지는 능동운동의 형태이다. 저항운동 프로그램의 목적은 근력과 근지구력을 증가시키는 것이다. 근력(muscular strength)은 1회 반복으로 만들어낼 수 있는 최대 긴장도의 크기를 말한다. 근지구력(muscular endurance)은 오랜 시간 동안 끊임없이 긴장을 유지하고 만들어낼 수 있는 능력이다. 만약 목적이 근력을 증강시키기 위한 것이라면, 프로그램은 저항을 크게 하고 반복횟수는 적게 하는 것에 초점을 맞추어야 한다. 반대로 만약 근지

6

구력 증가의 목적을 위해서라면, 운동 프로그램은 저항을 적게 하고 반복횟수는 많이 하는 것에 초점을 맞추어야 한다. 실시되는 운동의 형태는 환자가 회복해야 할 활동의 형태에 따라 다르다. 프로그램을 설계할 때, 물리치료사는 환자가 집중해야 할 저항운동의 형태를 고려해야 한다. 저항운동은 등척성, 등장성, 등속성의 세 가지 범주로 나뉜다. 이들 형태의 예와 정의는 표 6-3에 묘사되어 있다. 일반적으로는, 어떠한 기능적인 활동의 형태를 취하기 위해서는 3가지 운동 형태의 결합이 이루어져야 한다.

저항운동에서 저항은 물리치료사가 맨손 또는 장비를 사용하여 기계적으로 줄 수 있다. 맨손저항은 독립된 하나의 근육군(근력평가 자세의 경우에서처럼)에 적용할 수 있고, 여러 근육군이 동시에 참여하는 움직임의 형태에도 주어질 수 있다. 후자의 예는 7장에서 설명하는 고유수용성 신경근촉진법(proprioceptive neuromuscular facilitation)이라는 방법이다. 맨손저항에는 많은 이점이 있는데, 첫째로 물리치료사가 저항의 크기를 조절할 수 있다. 이러한 이점을 갖고 있는 맨손저항은 단지 약하거나 중간 정도의 저항만을 견딜 수 있는 환자나 관절가동범위에 제한이 필요한 재활의 초기단계에 있는 환자를 치료할 때 특히 유용하다. 단점은 주어지는 저항의 크기를 정량화하기 어렵다는 것이고 같은 크기의 저항을 같은 환자에게 반복적으로 사용하기 어렵다는 것이다.

기계적인 저항을 제공하기 위해 탄력성 튜브(고무튜브) 같은 비싸지 않은 형태(그림 6-15 A, B)부터 매우 값비싼 등속성 장비까지 많은 장비를 사용할 수 있다. 임상에서 일반적으로 자주 사용되는 장비는 자유 추(free weights, 그림 6-15 C), 운동

표 6-3
저항운동의 분류

운동의 형태	정의	예
등척성(isometric)	관절의 움직임 없이 근수축	벽 밀기
등장성 운동(isotonic)		
구심성(concentric)	근육의 길이가 짧아지면서 관절의 움직임을 유발하거나 유지하는 근수축	손에 아령잡고 팔굽관절 굽힘 (위팔두갈래근)
원심성(eccentric)	근육의 길이가 늘어나면서 관절의 움직임을 유발하거나 유지하는 근수축	손에 아령잡고 팔굽관절 폄 (위팔두갈래근)
등속성(isokinetic)	일정한 속도로 구심성 또는 원심성 근수축	등속성 장비를 이용하여 무릎관절 폄

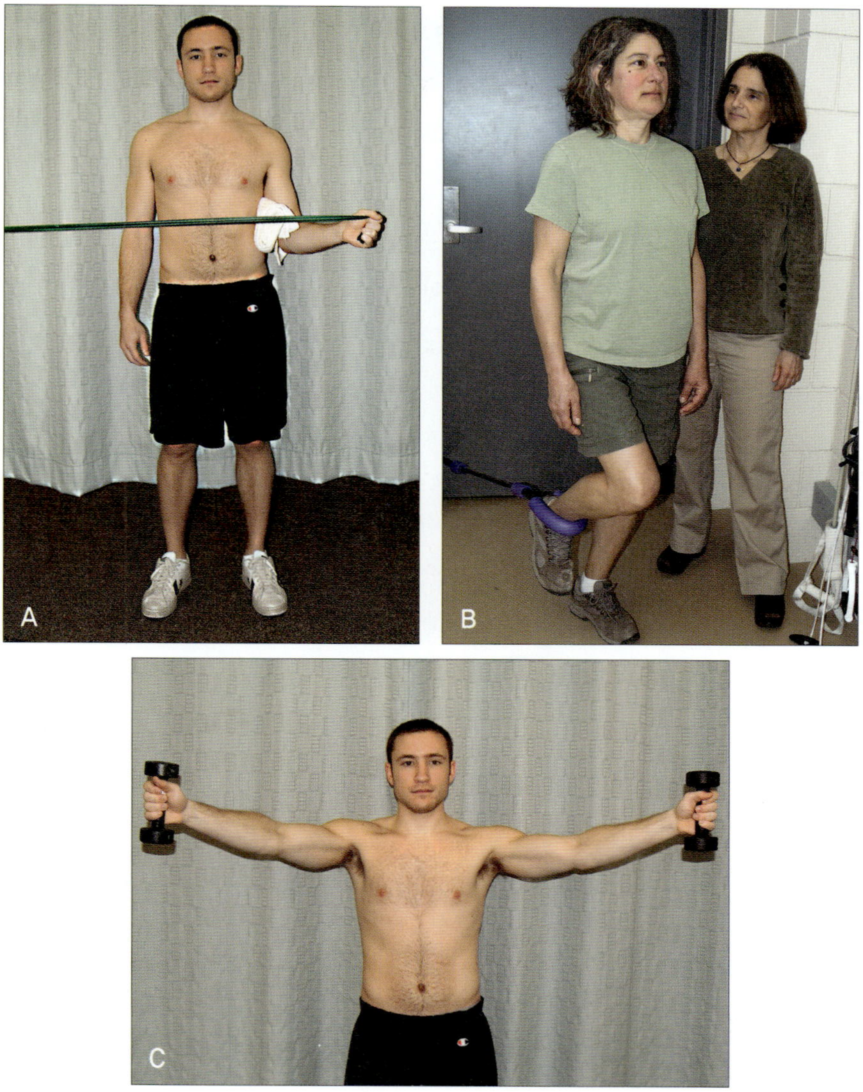

그림 6-15 ■ 기계를 이용한 다양한 저항운동. (Courtesy of Dewey Neild) **A, B:** 탄력성 튜브(tubing)는 비용이 적게 들고, 쉽게 이용할 수 있다. **C:** 역학적 저항을 만들기 위해 자유 추를 쉽게 적용할 수 있다.

장비, 활차시스템(pulley systems)이다.

유연성 운동

근육뼈대계 손상에서 회복된 환자는 손상된 관절 주위 근육의 유연성이 감소되어 있다. 유연성을 감소시키는 조건에는 오랜 시간의 관절 고정과 조직 외상이 있다. 대부분의 경우, 이전에 유연성 감소가 있었거나 직접적인 손상이 있는 경우이다. 그러므로 유연성 운동(flexibility exercise)은 환자 치료에 있어 매우 중요한 부분이다. 근육과 같은 연부조직은 자극을 받으면 시간이 지남에 따라 적응하거나 길이를 변화시키는 능력이 있다. 유연성을 증가시키기 위해서 다양한 방법이 사용되고 있는 반면에, 이 영역에서의 연구들은 신장을 위한 가장 효과적인 방법에 대해서는 일치를 보이지 않고 있다. 게다가 어떤 환자에게는 효과를 보인 신장기술이 다른 환자에서는 효과적이지 않을 수 있다.

신장기술은 도수에 의해서 또는 기계적으로 적용되는 외력에 의해 수동적으로 수행될 수 있다. 또한 짧아진 근육에 능동적인 억제를 가함으로써 수행될 수 있다. 수축-이완(contract-relax)이라 불리는 이 기술은 신장시키는 힘이 적용되기 전에 능동적으로 짧아진 근육을 최대한 수축시켜야 한다.

균형과 협응 운동

고유감각(proprioception)은 자신의 위치와 움직임에 대하여 인식하고 있음을 묘사하기 위해 사용하는 용어이다. 신체는 신경, 피부, 관절에 있는 다양한 수용기를 통하여 고유감각을 인식할 수 있다. 이러한 고유감각 수용기(proprioceptor)는 압력, 신장, 위치 같은 자극에 반응한다. 손상 후, 특히 무릎과 발목에서, 고유감각의 기능이 감소할 수 있고 이로 인해 균형과 협응 능력이 감소하게 된다. 불행하게도 정형의학적 기능이상이 있는 환자에 대한 균형검사 연구가 부족하여 재활 프로그램에서 균형능력의 변화를 관찰하는 것은 힘들다. 그러나 적절한 균형감각을 촉진하기 위해서 다양한 운동 프로그램과 장비를 사용하여 왔다. 일반적으로 임상에서 사용하는 간단한 장비는 균형판(balance board)이다(그림 6-16). 환자는 체중을 앞 · 뒤 · 좌 · 우로 이동시키면서 동시에 앉은 자세에서 시작하여 선 자세로 운동을 진행한다. 또한 이 운동은 두 다리를 이용하여 실시하다가 좋아지면 한 다리만을 이용하여 실시하는 것으로 진행시킬 수 있다. 이 운동은 눈을 감고 무거운 물체를 들거나, 한 손에는 물건을 들고 다른 손에는 들지 않은 상태로 운동을 수행할 때 더욱 어려워진다.

심혈관 지구력 운동

심혈관계 또는 유산소 훈련(aerobic training)은 훈련의 강도를 낮추어서 오랜 시간 동안 지속하는 운동이다. 유산소 운동은 일반적으로 율동적인 형태에 사용되는 큰 근육 집단을 이용한다. 걷기, 뛰기, 계단 오르기, 자전거 타기, 산악스키 타기, 수영과 같은 형태의 다양한 운동이 심혈관계 지구력을 향상시키는 데 유용하다. 물리치료사는 환자에게 가장 적절한 형태의 운동을 선택하게 해야 한다. 예를 들어, 허리 손상에서 회복되고 있으나 앉는 자세가 어려운 환자는 자전거 타기 운동 프로그램보다는 걷기 운동 프로그램에 참가시키는 것이 나을 것이다. 8장을 보면 심장혈관계 운

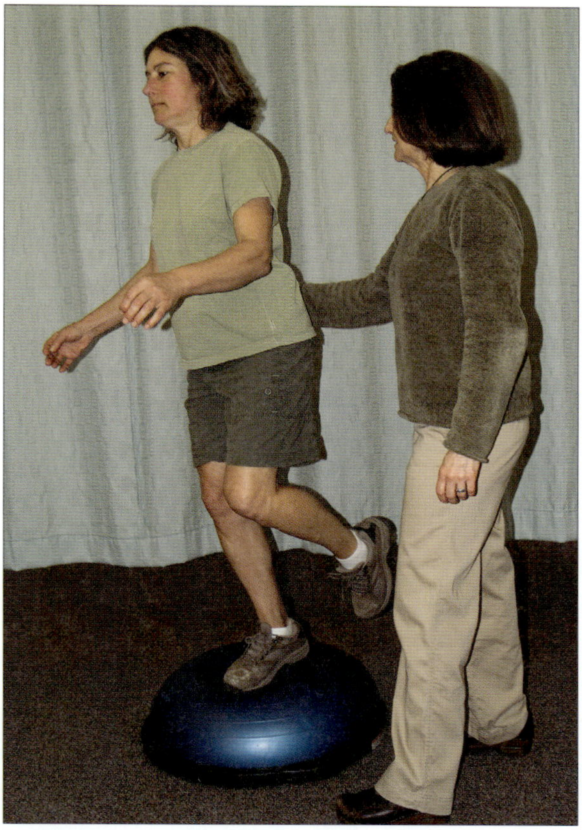

그림 6-16 ■ 균형운동을 위해 균형판(balance board)을 적용할 수 있다. (Courtesy of Dewey Neild)

동에 대한 좀 더 세부적인 설명이 있다.

기능적 운동

이 장의 앞부분에 언급하였듯이, 물리치료의 궁극적인 목적은 환자가 손상받기 전의 기능이나 회복할 수 있는 최대 기능 수준까지 회복시키는 것이다. 그러므로 재활 프로그램에는 기능적인 움직임을 모방한 운동과 활동이 혼합되는 것이 중요하다. 기능적 운동(functional exercises)에는 근력, 유연성, 균형 및 협응 등이 혼합되어 있다. 이들 모든 요소를 혼합하는 것은 환자가 자신감을 가지고 기능을 회복할 수 있게 한다. 왜냐하면 병원에서 치료를 받으면서 이미 같거나 매우 유사한 운동을 수행했었기 때문이다.

닫힌 사슬운동을 이용함으로써 환자가 기능적인 움직임을 잘 수행할 수 있도록 도와줄 수 있다. 닫힌 사슬운동(closed kinetic chain exercise)은 한 관절의 움직임이 다른 관절의 움직임에 영향을 미치는 운동이다(예: 두 다리로 쪼그려 앉기). 열린 사슬운동(open kinetic chain exercise)은 사지의 끝 부분이 자유로운 운동이다(예: 아령 들어올리기). 일반적으로 다리의 근력강화에 사용하는 많은 운동은 바닥에서 발을 떼고 하는 운동이다. 그 예로 넙다리 부위의 근력 강화를 위해서 등속성 기구를 사용하는 것을 들 수 있다. 그러나 다리의 기능은 전형적으로 지면에 발을 디디는 것이다. 닫힌 사슬운동은 다리의 재활에 특히 중요하다. 그러므로 발을 지면에 디딘 상태에서 관절의 움직임을 참여시키는 운동을 함으로써 적절한 고유수용성 되먹임(proprioceptive feedback)을 촉진할 수 있다(그림 6-17). 특히 어깨 기능이상 환자인 경우, 닫힌 사슬운동은 팔에서도 유용하게 사용된다.

수중치료

치료적 이득을 위해 물을 사용하기 시작한 것은 이완과 통증 감소를 위하여 치료 목적의 욕조를 사용한 고대 그리스와 로마로 거슬러 올라간다. "풀(pool) 치료"는 소아

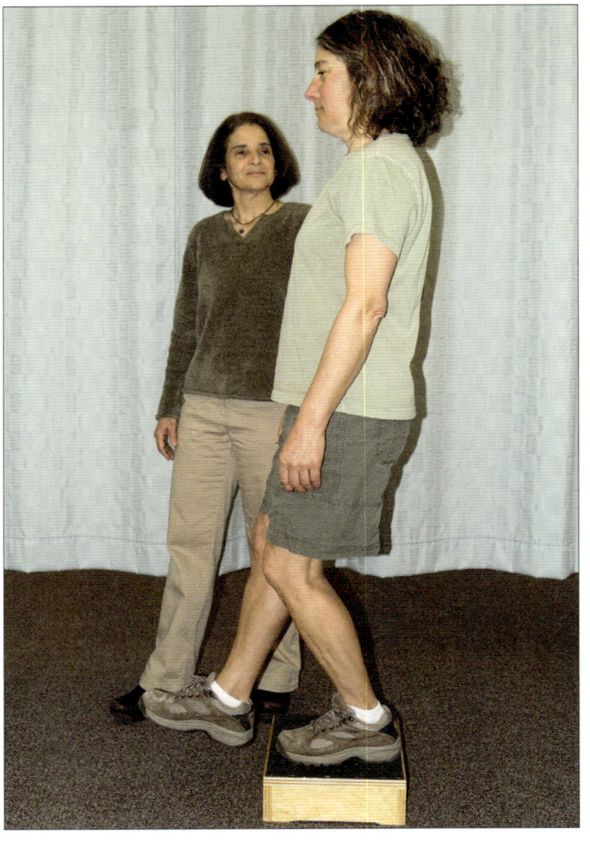

그림 6-17 ■ 계단 내려오기 같은 기능적 운동은 일상생활을 모방하여 설계된다.
(Courtesy of Dewey Neild)

마비 아동 재활 프로그램의 일부분으로써 미국에서 1920년대에 발달되었다. 백신이 소개되면서부터 소아마비가 감소하게 되어 풀(pool)의 치료적인 사용도 감소하였다. 그러나 최근 수중 물리치료(aquatic physical therapy)가 다양한 정형외과적 기능이상에 효과를 보였다는 것이 관찰되었다. 수중치료에 대한 대중성이 현저히 증가하였고, 1992년에 미국물리치료사협회는 수중 물리치료분과(Aquatic Physical Therapy Section)를 설립하였다.

이 분야의 기본 문서를 보면 이러한 형태의 치료에 대한 포괄적인 설명이 제공되어 있다(BOX 6-3). 이러한 형태의 재활은 다양한 조건에서 개개인의 건강을 유지하는 데 효과적이라고 설명되어 있다. 수중치료는 안정성과 효과를 위해 훈련받은 전문가의 지도와 전문적 지식이 필요한 특별한 치료방법이다.

비록 일반적인 운동과 맨손치료 방법이 물에서 실시될 수 있지만, 매우 특별한 기술 역시 발달되어 왔다. 바드 래거즈 방법(Bad Ragaz method)에서, 물리치료사는 환자가 물에서 고리(ring)에 매달려 있는 동안 고유수용성 신경근 촉진법(PNF)을 사용한다(7장의 고유수용성 신경근 촉진법에 대한 설명 참조). 할리위크 방법(Halliwick method)은 신경계와 근육뼈대계 손상환자의 재활에 이용된다. 또한 치료사는 물이라는 환경의 효과와 치료적 이점을 결합하기 위해 물에서 Tai Chi 또는 Shiatsu와 같은 다양한 운동기술이나 치료적 접근법을 사용할 수 있다.

수중치료의 이점은 부력, 점성 및 물의 정수압과 같은 물리학의 기본적인 원리에 크게 의존하고 있다. 생리학적 · 정신학적 이점 모두를 수중 물리치료에서 얻을 수 있다. 생리학적 이점으로는 심장혈관계 상태의 향상, 근력과 유연성 증가, 통증 감소

BOX 6-3 **수중 물리치료의 개요**

수중 물리치료는 물속에서 훈련을 받으며, 면허를 갖춘 물리치료사에 의해 수행되는 물리치료 행 위이다. 부력, 지지, 물의 저항 조절은 점진적인 재활을 위한 안전한 환경을 만들고 운동능력을 향상시킨다. 물의 온도는 근육이완 촉진, 신장 촉진, 그리고 일반적으로 통증 경감을 유발한다. 숙련되고 면허가 있는 물리치료사에 의해 수행되는 치료는 (1) 혈액순환, 근력 및 지구력, 균형 및 협응 증진, (2) 관절가동범위 증진, (3) 부종 감소, (4) 근육긴장도 정상화, (5) 운동 중 관절보호, (6) 스트레스 감소를 위해 사용된다. 수중 물리치료로 효과적인 치료를 할 수 있는 상태는 (1) 목, 어깨, 허리 부위, 무릎, 발목의 손상, (2) 만성 통증, (3) 근막통, (4) 신경학적 질환, (5) 체중지지 능력을 제한하는 상태이다.

출처: American Physical Therapy Association (APTA): APTA Aquatic Physical Therapy Section, Alexandria, Va, 2010, APTA. Available at: www.aquaticpt.org.

BOX 6-4 **수중치료의 사항**

- 고열
- 심장 병력
- 요실금
- 적절한 드레싱 없는 개방성 상처
- 불안전한 심장질환
- 폐 능력 제한
- 물에 대한 과도한 공포

출처: Modified from Hall CM, Brody LT: Therapeutic Exercise: Movement Towards Function, ed 2. Baltimore, Lippincott Williams & Wilkins, 2005.

외에 지면 위의 운동에서 발생할 수 있는 충격 없이 균형을 향상시킬 수 있는 것을 들 수 있다. 정신학적 이점으로는 따뜻한 물에서 얻을 수 있는 일반적인 이완, 수중에서 집단으로 실시함으로써 얻을 수 있는 사회화 과정, 환자가 동작을 해냄으로써 동반되는 만족과 신뢰의 증가이다.

수중치료를 계획할 때 어떠한 금기사항과 주의사항이라도 반드시 고려하여야 한다(BOX 6-4). 이러한 금기사항은 개인의 안정성을 확실히 지키기 위해 주의 깊게 고려하여야 한다.

가정운동 프로그램

재활 프로그램에서 치료적 운동은 중요하며 필수적인 활동이다. 운동에서 얻을 수 있는 물리적 이점 이외에, 치료적 운동은 환자로 하여금 재활 프로그램에 능동적으로 참여하도록 하며 손상의 치유를 위한 책임감을 갖도록 해준다. 이와 같은 이유로, 가정운동 프로그램(home exercise programs) 역시 환자 관리의 측면에서 매우 중요하다. 물리치료사가 집에서 실시하도록 가르쳐준 운동을 적절히 수행하지 않는 경우, 1주일에 두세 번 받는 치료만으로는 재활 효과를 지속적으로 유지하기 어렵다. 물리치료 진료비용을 지불할 능력이 없는 환자는(건강보험의 적용을 받지 못하기 때문에) 병원 방문 횟수가 줄어들기 때문에 가정운동 프로그램이 더욱 필요하다.

요약

이 장에서는 근육뼈대계 질환에서 물리치료사에 의한 여러 가지 물리치료의 형태와 물리치료사의 역할을 설명하였다. 또한 일반적인 질환으로 과다사용, 외상성 손상, 외과적 질환, 내과적 질환, 그리고 환자의 조사에 대한 부분이 설명되었다. 치료적 중재로는 물리적 요소, 맨손치료 방법, 운동치료, 가정 프로그램 그리고 환자교육에 초점을 맞추었다. 근육뼈대계 질환에 관한 물리치료는 치료 환경이 운동장, 직장 또는 가정이든 간에 최적의 기능으로 환자를 복귀시키기 위한 치료 프로그램을 개발하고 환자의 기능을 평가하는 데 역점을 두는 것이다.

사례연구

사례연구 1

검진

병력

영어권 국가의 36세 남성 Jack은 기혼자이며, 8세 아이가 있다. 환자는 건축가로서 하루에 거의 5시간 정도 컴퓨터 앞에 앉아 있고 직장으로 출근할 때 1시간 정도 운전을 한다. 환자가 호소하는 것은 엉덩이 쪽으로 뻗쳐 내려가고, 때때로 허벅지의 뒤쪽까지 내려가는 왼쪽 허리통증이다. 증상은 약 2주일 전에 바닥에 떨어진 집 열쇠를 집기 위해서 허리를 구부린 후 갑자기 발생하였다. Jack은 통증 때문에 서 있는 자세를 유지하는 데 어려움이 있었다. 환자는 의사와 면담 후 근육이완제를 처방받았고, 휴식을 취할 것을 권고받았다. Jack은 처음 허리통증이 시작되었을 때보다 통증이 점차적으로 증가하여, 1~10의 통증 점수 중에서 "4" 정도의 통증 수준이라고 하였다. 통증은 바닥에서 딸을 안아 올릴 때 그리고 오랫동안 앉아 있을 때 악화되었다. 증상은 걸으면 나아졌다. Jack은 다리에 무감각이나 저린 감각을 호소하지는 않았지만, 최근에 통증 없이 20분 이상 앉아 있을 수 없다고 하였다. Jack에 의하면 1주일 전에 찍은 방사선 사진은 "정상"이었다고 한다. Jack은 오랜 시간 앉아 있은 후에 간헐적으로 허리에 불편함이 있었지만 이전에는 이런 정도의 통증에 대한 병력은 없었다. 환자의 의학적/수술적 병력과 가족력에는 뚜렷한 점이 없었다. 취미로써 Jack은 앉아서 일을 하는 대신 때때로 주말 여가활동을 즐기고 있었다.

계통적 관찰

심혈관계 검사는 혈압 136/88mmHg, 이완기 심장박동수는 분당 86회였다. 환자의 피부에는 뚜렷한 점이 없었고, 다리는 완전한 관절가동범위를 보였다. 허리뼈에 대한 세부 검사는 다음에 참조되어 있다. 신경근 평가에서는 다리에서 정상적인 움직임을 보였다.

검사와 측정. 보행, 이동, 균형 검사에서, 보행은 균등한 체중부하를 보이는 정상인 것으로 나타났다. 관절의 통합성과 가동성 검사에서는 척추세움근에서 보이는 부종이나 온도 변화는 없었다. 양측 척추근육에서 긴장도 증가를 보였다. 근육수행검사에서는 다리가 정상 범위에 있는 것으로 나타났다. 그러나 몸통 근육은 통증 때문에 검사할 수 없었다. 뻗은발올림(straight leg raise)은 40°에서 허벅지에 통증을 호소하였다. 서 있는 자세에서 Jack은 오른쪽으로 약간 치우친 골반의 뒤쪽 경사와 두부가 전방으로 돌출되었고, 둥근 어깨의 자세를 보였다. 관절가동범위 검사에서는 허리뼈의 움직임이 모든 방향에서 제한이 있음을 보였다. 주 호소는 굽힘 운동에서 악화되었다. 엎드린 자세에서 허리뼈 폄을 하였을 때 통증은 중앙으로 집중되었다. 감각통합 검사 중 가벼운 촉각(light touch)에서 양쪽 다리는 모두 정상이었다. 반사통합(reflex

6

integrity) 검사는 왼쪽에서 깊은힘줄반사(Deep Tendon Reflex, DTR)가 2++이었고(0~4까지의 범위 내에서) 대칭적이었다.

평가

Jack의 기능장애 평가는 허리문제(low back derangement)인 곳에 증상과 징후가 있는 왼쪽으로 뻗어 내려가는 허리통증이다. 상해에는 허리뼈세움근의 근긴장도 증가와 뻗은발올림 통증, 나쁜 자세, 허리의 관절가동범위 감소가 포함되었다. 장애와 관련하여 Jack은 앉아 있기가 힘들기 때문에 적절한 시간 동안 일을 수행할 수 없고 여가활동에 참여할 수 없었다.

진단

환자는 척추원반이상(intervertebral disk disorder) 때문에 이차적으로 관절가동성, 운동기능, 근육의 운동, 관절가동범위, 반사통합에서 손상을 보인다.

예후/예상되는 치료기간

4~8주 동안 Jack은 증상이 약간 호전되면서 기능이 변화하기 전의 수준으로 회복될 것이다. 환자는 3개월 동안 8~12회 치료받게 된다.

단기 목표(2~4주)

다음의 단기 목표가 설정된다. ㉠ 통증을 1~2점 정도로 감소(10점 중에서), ㉡ 측방변위 감소, ㉢ 모든 허리 부위 운동성이 50% 증가, ㉣ 가정운동 프로그램에서 독립, ㉤ 치료기간 동안 올바르게 앉아 있는 자세를 보일 수 있는 능력

장기 목표/결과(6~8주)

장기 목표에서 Jack의 목표와 결과는 세 가지이다. ㉠ 기능적 제한/장애: 증상 없이 레저와 여가활동으로(매시간 쉬는 시간을 갖고 6시간까지) 복귀하는 것뿐만 아니라 오랫동안 증상 없이 앉아 있을 수 있어야 한다. ㉡ 환자의 만족도: 물리치료사에 의해 행해지는 치료를 환자가 받아들일 수 있어야 한다. ㉢ 2차적인 예방: 손상의 위험, 기능적 제한 및 장애는 독립적인 운동 프로그램을 수행함으로써 감소시키고, 증상의 재발을 방지하기 위한 계획을 세우고 Jack에게 이를 이해시키도록 한다.

치료/중재의 계획

Jack의 가정운동 프로그램은 허리폄운동부터 시작될 것이고 점차 굽힘운동으로 진행될 것이다. 환자는 올바르게 앉아 있는 자세와 물건을 드는 기술을 포함한 인체의 역학적 기전에 대해 교육받을 것이다. 통증 감소를 위해서 물리적 요소(초음파, 온습포)와 맨손치료 방법(관절가동범위운동, 연부조직 마사지)을 적절하게 사용할 것이다. 통증 문제가 해결됨에 따라 운동에는 기능적인 운동과 유연성 운동이 점점 더 많이 포함될 것이다. 또한 가정운동 프로그램을 지속해야 하는 중요함이 설명될 것이다. 일하는 장소에 대한 분석이 실시될 것이고, Jack의 일하는 장소, 컴퓨터 작업장(computer workstation) 등을 향상시키기 위한 방법이 권고될 것이다.

종료 시 결과/환자의 상태

6주간의 물리치료 후에 Jack은 증상이 회복되었고 모든 치료 목표가 이루어졌다. 환자는 가정운동 프로그램을 포괄적으로 이해하였고 치료를 종료하였다. 또한 지역 건강클럽에서 일반적인 운동 프로그램을 실시하도록 추천하였다.

사례연구 2

검진

과거력

Ellis는 72세의 미망인으로, 교사 은퇴 후 홀로 사는 여성이다. 그녀는 오른손잡이이다. Ellis는 8주 전 빙판에서 넘어진 이후에 오른쪽 노뼈(right radius)에 골절상을 당했다. 환자는 팔꿈치를 90° 굽힌 자세로 손에서 위팔뼈의 중간 부위까지 석고로 고정하였으며 팔을 편하게 하기 위해서 삼각건(sling)으로 지지하게 되었다. 석고붕대는 어제 제거되었다. 환자의 주요 증상은 팔 전체에 강직과 약화가 발생하였으며 옷을 입거나 식사를 준비하는 것과 같은 일상생활을 수행할 수 없다는 것이다. 어제 실시된 방사선 검사는 "합병증 없는 치유"로 나타났다. Ellis는 현재의 상태와 같은 병력이 없었고, 환자의 의학적 · 외과적인 병력에도 뚜렷한 사항이 없었다. 환자는 일반적으로 건강상태가 좋았다. 가족력에서도 뚜렷한 사항이 없었다. 사회적 습관에 관해서 Ellis는 하루에 1~2마일 정도 걷기, 요리, 정원 가꾸기, 야외생활을 즐겼다.

계통적 관찰

심장허파혈관계 평가는 혈압 140/90mmHg, 안정 시 심장박동수는 분당 80회였다. 피부계통검사에서는 석고붕대를 했던 부위에 피부 건조증이 나타났다. 근육뼈대계 평가에서는 왼쪽 팔의 관절가동범위는 완전하였으며, 왼쪽 팔의 근력은 우(good) 정도의 범위를 보였다. 다음에 오른쪽 팔에 대한 세부 평가사항이 있다. 왼쪽 팔의 신경근 평가에서는 정상 움직임 형태를 보였다.

검사와 측정

관절의 겉보기 상태와 운동성 검사에서는 오른쪽 손목의 손등 부위에 부종이 발견되었다. 근력검사 중, 저항검사에서는 오른쪽 어깨관절의 벌림근과 바깥돌림근, 팔굽관절의 굽힘근과 폄근, 손목 굽힘근과 폄근에서 근력의 약화가 나타났다. 맨손근력검사(MMT)에서는 다음과 같은 결과를 보였다(등급 설명은 [표 6-1] 참조, 등급은 0~5까지에 기초한다).

오른쪽 위팔두갈래근 = 4−/5	오른쪽 위팔두갈래근 = 5/5
오른쪽 위팔두갈래근 = 3+/5	오른쪽 위팔두갈래근 = 5/5
오른쪽 손가락 악력 = 15 lb	오른쪽 손가락 악력 = 25 lb

통증검사에서는 오른쪽 팔을 움직이는 동안 통증이 나타났다. Ellis의 서 있는 자세는 약간 고개가 앞으로 숙여져 있고, 둥근 어깨를 보였으며, 보호자세로 몸에 팔을 붙이고 있었다. 근육위축은 팔에서 나타났다. 관절가동범위 검사에서는 제한이 있었으며 오른쪽 어깨, 팔꿈치, 손목을 능동적으로 움직이는 동안에 통증이 나타났다. 오른쪽 손의 능동 관절가동범위는 정상 범위였다. 오른쪽 팔의 수동 관절가동범위는 다음과 같았다.

어깨관절: 굽힘 = 0~160°	벌림 = 0~60°
바깥돌림 = 0~15°	안쪽돌림 = 0~70°
팔굽관절: 굽힘 60°에서 펼 수 없음	폄 = 0~45°
손목관절: 굽힘 = 0~45°	

부수적 움직임(accessory motion)은 오른쪽 어깨관절에서 감소되었다. 감각통합검사에서는 양쪽 모두 가벼운 촉각(light touch)에서 정상이었다. 팔의 깊은힘줄반사검사에서는 3+을 보였고(범위는 0~4) 대칭적이었다.

평가

Ellis는 손목골절 후에 고정으로 인해서 이차적으로 관절가동범위와 근력에 감소를 보였다. 손상에는 부종, 팔근력 감소, 팔의 관절가동범위 감소, 부적절한 자세, 어깨에서 부수적 운동(accessory movement) 감소가 나타났다. 환자의 기능적 제한은 곧 일상생활을 수행하는 능력의 감소를 말한다. 장애가 있기 때문에, Ellis는 요리와 정원 가꾸기를 하는 등의 여가활동에 참여할 수 없게 되었다.

진단

환자는 콜레스 골절(Colle's fracture) 후 관절의 움직임과 근육 활동성의 제한, 그리고 2차적으로 관절가동범위 감소 등의 장애를 가지고 있다.

예후/예상되는 치료기간

8~12주의 기간 동안 Ellis는 최소한의 기능 제한이 있는 예전 수준으로 회복할 것이다. 환자는 3개월의 코스로, 6~18회의 치료를 받을 것이다.

단기 목표(2~4주)

Ellis의 단기 목표는 다음과 같다.

- 25% 정도 부종 감소
- 다음 상위 단계를 위한 팔근력 증가
- 오른쪽 손으로 쥐는(grip) 악력이 18 lb까지 증가
- 모든 제한된 움직임이 5~10°까지 관절가동범위 증가
- 거의 완전 범위(full range)까지 부수적 움직임(accessory motion)의 증가
- 목뼈와 어깨관절의 적절한 자세를 유지하기
- 가정운동 프로그램을 독자적으로 수행할 것

장기 목표/결과(10~12주)

Ellis의 장기 목표와 결과는 세 가지이다.

- 기능적 제한/장애: Ellis는 모든 일상생활동작을 독립적으로 수행할 수 있어야 하고 여러 가지 활동들을 복귀할 수 있어야 한다.
- 환자의 만족도: Ellis는 물리치료사의 치료 서비스를 받아들일 것이다.
- 이차적인 예방책: 손상, 기능적 제한, 장애의 위험은 독립적인 운동 프로그램을 수행함으로써 감소할 것이며, Ellis는 어깨와 관련된 알맞은 자세를 취하는 것이 중요하다는 것을 이해해야 한다.

치료/중재의 계획

Ellis의 가정운동 프로그램은 점차적으로 팔꿉관절과 손목관절의 관절가동범위와 근력을 향상시킬 것이다. 프로그램에는 진자운동(pendulum), 도르레운동(pulley), 지팡이 운동(cane exercise)과 같은 능동보조, 능동자유, 그리고 능동저항 운동이 포함된다[그림 6-13]. 환자에게 알맞은 앉은 자세 및 어깨의 역학과 관련된 올바른 자세를 교육받게 될 것이다.

치료도구(표면열, superficial heat)와 맨손치료(관절운동, joint mobilization)가 적절하게 사용될 것이다. 고유수용성 신경근 촉진법(PNF) 형태가 기능적인 움직임을 향상시키기 위해서 사용될 것이다. 근력과 관절가동범위가 증가함에 따라 자극적인 일상생활동작이 치료 프로그램에 추가될 것이다.

치료 종료 시 회복 정도/환자의 상태

9주간의 물리치료 후에 Ellis는 오른팔을 기능적으로 사용할 수 있었고 최소한의 제한을 가지고 모든 활동을 할 수 있었다. 환자는 포괄적인 운동 프로그램과 함께 치료를 종료하였다.

사례연구 3

검진

과거력

Megan은 20세의 여대생으로 왼쪽 무릎 전방에 통증이 있다. 그녀에 의하면, 통증은 지난달부터 점차 악화되고, 장시간 앉아 있거나, 걷기/달리기, 계단 오르기 동안 심해진다고 한다. 통증 때문에 헬스와 런닝머신 사용을 그만두었다. 일상생활에서 통증 2점(10점 척도)이지만, 운동 또는 계단 오르기 동안에는 8점으로 통증이 증가하였다. 그녀는 어떤 무릎 손상도 없다고 하였지만, 3년 전 고등학교 축구수업 동안 비슷한 통증이 있었다고 하였다. 그때 물리치료실을 방문하여 넙다리네갈래근 강화 프로그램을 처방받았으며 좀 도움이 되었다고 하였다. 최근에 10파운드 체중이 증가한 것 이외에는 특이한 병력이나 가족력은 없었다.

계통적 관찰

혈압 115/75mmHg, 안정 시 심장박동수는 분당 68회였다.

검사 및 측정

선 자세 평가에서 왼쪽 넙다리뼈가 안쪽 돌림되고 양쪽 평발을 보였다. AROM과 PROM은 정상이었지만, 쪼그려 앉기는 왼쪽 다리의 통증으로 제한적이었다. 근력검사에서 전반적으로 정상 범위 내에 있었지만, 왼쪽 엉덩관절벌림근의 약화가 있었다. 뻗은발올림검사와 오버(Ober)검사에서 왼쪽 다리의 유연성이 감소한 것으로 나타났다. 정적인 자세에서 무릎뼈(patella)는 가쪽으로 이동되어 있고, 동적인 자세에서는 왼쪽 무릎뼈만 가쪽으로 이동되었다. 기능적 검사인 계단 내려오기에서 통증이 발생하고 골반조절이 불량한 것으로 나타났다. 다리기능 척도 점수는 66/80이었다.

평가

왼쪽 다리의 구조적 정렬이상과 근육불균형으로 왼쪽 무릎 앞쪽이상을 보인다. 손상은 무릎통증, 넙다리뒤근과 엉덩정강근막띠의 유연성 감소, 그리고 선 자세에서 과도한 발의 엎침(pronation)이다. 기능적인 손상에는 통증 때문에 장시간 앉기가 힘들고 계단을 이용하기 힘든 것이고, 장애는 근력강화와 달리기 같은 피트니스 프로그램에 참여하지 못하는 것이다.

진단

환자는 무릎넙다리 통증 증후군(patellofemeral pain syndrome)으로 일치하는 징후와 증상을 보인다.

예후

6~8주 과정을 통해, 적절하게 통증을 관리하면서 달리기와 근력강화 같은 Megan이 원하는 수준의 활동을 재개할 수 있다. 8~12주 정도 방문이 필요할 것이다.

단기 목표(2~4주)

Megan의 단기 목표는 다음과 같다.

- 걷기와 달리기 동안 통증을 2~3/10으로 줄이기
- 다리기능 척도 점수를 70/80으로 높이기
- 넙다리뒤근과 엉덩정강근막띠에 대한 독립적인 유연성 운동 실시
- 계단 내려오기 동안 골반조절을 향상시키기 위해 엉덩관절벌림근력 강화

장기 목표(6~8주)

- 다리 정렬 향상
- 다리기능 척도 점수 76/80으로 높이기

6

- 무릎 통증을 조절하면서 조깅과 근력강화 같은 원하는 피트니스 수준으로 활동 재개
- 균형불균형을 위한 운동 프로그램을 통해 무릎통증 재발 방지

관리계획

수중 물리치료를 시작하여 점진적으로 물 밖으로 진행하는 심혈관 훈련, 유연성 운동, 엉덩관절과 신체중심(core) 강화훈련, 다양한 도구와 지지면에서 기능적 훈련을 포함한 가정운동 프로그램 지도, 발의 과도한 회내를 방지하기 위한 보조기 적용

결과/퇴원 시 환자 상태

7주 후, 환자는 증상이 최소화되고 목표가 달성될 것이다. 환자는 계단 내려오는 동안 골반 조절을 양호하게 할 수 있고, 보조기 착용하고 점진적인 조깅과 근력강화 프로그램을 수행할 수 있을 것이다.

참고문헌

1. Magee DJ, Zachazewski JE, Quillen WS: Scientific foundations and principles of practice in musculoskeletal rehabilitation, St. Louis, 2007, Saunders Elsevier.
2. PTNow. http://ptnow.org/Default.aspx. Accessed October 14, 2014.
3. Guide to Physical Therapist Practice 3.0, American Physical Therapy Association. http://guidetoptpractice.apta.org/. Accessed October 14, 2014.
4. Boissonnalut WG: Primary care for the physical therapist: examination and triage, St. Louis, 2010, Elsevier Saunders.
5. Kendall FP, McCreary EK, Provance PG, et al.: Muscles: testing and function, ed 5, Baltimore, 2005, Lippincott Williams and Wilkins.
6. Sahrmann SA: Movement system impairment syndromes of the extremities, cervical and thoracic spines, St. Louis, 2011, Mosby, Inc.
7. Gray Institute Online Exercise Library. https://www.grayinstitute.com/educational_products.aspx?cat=7. Accessed October 14, 2014.
8. Teyhen DS, Shaffer SW, Lorenson CL, et al.: Clinical measures associated with dynamic balance and functional movement, J Strength Cond Res 28(5):1272–1283, 2014.
9. McKinnis LN: Fundamental of musculoskeletal imaging, ed 3, Philadelphia, 2010, FA Davis.
10. Michlovitz SL, Nolan TP: Modalities for therapeutic intervention, ed 5, Philadelphia, 2011, FA Davis.
11. Prentice WE: Therapeutic modalities in rehabilitation, ed 4, New York, 2011, McGraw-Hill Medical.
12. Robinson AJ, Snyder-Mackler L: Clinical electrophysiology, electrotherapy and electrophysiologic testing, ed 3, Baltimore, 2007, Williams and Wilkins.
13. Cyriax J: Textbook of orthopedic medicine, vol 1, diagnosis of soft tissue lesions, ed 8, London, 1982, Baillière Tindall.
14. Kostopoulos D, Rizopoulos K: The manual of trigger point and myofascial therapy, Thorofare, NJ, 2001, Slack.
15. Kisner C, Colby LA: Therapeutic exercise: foundations and techniques, ed 6, Philadelphia, 2012, FA Davis.
16. Wynn KE: Lily ponds, warm springs and fortunate accidents, PT Mag Phys Ther 2(12):44–45, 1994.
17. Mission statement, Aquatic Physical Therapy Section of the American Physical Therapy Association. http://www.aquaticpt.org/about.cfm. Accessed October 14, 2014.

보충자료

Andrade and Clifford, 2013.Andrade CK, Clifford P: Outcome-based massage, ed 3, Baltimore, 2013, Lippincott Williams and Wilkins. Provides theoretical background and comprehensive descriptions of a variety of manual techniques based on desired outcomes.

Andrews et al., 2012.Andrews JR, Harrelson GL, Wilk KE: Physical rehabilitation of the injured athlete, ed 4, Philadelphia, 2012, Saunders. Offers a comprehensive, joint-by-joint approach to the management of athletic injuries. The book provides hundreds of illustrations of common exercises used in this population.

Brotzman and Wilk, 2011.Brotzman SB, Wilk KE: Clinical orthopedic rehabilitation, ed 3, Philadelphia, 2011, Mosby. Thorough text on the examination techniques, differential diagnosis, treatment approaches, and intervention options for a variety of musculoskeletal disorders.

Cameron, 2012.Cameron MH: Physical agents in rehabilitation: from research to practice, ed 4, St. Louis, 2012, Saunders. A comprehensive text on clinical decision making and the practical application of physical agents.

Cook, 2012.Cook C: Orthopedic manual therapy: an evidence based approach, ed 2, Upper Saddle River, NJ, 2012, Pearson Prentice Hall. This is a clinically applicable text that describes examination and manual therapy techniques of the extremities and spine.

Donatelli and Wooden, 2010.Donatelli RA, Wooden MJ: Orthopedic physical therapy, ed 4, St. Louis, 2010, Churchill Livingstone, Elsevier. Includes fundamental principles of orthopedic physical therapy practice and specific examination and treatment approaches by anatomic region.

Dutton, 2012.Dutton M: Orthopedic examination evaluation and intervention, ed 3, New York, 2012, McGraw Hill. A comprehensive text covering management of orthopedic injuries, including examination, evaluation, and intervention. An accompanying DVD demonstrates numerous manual techniques and therapeutic exercises.

Evans, 2008.Evans RC: Illustrated orthopedic physical assessment, ed 3, St. Louis, 2008, Mosby. Hundreds of tests can be used for making conservative care diagnoses of disorders of the nervous and orthopedic systems. This manual describes them in a clearly illustrated, sequential fashion. Organization of the text is by region and specifically by initial signs, symptoms, and indications.

Fetters and Tilson, 2012.Fetters L, Tilson J: Evidence based physical therapy, Philadelphia, 2012, FA Davis. A step by step approach to the five steps in the EBP process. Emphasis is on appraisal of diagnostic, prognostic, and intervention studies in additional to synthesized evidence and clinical practice guidelines. Also includes a chapter on technology used in EBP.

Hall and Brody, 2010.Hall CM, Brody LT: Therapeutic exercises: moving toward function, ed 3, Philadelphia, 2010, Lippincott Williams and Wilkins. Offers a comprehensive approach to therapeutic exercise, including separate chapters on aquatic physical therapy, proprioceptive neuromuscular functioning, and closed kinetic chain exercise.

Jewell, 2014.Jewell DV: Guide to evidence-based physical therapy practice, ed 3, Boston, 2014, Jones and Bartlett. Designed to facilitate evidence-based practice in the clinic by describing what constitutes evidence, how to search and evaluate evidence found in the literature, and how to integrate evidence into clinical decision making. Also includes several chapters on research design and a review of inferential statistics.

Kolt and Snyder-Makler, 2007.Kolt GS, Snyder-Makler L: Physical therapies in sport and exercise, ed 2, London, 2007, Churchill Livingstone. A comprehensive text with an emphasis on the rehabilitation and prevention of injuries seen with exercise and sport. Several chapters devoted to special populations, such as children, female athletes, older adults, and athletes with disabilities.

Magee, 2013.Magee DJ: Orthopedic physical assessment, ed 6, Philadelphia, 2013, Saunders. An excellent text detailing the evaluation of joints, with good descriptions of special tests.

Magee et al., 2007.Magee DJ, Zachazweski JE, Quillen WS: Scientific foundations and principles of practice in musculoskeletal rehabilitation, St. Louis, 2007, Elsevier. A comprehensive text including the pathophysiology of tissue healing and repair and principles of practice grounded in scientific foundation.

CHAPTER 07

신경근 질환에 대한 물리치료

Physical Therapy for Neuromuscular Conditions

주요개념

일반적 설명

흔한 질환

- 뇌졸중
- 외상성 뇌손상
- 척수손상
- 안뜰계 질환
- 다발성 경화증
- 파킨슨병
- 길렝-바레 증후군
- 근위축성 가쪽경화증

검진 원리

- 병력
- 계통 관찰
- 기능적 과제에 대한 움직임 분석
- 인지
- 의사소통
- 운동조절
- 긴장도
- 감각과 지각
- 관절가동범위

평가, 진단, 예후의 원리

직접 중재의 원리

- 운동조절이론과 접근법
- 신경가소성과 중재 설계
- 운동학습
- 활동-중심 훈련
- 상해 관리
- 환자 지도

요약

사례연구

핵심용어

감각 sensation

강직 rigidity

고유수용성 신경근 촉진법 proprioceptive neuromuscular facilitation, PNF

과긴장도 hypertonia

근위축성 가쪽경화증(근위축성 축삭경화증) amyotrophic lateral sclerosis, ALS

근전도 electromyography, EMG

긴장도 tone

뇌졸중 또는 뇌혈관 손상 stroke or cerebrovascular accident, CVA

뇌파검사 electroencephalography, EEG

느린움직임증(운동완서증) bradykinesia

다리마비 paraplegia

다발성 경화증 Multiple Sclerosis, MS

떨림(진전) tremor

루드 접근법 Rood's approach

브룬스트롬 접근법 Brunnstrom's approach

수용성 말못함증(수용성 실어증) receptive aphasia

신경발달 치료 neurodevelopmental treatment, NDT

신경전도속도 연구 nerve conduction velocity(NCV) study

어지러움 vertigo

외상성 뇌손상 traumatic brain injury, TBI

운동못함증(운동불능증) akinesia

운동발달 motor development

운동조절 motor control

운동학습 motor learning

자기공명 영상 magnetic resonance imaging, MRI

저긴장도 hypotonia

지각 perception

척수손상 spinal cord injury, SCI

컴퓨터 단층촬영술 computed(axial) tomography, CAT or CT

파킨슨병 Parkinson's disease

팔다리마비 quadriplegia

표현성 말못함증(표현성 실어증) expressive aphasia

허리천자(요추천자) lumbar puncture, LP

혈관조영술 angiography

학습목표

이 장을 읽고 난 후, 여러분은 다음의 사항을 할 수 있다.

1. 신경근장애 환자의 관리 시 물리치료사의 역할을 알 수 있다.
2. 물리치료사가 필수적인 역할을 담당하는 일반적인 신경근질환에 대하여 알 수 있다.
3. 환자의 상태와 문제에 따른 물리치료사의 다양한 역할을 알 수 있다.

일반적 설명

지난 세기의 시작 시점에서 인간은 단지 부검 조직 표본으로만 인간의 신경계에 대하여 배울 수 있었다. 오늘날 새로운 기술의 발전과 함께 살아 있는 인간의 행동 중에 동작하는 뇌를 볼 수 있게 되었다. 미국의회는 1990년대를 '뇌의 10년'이라고 선포하였다. 이 기간 동안 괄목할 만한 발전이 신경과학, 임상신경학, 유전학 영역에서 이루어졌다. 뇌와 신경계의 기능을 더 잘 이해할 수 있게 됨에 따라 물리치료사는 이전에 개발되었던 치료방법에 대한 효과를 설명하고 효과적인 치료방법을 고안할 수 있게 되었다.

오늘날 물리치료사에게 치료받는 환자의 상당수가 신경근계통의 장애와 관계가 있는 문제를 가지고 있다. 신경근계의 장애는 선천적이거나 후천적일 수 있다. 후천적 장애는 외상이나 질환, 다른 신체계통의 장애 때문이거나 정상적인 노화과정의 일부분으로 나타날 수 있다. 또한 많은 장애의 원인이 여전히 잘 알려져 있지 않거나 신경근계에 미치는 영향을 잘 이해하지 못하고 있다.

신경근장애는 연령에 상관없이 나타날 수 있다. 예를 들어 프리드리히 운동실조증(Fridreich's ataxia) 또는 척수 근위축증(spinal muscular atrophy)과 같은 선천성 장애는 태어날 때부터 나타난다. 거의 대부분 교통사고에 의해서 발생하는 척수손상(SCI) 또는 뇌손상과 같은 외상성 장애는 일반적으로 10~30대에 호발한다. 다발성 경화증(multiple sclerosis, MS), 파킨슨병(Parkinson's disease), 루게릭병(Lou Gehrig's disease), 근위축성 가쪽경화증(amyotrophic lateral sclerosis, ALS)은 30~60세 사이에 발현한다. 연령과 관련이 있는 가장 일반적인 신경근장애는 뇌졸중(뇌에서 혈액의 막힘으로 나타나는 마비)과 알츠하이머병(Alzheimer's disease)이다. 그러므로 신경근 문제가 있는 환자를 치료할 때 물리치료사는 특정 연령, 남성과 여성, 그리고 다양한 인종과 접하게 될 것이다.

장애의 원인에 따라 상태가 오래 지속되거나 일시적일 수 있다. 또한 변화하거나 변화하지 않거나 진행할 수도 있다. 환자는 병의 진행 가운데 띄엄띄엄 "안정기"(상대적 안정)의 기간이 나타날 수도 있다. 대부분 신경근장애는 장시간의 치료가 필요하기 때문에 물리치료사는 환자와 접하는 시간이 길어지고 치료에 중요한 역할을 하게 된다. 상태에 따라 병의 단계, 의뢰 이유, 치료의 빈도는 다양하다. 예를 들어 환자가 재활기관 또는 병원에 있을 경우 각 치료 단위마다 하루에 1시간씩 2회에 걸쳐 치료받을 수 있고, 만약 환자가 급성기를 지났다면 가정에서 또는 장기보호시설에서 1주일에 2~3회를 치료받을 수도 있다. 만약 물리치료사가 자문을 위해 또는 환자의 자가 치료나 관리에 대한 교육을 위해 치료를 하는 경우라면 월별, 분기별, 연도별로 치료 빈도가 줄어들 수 있다.

이미 기술한 대로 물리치료사는 치료환경과 그들이 제공하는 서비스의 형태, 그리고 의뢰하는 환자가 동일하지 않다. 이러한 상황은 물리치료가 시행된 초기, 심지어는 물리치료사가 단지 의사의 처방하에 마사지, 전기치료, 온열치료, 수치료, 운동치료를 하던 20년 전과 다른 큰 변화이다. 오늘날 물리치료사는 건강관리팀의 자율적인 구성원이고 많은 상황에서 직접적으로 접근하여 치료를 한다. 환자/의뢰인 관리 모델에서 설명하였듯이 물리치료사는 검사, 평가, 진단, 예후, 치료, 예방, 교육, 상담, 협의 및 다양한 관련 활동을 한다. 다음 사항은 가장 일반적인 신경근장애와 이들 장애를 가진 환자의 치료와 관리에서 물리치료사의 역할에 대한 전반적인 설명이다.

흔한 질환

뇌졸중

뇌졸중(stroke) 또는 뇌혈관장애(cerebrovascular accident, CVA)는 뇌에서 혈액의 방해로 인해 발생하는 신경학적 문제이다. 이 방해는 허혈(산소의 부족)을 초래하는 출혈이나 응혈(clot)의 막힘이 원인이 된다. 증상의 형태와 정도는 손상된 뇌조직의 영역에 따라 다르다. 가장 일반적인 증상은 손상된 쪽의 반대측에 완전한 마비 또는 부분적인 약화이다. 손상의 부분에 따라 마비는 말하기나 들은 말을 이해하기 어려움, 시각적 문제, 손상된 쪽의 무시와 같은 증상을 동반할 수 있다. 환자의 약 30%는 발병 1개월 안에 사망한다. 생존자 중 약 30~40%는 심각한 장애가 나타날 것이다. 뇌졸중 후에 나타나는 주된 심리적 문제는 우울증이고, 이는 관리에 중요한 영향을 미친다. 뇌졸중의 회복은 발병 1~6개월 시기에 빠르게 진행하지만, 기능적인 회복은 2년 또는 그 이상에서 지속적으로 나타날 수 있다. 최근 연구에 따르면 조직 플라스미노겐 활성제(tissue plasminogen activator, tPA)와 같은 혈전용해 성질을 가진 여러 약물, 글루탐산 길항제(glutamate antagonists)와 같은 신경보호작용을 하는 약물, 또는 허혈 후 진행 단계를 중지시키거나 반대로 하는 능력을 가진 칼슘 채널 차단제(calcium channel blocker) 같은 약물이 사용된다. 일부 약물은(tPA와 같은) 뇌졸중 후 첫 3~6시간 이내에 주어질 때만 효과가 있다. 그러므로 중요한 점은 뇌졸중의 증상을 일반인에게 교육시키고 "심장발작"에 대한 즉각적인 관심을 "뇌사고(brain attack)"에도 갖도록 하는 것이다.

물리치료의 목적은 신경학적 변화의 결과에 대한 반응으로 나타나는 기능 회복을 촉진하고 증가시키는 것이다. 기능 회복이 정점에 이르면 물리치료사는 환자와 환자 가족의 상황에 맞추어 가능한 한 최적의 수준에서 기능하도록 남아 있는 손상을 보상하고 적응할 수 있도록 교육해야 한다.

그림 7-1은 뇌졸중으로 인해 왼쪽이 마비된 환자를 위한 예방적이고 기능적인 훈련 모습이다.

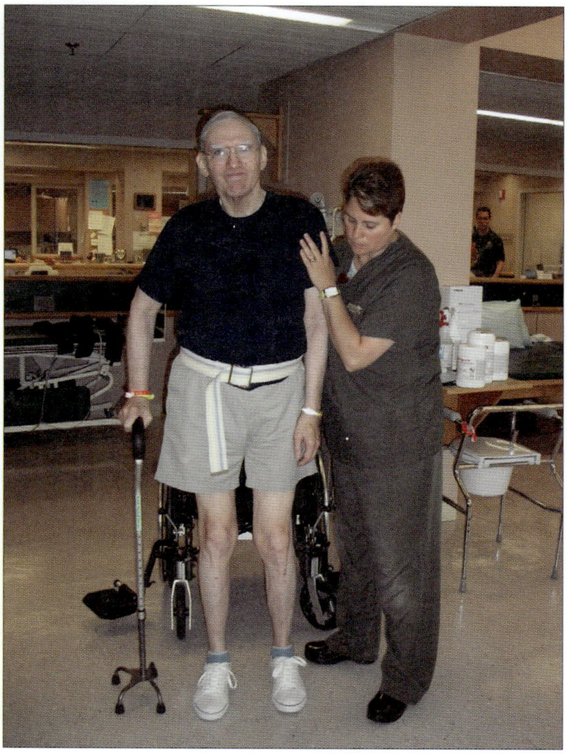

그림 7-1 ■ 뇌졸중으로 인해 왼쪽이 마비된 환자를 위한 보행훈련

외상성 뇌손상

외상성 뇌손상(traumatic brain injury, TBI)은 교통사고에 의해서 가장 빈번하게 발생하고, 낙상이나 폭력에 의해서도 발생한다. 손상의 특성 때문에 외상성 뇌손상은 골절, 탈골, 열상 등을 동반할 수 있다. 가장 일반적으로 손상받는 집단은 어린 아이(자전거 사고 등), 청년(교통사고 등)이고, 외상성 뇌손상은 이 연령 집단에서 사망과 장애의 가장 일반적인 원인이 되기도 한다. 초기 관리는 생명보존과 더 이상의 손상을 막는 데 초점이 맞추어진다.

뇌손상은 손상되는 뇌 부위가 넓기 때문에 다양한 뇌기능과 기전에 문제를 일으킨다. 운동과 감각 기능의 다양한 손실, 지각과 인지 기능 및 감정적 심리 기능에서의 손상이 복합적으로 나타나는 것이 일반적이다. 각 환자에게 나타날 수 있는 문제의 복잡성과 다양성 때문에 관리와 치료에 개별적인 계획이 필요하고, 여러 분야의 재활 팀 구성원이 특수하고 중대한 역할을 제공해야 한다(그림 7-2). 최근에는 결과를 예측하는 데 도움이 되는 타당하고 신뢰할 만한 평가방법 또는 장기 결과에 대하

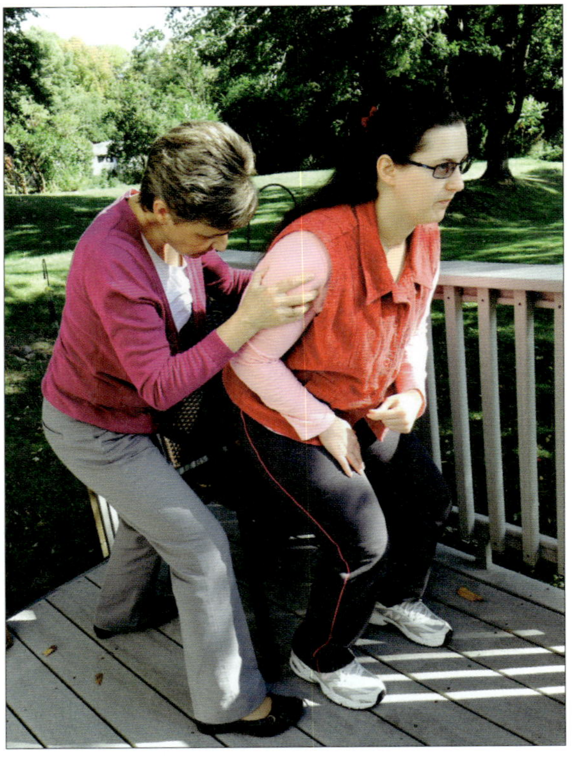

그림 7-2 ■ 외상성 뇌손상 환자가 앉기와 서기를 연습하고 있다.

여 유용한 자료가 충분하지 않다. 그러므로 이 분야는 환자와 가족에게 중요한 질문에 답을 얻을 수 있는 연구에 대한 다양한 기회를 제공해야 한다. 또한 외상성 뇌손상은 교육을 통하여 예방될 수 있는 영역이라는 것이 중요하다. 자전거를 탈 때 헬멧을 착용하고 차를 탔을 때 안전벨트를 착용하는 것만으로도 삶과 죽음의 경계가 결정될 수 있다.

척수손상

척수손상(spinal cord injury, SCI)은 외상성 뇌손상과 같이 교통사고, 낙상, 폭력사고(특별하게 총기사고), 그리고 스포츠(다이빙, 미식축구 등)로부터 발생한다. 연령은 15~25세 사이에서 자주 발생하고 여성보다 남성에서 4배 정도 많이 발생한다. 척수손상은 또한 다른 질환이나 상황에 의해서 발생할 수 있는데, 이것은 노인에서 좀 더 자주 발생한다. 손상의 수준에 따라 팔다리가 모두 손상(팔다리마비, quadriplegia)받을 수 있고, 또는 몸통과 다리(하지마비, paraplegia)만 영향을 받을 수도 있다. 만약 손상이 완전손상(−plegia)이라면 손상 수준 이하에 남아 있는 감각이나 운동기능은 없다. 만약 불완전손상(−paresis)이라면 원위부에 약간의 운동과 감각기능이 남아 있을 것이다.

외상성 뇌손상과 같이 척수손상은 여러 가지 손상을 동반하고, 관리의 초기 목표는 생명의 보존과 신경조직이 더 이상 손상되지 않도록 예방하는 것이다. 뼈 이식, 막대(rod), 철사(wire)를 이용한 척추융합에 의한 손상 부위의 내부 고정 또는 몸통 보조기, 석고 고정과 같은 외부 고정을 통하여 더 많은 손상을 예방할 수 있다. 약물은 신경조직에 더 이상의 손상을 예방하고 회복을 증가시키기 위해서 사용된다.

이러한 치유과정이 진행되는 동안 팔다리 관절의 운동성, 손상받지 않은 근육의 근력, 심장혈관계의 능력과 지구력을 유지하는 것은 중요하다.

그림 7-3, 7-4와 같이 환자는 침상에서 의자차로 이동하는 것과 의자차 조작기술을 익혀 스스로 필요한 장비와 환경적 요구에 적응해 나가야 한다. 예를 들어 대부분의 환자는 이동수단으로써 의자차를 사용하는데, 각각의 환자마다 필요한 크기와 적응하기 위한 도구를 맞춰야 한다. 가정에서는 경사면과 그밖의 개조를 하여 의자차 접근이 가능하도록 해야 한다. 그러므로 물리치료사는 치료에서의 주요 역할뿐만 아니라 환자교육과 관련된 다른 문제에 대한 서비스를 제공함으로써 척수손상 환자의 재활에서 중요한 역할을 담당하게 된다.

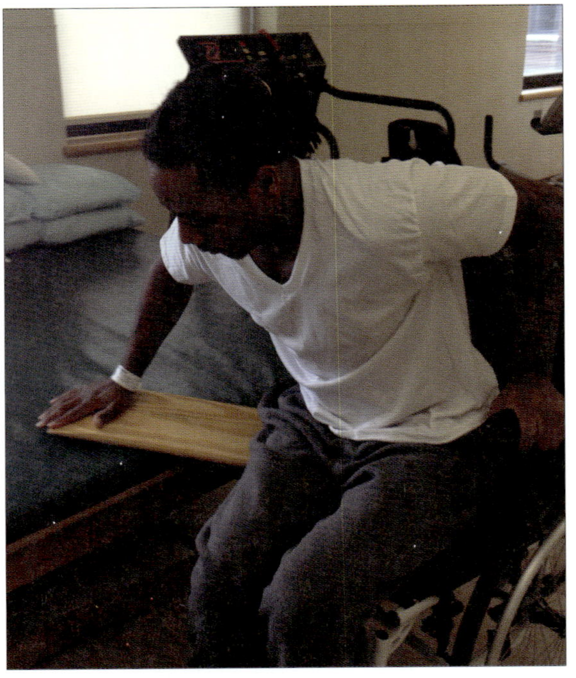

그림 7-3 ■ 다리마비 환자가 의자차에서 치료용 매트로 이동하고 있다.

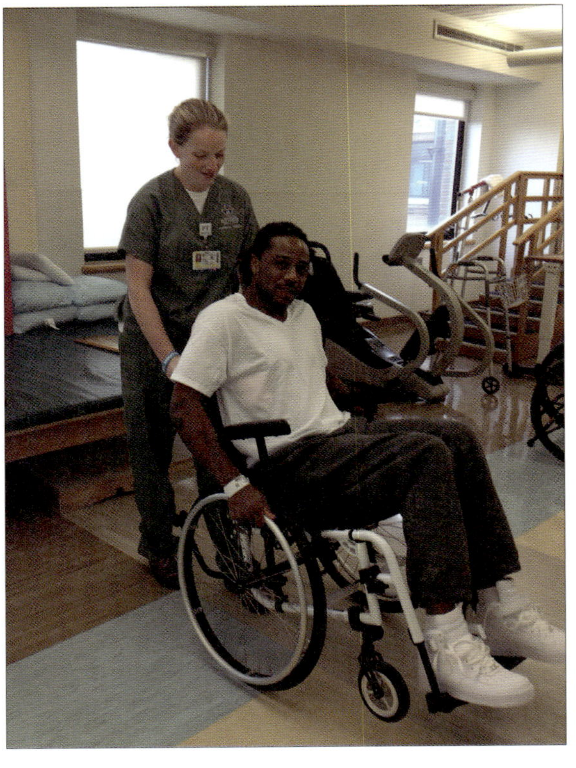

그림 7-4 ■ 다리마비 환자가 턱을 오르고 내리기 위해 필요한 의자차 조작기술을 연습하고 있다.

안뜰계 질환

안뜰계(vestibular system)는 머리의 위치와 움직임을 인식하는 역할을 하며, (1) 말초기관인 속귀에 있는 반고리관(semicircular canal)과 중추 요소인 안뜰핵, (2) 말초와 안뜰핵을 연결하는 안뜰신경과 안뜰핵과 여러 뇌 영역 사이 중추 연결의 두 가지 요소로 구성된다. 다른 여러 시스템과 연결되어 있는 안뜰계는 공간에서 방향감을 유지하고, 자세를 조절하고, 균형을 유지하는 역할을 한다. 안뜰계 질환(vestibular disorder)의 가장 흔한 증상은 어지러움(vertigo), 불안정, 현기증, 구토이다. 1991년 미국의 조사에 의하면, 의사를 방문하는 환자의 25%가 어지럼-현기증을 호소하였다. 안뜰계 질환은 외상, 감염, 항생제 중독, 뇌졸중과 다발성 경화증 같은 다른 병으로 인한 병리적 변화의 결과로 발생한다.

지난 20년에 걸쳐, 안뜰 기능과 관련된 질환에 대한 이해와 지식은 대단히 발전하여 왔다. 또한 병력, 조사에 기초한 진단 및 감별진단이 발달하였다. 이로 인해 물리치료사는 안뜰계 질환 환자에 대한 체계적인 치료, 관리 그리고 재활 역할을 수행하고 있다.

다발성 경화증

다발성 경화증(multiple sclerosis, MS)은 신경을 따라 신호가 전달되는 데 장애가 있는 것으로, 신경계에서 말이집탈락(탈수초) 부분이 생기는 질환이다. 질환은 대부분 15~45세 사이에 발생하고 남성보다는 여성에서 호발한다. 구체적인 원인은 아직 알려져 있지 않다. 다발성 경화증은 다양한 증상을 유발할 수 있고 신경의 말이집탈락 위치에 따라 다양한 양상을 보인다. 일반적인 증상은 시각문제, 저린 감각, 무감각과 같은 감각문제, 약화, 피로와 균형문제, 그리고 언어장애와 같은 문제가 나타난다. 초기 단계의 진행은 예상할 수 없지만 진행은 다음 네 가지 형태 중 하나를 보인다.

1. 양성: 질환이 완화된 듯이 보이고 환자가 비교적 기능장애 없이 증상에서 자유로운 상태
2. 악화-경감: 환자는 호전기간 후 나빠지는 기간이 있다.
3. 경감-진행: 나빠진 후에 호전되는 사실을 제외하고, 악화-경감 형태와 비슷하며 회복이 완전하지 않고 경우마다 남아 있는 문제가 있거나 병이 진행될수록 문제점이 증가한다.
4. 진행: 호전 없이 병이 진행되며 심각한 장애의 원인이 된다.

이러한 환자에 대한 물리치료사의 역할은 상담과 교육이다. 환자는 급성으로 악화되는 동안에 능동적인 치료로부터 효과를 얻을 수 있지만, 반면 환자가 요구하는 것이 변하기 때문에 주기적인 평가와 조언이 요구된다.

파킨슨병

파킨슨병(Parkinson's disease)은 1817년에 James Parkinson에 의해 처음 기술된 진행성 질환이다. 허둥대는 마비(paralysis agitans)와 떨림마비, 특발성(알려지지 않은 원인) 파킨슨니즘으로 알려져 있으며 일반적으로 나이가 들면서 볼 수 있다. 파킨슨병은 일반적으로 세 가지 증상이 특징이다. 떨림(진전, tremor, 반대 근육군의 교대 수축)은 일반적으로 손과 발에 나타나고 휴식기에 나타나는 경향이 있다(예: 신체 지절이 사용되지 않거나 움직이지 않을 때). 강직(경직, rigidity)은 근긴장도 이상으로 사지를 수동적으로 움직일 때 나타나는 저항이다. 느린 움직임증(운동완서증, bradykinesia; 움직임의 느림) 또는 운동못함증(운동불능증, akinesia; 움직임의 결핍)이 3대 징후이다.

이 질환은 흑색질(substantia nigra)이라 불리는 뇌의 부분에서 만들어지는 신경전달물질(화학적 전달자)인 도파민 결핍(depletion) 때문이다. 이 결핍의 특별한 원인은 알려져 있지 않다. 비록 치료방법이 아직 없지만, 주로 신경화학적 균형을 회복하기 위한 약물이 유용하며 증상을 경감시키는 데 도움을 준다. 불행하게도 약물의 효과는 시간이 지날수록 감소하고 증상은 지속적으로 악화된다. 최근 신경세포 이식이 더 영구적인 치료방법의 하나로 연구되고 있다.

떨림, 강직, 느린 움직임증은 균형유지능력과 걷기, 계단 오르기, 물건 잡기와 같은 활동을 수행하는 능력에 영향을 미친다. 환자는 상체를 굽힌 자세, 짧은 걸음, 끄는 발걸음, 교대로 팔 흔들기의 소실을 보이는 경향이 있다. 물리치료사의 역할은 기본적인 결손으로 인해 발생하는 이차적인 문제에 관하여 환자와 가족을 교육하고, 기능을 유지하기 위한 보상 전략을 환자에게 가르치며, 발생하는 문제를 최소화하거나 예방하는 것이다.

길렝-바레 증후군

길렝-바레 증후군(Guillain-Barre syndrome)은 말초신경의 염증반응으로 발생하는 후천성 신경근 질병이다. 이 질병은 1년에 인구 10만 명당 1~2명이 발생한다. 길렝-바레 증후군은 주로 바이러스 감염 후 발병하며 점진적이고 대칭적으로 다리부터 근력약화가 발생한다. 근력약화는 호흡근육까지 침범하여 결국 10~30% 환자는 인공호흡기가 필요하게 된다. 증상은 첫 2주간 빠르게 진행되며 4주 후에 가장 악화된 상태를 보인다. 혈장분리교환술 또는 면역글로불린제 투약 같은 치료가 시행된다. 기능적 회복은 수주에서 수개월에 걸쳐 이루어지며 대부분 1년 이내에 다시 걷을 수 있게 된다.

물리치료는 주로 병원 환경에서 이루어지게 되고 연구에 의하면 다분야 접근이 효율적인 것으로 보고되고 있다. 치료사는 기능적 훈련에 초점을 두고 중재를 적용한다. 근력강화 역시 중재에서 중요한 부분이다.

근위축성 가쪽경화증

근위축성 가쪽경화증(근위축성 축삭경화증, amyotrophic lateral sclerosis, ALS)은 루게릭병(Lou Gehrig's disease, 유명한 야구선수의 이름에서 유래)으로도 알려져 있고 운동신경세포의 퇴행과 관계된 신경학적 장애이다. 진행은 빠르며, 원인은 알려져 있지 않다. 발병 평균연령은 50대이다. 근위축성 가쪽경화증은 약화, 위축(atrophy, 근육부피 감소), 속상수축(fasciculations, 근육연축)이 특징이다. 약화는 팔다리근육에서 나타나 기능적 활동을 어렵게 만드는 원인이 되거나 언어, 연하, 호흡에 관계된 근육에서도 나타나 의사소통과 음식물 섭취 및 호흡에서 어려움의 원인이 될 수 있다. 시작한 위치에 상관없이 결국 모든 근육이 손상받는다. 현재 이 질환에 대한 유용한 치료는 없고 생존기간은 진단에서 사망까지가 약 4년이다. 최근에 몇몇 약물이 수명을 몇 개월 연장시키고 진행을 느리게 하는 것으로 알려져 있다.

치료사의 역할은 환자가 가능한 한 독립성을 유지할 수 있도록 적절한 장비와 도구를 추천하고 약화로 인해 이차적으로 발생할 수 있는 문제에 대한 예방적이고 보조적인 치료를 제공하며 환자를 돌보는 것과 관련하여 가족과 보호자를 교육하는 것이다(특정 연령별 신경근육문제는 10장, 11장 참조).

검진 원리

물리치료의 목적은 기능적인 움직임을 유지하고 향상시키며, 기능 감소를 예방하는 것이다. 기능적인 움직임에는 일상생활동작(옷 입기, 먹기, 목욕하기 등)뿐만 아니라 교육적, 직업적 그리고 여가목적을 위해 필요한 활동도 포함된다. 그러므로 물리치료의 대상자는 움직임에 장애를 가지거나 신경근계의 손상으로 기능에 장애가 있는 사람이다.

병력

움직임의 기능이상을 평가하기 위해서는 영향을 미치는 요인에 대한 조사가 필요하다. 신경학적 문제가 있는 환자는 대부분 신경학 전문의, 물리치료 전문가 또는 둘 모두에 의한 폭넓은 평가 후에 물리치료를 받게 된다. 환자사정에서 첫 번째 단계는 모든 관련된 의료기록과 자료를 보는 것이다. 물리치료사는 현재 상황이나 문제뿐만 아니라 이전의 문제, 또는 예후에 영향을 미칠 수 있는 현재의 다른 질환상태에 관하여 기록해 놓을 필요가 있다. 또한 영향을 미칠 수 있는 심리학적 · 정서적 · 사회적 요인도 기록할 필요가 있다.

계통 관찰

치료사는 의학적(병인학적 또는 병리학적) 진단을 내리기 위해서 의사에 의해 수행된 특별한 검사 결과와 의미를 이해하고 이를 가족과 함께 공유해야 한다. 일반적으로 사용되는 검사에는 방사선 사진 촬영(방사선 필름 위에 X-선을 사용), 컴퓨터 단층촬영술[computed(axial) tomography; CAT 또는 CT; 신체의 특정한 면(plane)을 통하여 전달되는 X-선의 컴퓨터 합성], 자기공명영상(MRI-자기장 내에 신체 부위를 놓음으로써 컴퓨터 이미지를 형성), 혈관조영술, 허리천자, 전기진단 검사가 있다(표 7-1). CT와 MRI는 새로운 기술의 발달에 따라 유용하게 활용할 수 있다. 이 검사들은 뇌와 척수를 포함하는 내부 구조물의 단면 영상과 3차원 영상을 제공함으로써 진단에 혁명을 일으켰다. 이 검사들은 뇌와 척수에 관련된 혈액, 신경세포 그리고 뼈와 같은 조직을 더 잘 시각화하여 차이점을 제공한다. 혈관조영술(angiography)은 혈관의 막힌 곳, 동맥류, 혈관기형과 같은 문제를 더 잘 확인하고 시각화하기 위해서 혈관에 방사선 비투과성의 물질을 주입하는 것이다.

허리천자(요추천자, lumbar puncture, LP)는 세 가지 주요 목적을 위해 사용되는 방법이다. (1) 두개내압을 측정하기 위해, (2) 척수조영상촬영을 위한 방사선 비투

표 7-1
신경근 질병 진단에 사용되는 의학적 검사

진단검사	측정치	사용 이유
전산화된 단층촬영법(CT)	뇌와 척수의 밀도 및 뼈와 물렁조직을 측정하기 위해 방사선과 컴퓨터처리를 이용	▪ 뼈 비정상과 골절, 출혈, 뇌 위축, 물뇌증을 발견 ▪ MRI보다 싸고 빠르게 처리
자기공명영상(MRI)	신경계 내에 있는 해부학적 조직들의 물 함유량을 측정하기 위해 자기장과 방사주파수 파장을 이용	▪ 뇌줄기, 소뇌, 뇌와 척수 종양과 다발 경화증 관련 플라크 등의 병리에 대한 고품질의 비교영상을 제공
혈관조영술	혈관과 혈관망을 보여줌; 혈관내 방사선비투과 조영제 상태도 보여줌	▪ 혈관기형 부위 확인 ▪ 뇌종양 관련 혈관 상태
허리천자	뇌와 척수 주변의 체액 분석을 위해 체액 수집을 위해 시행하는 것	▪ 뇌압측정에 도움 ▪ 박테리아, 바이러스, 화학적 세포물질 확인을 위해 체액 수집하는 데 사용 ▪ 척수조영상을 위해 방사선비투과 물질 투입을 위해 사용
뇌전도	뇌의 전기전위를 기록	▪ 간질을 진단하는 데 사용
신경전도검사	감각과 운동신경의 전도속도를 기록	▪ 말초신경병증을 확인
근전도	근육의 전기활동성 기록	▪ 근육병증을 확인

과성 물질을 주입하기 위해, (3) 검사를 위한 뇌척수액의 표본을 얻기 위함이다. 이 방법은 국소마취하에서 수행된다. 바늘은 지주막하 공간에 도달하도록 L3와 L4 척추 사이의 공간으로 넣고, 허리천자의 목적에 따라 적절한 과정이 수행된다. 뇌척수액은 화학적 · 세포학적 성분, 즉 존재하는 세포의 구체적인 형태와 수를 검사하기 위해 채취한다. 또는 세균이나 바이러스 균을 얻거나 확인하기 위해서도 사용한다.

전기진단검사 또한 특별한 신경학적 장애를 확인하는 데 많은 도움을 준다. 뇌파검사(electroencephalography, EEG)는 두피 위에 놓은 전극을 이용해 뇌의 전기적 전위/활동을 기록하는 것이다. 이 검사는 간질장애 환자를 진단하고 치료하는 데 필수적이다. 근전도(electromyography, EMG)는 휴식 시 및 수의적 수축 시 발생하는 근육의 전기적 활동을 기록하는 것이다. 이는 일차적으로 근육병리에 관련된 장애 그리고 신경 또는 신경근접합부 장애와 관련된 이차적인 장애를 감별하는 데 도움을 준다. 신경전도속도 검사(nerve conduction velocity, NCV)는 말초신경을 따라 전달되는 전기적 신호의 속도를 기록하는 것이다. 이 검사는 축삭(axon)을 둘러싸고 있는 말이집에 손상을 받은 신경과 축삭에 손상을 받지 않은 신경장애를 감별하고 분명히 하는 데 도움을 준다. 많은 경우에 물리치료사는 근전도(EMG) 또는 신경전도 속도와 같은 진단적 검사를 수행하고 환자에게 정보를 직접 제공한다.

이러한 검사 결과에 대한 정보는 물리치료사가 장애를 더 잘 이해할 수 있도록 할 뿐만 아니라 환자가 이들 과정에 대하여 질문을 할 때 적절하게 설명할 수 있게 해준다.

평가의 다음 단계는 환자, 가족, 보호자를 면담하는 것이다. 면담은 물리치료사가 환자를 치료에 참여시키는 중요한 단계이고, 직접 들을 수 있는 기회를 제공한다. 물리치료사는 환자의 발병 이전의 생활양식, 기능 수준뿐만 아니라 환자의 인지와 의사소통 능력을 평가할 수 있는 구체적인 질문을 할 수 있다. 면담은 또한 환자, 가족 구성원과 대화할 수 있는 기회를 제공하고, 치료를 통해 얻고자 하는 개인적인 요구에 대하여 들을 수 있다. 환자와 물리치료사 사이의 이러한 상호작용은 궁극적으로 현실적인 장 · 단기 목표와 기대를 만드는 데 중요하다. 이 과정은 상황이 변화하고 목표가 달성될 때마다 일어날 것이다.

기능적 과제에 대한 움직임 분석

신경근에 대한 검진을 수행할 때, 치료사는 환자의 움직임(예: 속도, 부드러움, 방향)에 대한 질적인 면과 특정 과제를 안전하게 수행하기 위해 필요한 도움 정도를 판단하기 위해 움직임 분석기술에 종종 의존한다. 일상에서 흔한 동작들, 즉 침상움직임(침상에서 자세변경, 이동하기), 기능적 앉기 균형, 의자차에서 장소로 옮겨가기, 걷기 및 계단 오르기 같은 움직임을 평가한다. 만일 환자에게 의미 있는 특정 행동이 있다면 이 또한 평가되어야 한다. 그림 7-5는 이에 대한 예이다. 외상성 뇌손상 후 환자가 경사로 걷기를 원하기 때문에 이 움직임에 대한 평가도 이루어져야 한다. 움직임을 분석할 때 치료사는 환자의 움직임 능력에 영향을 주는 환자의 특수한 환경을 고려해야 한다. 움직임 분석은 치료사가 환자에게 맞는 검사와 중재 방법을 선택하는데 도움을 준다.

인지

지남력(orientation), 주의력, 장 · 단기 기억력, 문제해결 능력 및 판단력과 같은 기

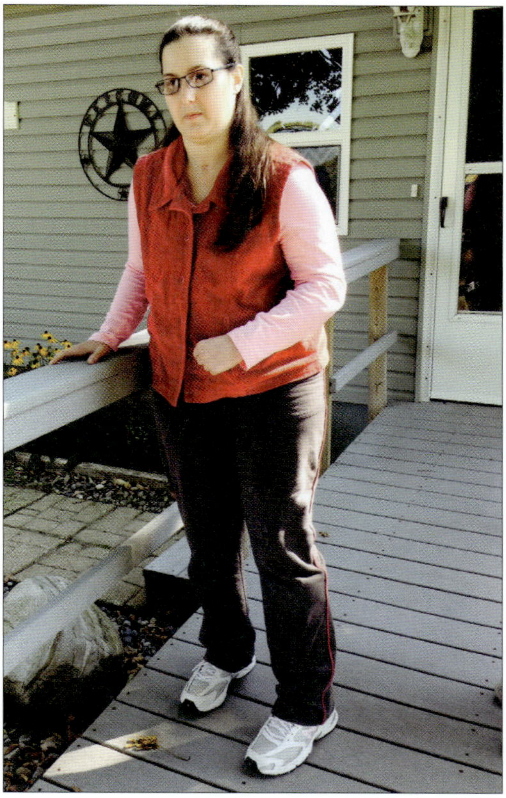

그림 7-5 ■ 경사로 이동과 같이 환자에게 의미 있는 과제에 대한 움직임 분석은 검진과정에서 필수적인 요소이다.

능은 중추신경계의 장애로 인해 손상받을 수 있고, 환자의 일상생활기능과 학교 또는 직업으로 복귀하는 능력에 중요한 영향을 미친다. 만약 이러한 손상이 존재한다면, 이런 문제점을 관리하기 위한 전략을 다른 팀 구성원에게 제공하는 신경심리학자가 좀 더 자세하게 평가하여야 한다. 예를 들어 외상성 뇌손상 환자는 행동에 문제가 발생할 수 있다. 이러한 문제를 성공적으로 평가하기 위해, 행동 문제가 나타나는 환자와 접촉하는 모든 사람은 문제 행동에 대해 유사하고 일관되게 반응하는 것이 중요하다. 결정된 특별한 전략은 치료를 제공하는 팀과 신경심리학자가 논의를 통해서 결정하고, 발현되는 현상에 대한 이해와 평가를 기초로 하여 전략을 선택한다.

의사소통

의사소통은 치료사가 어떻게 환자와 함께 할 것인가에 대해 중요한 영향을 미치는 또 다른 영역이다. 만약 환자가 언어 또는 문서를 통한 의사소통을 해석하거나 받아들이는 능력이 감소되어 있거나(수용성 말못함증, receptive aphasia) 말에 의한 의사소통 능력에 장애가 있다면(표현성 말못함증, expressive aphasia), 치료사는 성공적으로 환자와 함께 하기 위해 특별한 전략을 사용해야 한다. 예를 들어 수용성 말못함증 환자를 치료하는 경우, 물리치료사는 신체적 모방이나 환자에게 요구하는 것을 시범으로 보일 필요가 있다.

물리치료 조사 중 특별 요소는 환자의 최근 상태, 동반된 질병, 의식과 정서적인 상태, 나이 같은 다양한 요소에 의해 결정된다.

운동조절

운동조절(motor control) 평가에서 검사해야 하는 첫 번째 단계는 환자가 특정 근육의 수의적이고 분리된 활동을 수행할 수 있는지, 불수의적으로 함께 연결되어 있는 움직임만을 수행할 수 있는지에 대한 것이다. 예를 들어, 뇌졸중 후 회복의 초기 단계에서 대부분의 환자는 어깨를 들어 올리는 자동적이고 불수의적인 움직임 없이 입으로 손을 가져가는 행동을 하는 것이 어렵다. 두 번째 단계는 환자가 특정 근육 활동과 움직임(시작, 멈추기, 반대로 하기, 속도 바꾸기, 방향 바꾸기, 힘 조절하기 등이 가능한)을 독립적으로 조절할 수 있는지, 그리고 어떻게 이러한 움직임을 잘 조절하는지를 평가하는 것이다. 세 번째 단계는 환자가 어떤 불수의적인 움직임을 보이는지를 판단하기 위한 것이다. 불수의적인 움직임이 휴식 시에도 나타나는가? 또는 동작과 함께 나타나는가? 활동 중에 변화하는 불수의적인 움직임의 특성과 강도가 어떤지와 환자의 모든 기능에 영향을 미치는 유해한 움직임이 무엇인지? 마지막으로 신경계의 특정한 부분 손상으로 인해 어떤 반사반응이 나타날 수 있다. 예를 들어 대뇌피질에 손상이 있을 때 환자는 뇌줄기에 의해 영향을 받아 조절되는 어떤 반사반응이 나타날 수 있다. 이런 자동반응은 독립적이고 분리된 조절이 나타나는 것을 방해할 수 있으며, 결국 기능에 영향을 미친다.

긴장도

긴장도(tone)는 움직임과 휴식 동안에 근육에 의해 유지되거나 발생하는 장력이다. 일부 질환에서, 긴장도는 변화가 생기고 환자는 저긴장도(hypotonia) 또는 과긴장도(hypertonia)를 보일 수 있다. 이러한 긴장도 장애는 휴식기 및 활동 동안 또는 두 가지 상황 모두에서 나타날 수 있다. 다음의 질문에 대한 해답은 특정 중재를 결정하기

전에 필요한 것이다.

- 자세와 기능에 영향을 미치는 수준의 긴장도 장애가 있는가?
- 어떤 요소들이 그것을 증가시키거나 감소시키는가?
- 그것이 기능을 위한 환자의 능력에 유익한가, 해로운가?

감각과 지각

감각과 지각(sensation and perception)은 모두 정상 움직임을 위해 필수적이다. 감각은 신체의 안과 밖에서 입력된 감각자극을 받아들이는 능력으로, 말초신경을 통하여 감각자극을 전달하고 받아들여 척수로를 통하여 이를 이해하는 뇌로 전달하는 능력이다. 움직임을 위한 가장 기본적인 감각정보는 시각, 전정감각, 촉각, 고유감각이다. 지각은 다양한 감각자극을 통합하고 적절하게 반응하는 능력이다. 뇌손상 환자에서 가장 영향을 받는 것은 적절한 반응이며, 이는 움직임과 기능에 중요한 영향을 미친다.

관절가동범위

근육, 힘줄 같은 연부조직의 유연성(flexibility), 관절의 정렬과 운동성은 평가를 위해 중요하다. 치료사는 도수검사를 수행하고 움직임 제한의 정도를 정량화하는 데 도움을 주기 위해 각도기(goniometer)를 사용한다(6장 참조).

7

평가, 진단, 예후의 원리

매우 단순해 보이는 움직임과 활동이 매우 복잡하고 서로 연결되어 있는 기전의 결과라는 것은 분명하다. 치료사는 때때로 움직임 장애와 기능적 제한점을 진단하기 위해, 그리고 이에 대한 요소를 확인하기 위해 여러 부분을 평가한다. 세밀한 평가의 결과에 기초하여 치료계획을 세우고 움직임과 기능을 증가시키는 목적에 부합하는 계획을 세워야 한다.

직접 중재의 원리

신경학적 결함이 있는 환자에 대한 물리치료는 다양한 목적이 있을 수 있다. 다음은 일반적인 신경계 환자에 대한 물리치료 적용 방법이다.

- 전반적인 운동성과 운동기술습득 증진하기
- 과제와 환경 변화에 맞추어 기능적 움직임 전략 수정하기
- 낯선 상황에 접했을 때 자신의 운동관련 문제해결을 위한 능력 키우기
- 상해를 줄이고, 해결하고, 예방하기
- 건강과 안녕상태 증진하기

물리치료사는 질환의 기능 회복 또는 보상전략 개선을 위해 환자에 대한 평가 자료를 활용한다. 기능적 회복을 위한 치료적 중재는 손상 이전에 수행했던 방법으로 같은 과제를 손상 후에도 수행할 수 있도록 환자의 능력을 촉진하는 것에 초점을 둔다. 보상전략에 초점을 둔 중재는 이전에 다른 움직임 전략을 사용하여 특정 과제를 완수할 수 있도록 유도하는 것이다. 예를 들어, 양손으로 수행했던 활동을 한손으로만 같은 과제를 수행하도록 훈련하는 것이 보상적인 방법이다. 때로는 보상전략과 회복전략을 혼합하여 적용하는 경우도 있다. 예를 들어 치료실에서는 지팡이 없이 걷는 연습을 하지만, 실외에서는 안전을 위해 걷는 동안 지팡이를 사용하도록 권장하는 것이다.

운동조절이론과 접근법

어떻게 움직임이 조직화되고 협응화되는지를 다루는 운동조절영역은 신경근 질병 환자를 위한 과제 지향적 접근법의 이론적 기초가 된다. 움직임에 대한 지식이 발달하면서 운동조절이론은 그 동안 지속적으로 진화하고 있다. 운동조절이론의 진화에 맞추어 임상적 중재방법도 변화고 있다.

역사적으로 보면, 위운동신경원 병변 이후 움직임 결핍이 있는 환자를 관리하는 초기 접근법은 동물을 대상으로 실시된 여러 신경과학자들의 연구에 기초를 두고 있다. 이 연구자들은 반사와 뇌와 척수가 계층적으로 움직임을 조절한다고 믿어 왔다. 1940년대부터 1970년대까지 이러한 이론과 그들이 경험하고 관찰한 환자를 중심으로 전통적인 물리치료를 적용하여 왔다. 전통적인 물리치료에는 신경근육촉진법(PNF), 신경발달치료법(NDT), 브롬스트롬 치료 등이 있다. 현재에는 이러한 이론이 과학적으로 증명되고 있지 않지만 이 시기 신경계 손상 후 전통적인 치료법은 움직임을 개선하기 위해 적용되었다.

고유수용성 신경근 촉진법(proproiceptive neuromuscular facilitation, PNF)은 물리치료사인 Margaret Knott, Dorothy Voss와 함께 신경학자 Dr. Kabat에 의해 개

발된 가장 초기의 치료방법 중의 하나이다. 다발성 경화증과 뇌성마비를 치료하면서 Dr. Kabat는 이들 환자들에게 회백수염 환자들의 치료에서 사용하였던 "한 근육(one muscle)-한 관절(one joint)" 접근법이 적절하지 않다는 것을 관찰하였다. 정상적인 인간 움직임을 관찰한 결과 그는 대부분의 인간 활동들은 다차원의 움직임을 필요로 한다는 것을 강조하였다. 즉, 다양한 관절들에서 다양한 근육들이 하나의 또 다른 활동들을 보완하고 증가시킨다. 따라서 이 접근법은 재훈련과정에서 특정 움직임 패턴을 강조한다. 그는 또한 움직임 동안 특정 위치와 시간에서 고유수용성 자극을 환자에게 제공하면 운동수행력이 향상되고 촉진됨을 관찰하였다. 명칭에서 알 수 있듯이 이 기술들은 고유수용성(관절과 위치감각) 자극을 강조하지만 촉각, 시각 그리고 청각 자극 역시 사용한다. 현재 이러한 기술들은 신경근계 환자뿐만 아니라 근육뼈대계 문제가 있는 환자의 움직임과 운동조절을 증가시키기 위해서 사용한다.

신경발달치료(neurodevelopmental treatment, NDT)는 Berta Bobath와 그녀의 남편인 Karel Bobath에 의해서 개발되었다. Berta Bobath는 뇌성마비와 성인 뇌졸중 환자를 중점적으로 치료하였다. 그녀의 이론과 치료 접근법은 이들 환자 집단에서의 관찰과 Jackson, Sherrington, 그리고 다른 사람들의 연구에 대한 해석에 기초하였다. 그녀의 가설(특히 뇌졸중 성인 환자들에 주목되었고)은 뇌졸중으로 인한 손상 때문에 환자가 적절하게 신경자극에 반응할 수 없다는 것이다. 이 손상은 자세와 움직임에서의 비정상적인 협응 제한과 비정상적인 근긴장으로 나타난다. 치료의 목적은 움직임의 비정상적인 패턴을 억제하고 자동적인 반응과 수의적 기능 활동의 통합을 촉진하는 것이다. 비정상적인 자세의 억제는 올바른 자세로 환자를 수동적으로 유지함으로써 이루어진다. 자동적인 반응과 수의적인 활동은 원하는 동작을 자극하고 지지하기 위해 특정 부위에 손을 배치하는 다루기(handling) 기술에 의해 달성된다.

브룬스트롬(Signe Brunnstrom)은 뇌졸중과 같은 신경계 손상으로 고통받는 환자들을 치료하였다. 그녀는 환자들이 회복됨에 따라 나타나는 움직임 패턴을 자세하게 관찰함으로써, 뇌졸중 후 발생하는 움직임과 기능의 자연스러운 회복을 정밀하게 기술할 수 있었다. 이 연구 결과는 오늘날에도 여전히 타당하다고 여겨지고 있다. 그녀의 광범위한 연구와 유용한 문서의 해석, 관찰에 기초하여 움직임의 순서와 회복과 기능을 촉진하는 활동들에 관련된 자세한 설명(Brunnstrom's approach)이 만들어졌다. 훈련과정과 치료순서는 침상에서의 적절한 자세와 활동으로 시작하여 앉은 자세에서 몸통조절을 훈련하고 팔과 다리의 운동회복을 촉진하는 과정으로 진행한다. 이 치료 방법은 뇌졸중 후 회복단계에 있는 환자를 위한 중재방법의 일부로, 지금도 사용되고 있다.

지난 20년에 걸쳐 인생에 걸친 운동발달(motor development, 나이에 따른 운동행동 변화 과정), 운동조절(motor control, 자세와 움직임의 자연스러운 조절) 그리고 운동학습(motor learning, 움직임의 변형이나 습득의 과정)의 이해는 크게 향상되었다. 따라서 다루기를 통해 운동수행을 조절하고, 억제하고, 촉진하는 감각입력을 강조하는 초기 치료방법들의 재검토와 재평가가 이루어지게 되었다. 최근의 치료방법은 운동학습과 기술습득의 원리에 기초하기 때문에 환자의 수동적인 다루기를 강조하지 않는다. 대신 적절한 해결법을 발견하고 문제를 해결하는 관점에서 환자에 의한 능동적인 참여를 권고한다. 이들 접근법들은 학습을 촉진하기 위해서 적절한 되먹임을 사용하고 학습을 위한 적절한 환경을 조성하는 물리치료사의 역할을 강조한다. Shummway-Cook과 Woollacott는 좀 더 과제-지향적 접근(task-oriented approach)의 필요성을 강조하기 위해 운동조절모형 중 계통 모형(system theory)에 기초하여 임상적인 문제들의 평가와 치료를 권장하였다. 그들은 움직임이 지각, 인지, 그리고 운동계 사이에 역동적인 역할을 통하여 일어난다고 제안하였다. 그들은 또한 과제가 수행되는 환경과 과제 그리고 개인 사이의 상호작용으로부터 움직임이 발생한다는 것을 인식하는 것이 중요하다고 믿었다. 앞서 언급된 기술 이외에, 치료사들은 손상과 기능이상에 따라 특정 목적을 선택할 수 있다. 이 기술들에는 유연성과 근력을 향상시키기 위한 신장운동 또는 근력강화운동이 포함된다. 또한 운동조절과 근력을 향상시키고 강직을 줄이기 위해 근전도 생체되먹임, 신경근육전기자극, 또는 기능적 전기자극 같은 물리적 인자를 이용할 수 있다. 다른 선택들은 좀 더 보상적이거나 적응적일 수 있다. 예를 들어 물리치료사는 균형유지를 위해서 발바닥의 손상된 감각을 가진 환자에게 눈과 시각에 좀 더 의지하는 방법을 가르칠 수 있으며 다리 근육의 비가역성으로 마비된 경우 걷는 능력을 향상시키기 위해서 보조기 사용법을 가르칠 수 있다. 또한 물리치료사는 환자의 기능이 더 나아지도록 환경적인 변화를 제안할 수 있다. 그러므로 물리치료사는 신경계의 장애로 인한 기능의 움직임과 관련된 문제점을 치료하고 관리하기 위해서 가능한 한 지속적으로 창조적인 도전을 해야 한다.

신경가소성과 중재 설계

새로운 기술과 행위를 학습할 때 뇌와 척수가 적응하는 것과 관련된 신경가소성(neuroplasticity)에 대한 이해는 신경학적 손상이 있는 환자의 치료방법을 선택하는데 중요한 영향을 미쳤다. 현재는 과제지향적 접근법이 주목을 받고 있다. 연구 결과 신경계 손상 후 내외적인 환경변화에 반응하기 위해 신경세포는 기능과 해부학적 구조가 변할 수 있다는 것이다. 기초연구와 임상연구를 통해 우리는 새로운 운동기술을 습득한 환자의 능력을 높이는 방법을 학습하고 있다. 예를 들어, 신경손상 후 덜 약한 팔다리를 더 약한 팔다리보다 많이 사용하게 되면 결과적으로 학습된 비사용(learned nonuse) 현상이 발생하게 된다. Kleim과 Jones는 "사용하지 않으면 상실한다."라는 개념을 주장하였다. 이러한 연구자들은 과제 반복 수행, 과제 특이성, 훈련강도, 목표-지향적 움직임을 특히 강조하였다. 이러한 형태 훈련은 신경가소성을 더욱 촉진하는 것으로 여겨진다.

운동학습

운동학습의 원리는 신경계 환자 치료 상황에서 치료의 구성에 영향을 주는 또 하나의 요인이다. 치료사들은 훈련한 운동기술이 영원히 존속하도록 만들기 위한 상황, 즉 운동학습능력을 높이기 위해 노력해 왔다. 운동학습은 여러 단계를 거치면서 일어난다. 먼저 환자는 무엇을 해야 할지(인지 단계)를 학습하고 그 다음 자신의 움직임을 정밀화한다(연합 단계). 그리고 마지막으로 기술을 발달시킨다(자동 단계). 각 단계에서 치료사는 환자의 운동학습을 최적화시킬 수 있도록 상황을 변경시킨다.

연구자들은 운동기술습득을 위해 반복 훈련을 강조하고 있다. 치료사는 환자가 다양한 과제를 수행할 때 운동학습을 최적화시키기 위한 적절한 훈련환경을 만들기 위해 노력해야 한다. 훈련 동안 치료사가 조절해야 하는 변수는 수행해야 하는 과제, 환자의 운동학습 단계, 환자의 반응, 환경적 상황, 원하는 훈련의 목적에 따라 달라진다. 운동학습을 높이기 위한 연습과 되먹임에 대한 몇 가지 변수를 보면 다음과 같다.

- 블록 연습: 한 과제를 구성하는 세부 구분 동작별로 연습하는 것
- 무작위 연습: 무작위 순으로 서로 다른 몇 가지 과제들을 연습하는 것
- 전체 연습 대 부분 연습: 전체 연습은 한 과제의 세부 구분 동작을 연속하여 시행하는 것이고 부분 연습은 부족한 구분 동작만 계속 연습하는 것

7

- 내적 되먹임: 움직임 동안 신체 감각 수용기를 통해 들어오는 정보
- 외적 되먹임: 움직임에 대해 자신이 아닌 외부에서(예: 치료사) 들어오는 정보
- 되먹임 계획: 되먹임 빈도와 시기
- 긍정 되먹임과 부정 되먹임

활동-중심 훈련

신경학적 손상 후 팔과 다리의 기능 증진을 위해 사용되어온 몇 가지 활동-중심 접근법이 있다. 억제-유도 움직임치료(constraint-induced movement therapy, CIMT)는 Taub에 의해 개발된 것으로 팔의 기능을 강화하기 위해 사용되고 있다. 이 방법은 마비가 적은 팔을 고정하여 마비가 심한 팔을 일상적으로 계속 사용하도록 하는 방법으로, 학습된-비사용을 줄이는 데 효과적인 방법이다. 다리에 적용된 형태는 그림 7-6처럼 체중지지를 제공하는 기구를 이용한 보행훈련이다. 이 훈련은 트레드밀 위에서도 시행될 수 있다. 체중지지가 어려워 걷기가 힘든 환자들에게 체중지지 시스템을 적용하여 보다 쉽게 걷기 활동을 수행할 수 있도록 훈련하는 방법이다. 여러 연구들에 의하면 활동-중심 접근법들이 상해-중심치료보다 기능을 증진시키는 데 더욱 효과적이다.

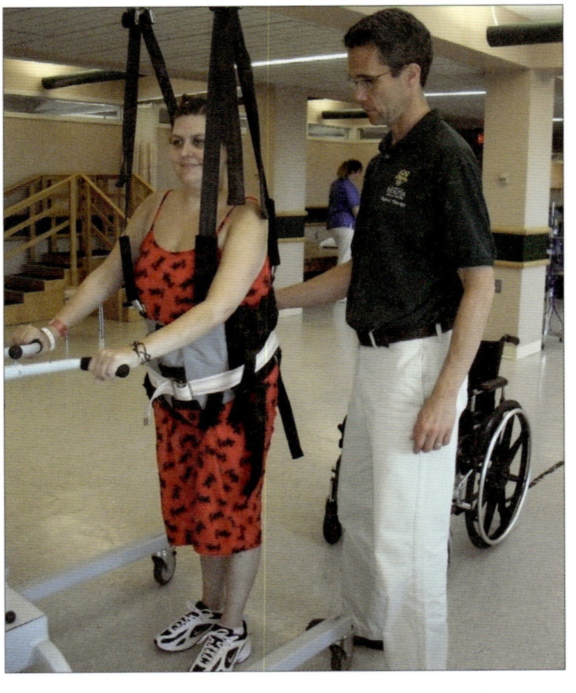

그림 7-6 ■ 체중지지 시스템을 활용한 보행훈련

상해 관리

운동기술학습을 위한 활동-중심접근법과 더불어 치료사들은 신체구조/기능의 상해를 치료하기 위해 다양한 방법을 적용하고 있다. 스트레칭과 근력강화운동은 신경손상 환자를 위한 유연성 증진과 핵심 근육 강화를 위해 흔히 사용되고 있다. 그림 7-7은 척수손상 환자가 팔근력강화를 위해 훈련하고 있는 모습이다. 신경근육전기자극기 또는 기능적 전기자극기(functional electrical stimulation)는 근력강화, 근육수축 시기 조정 등의 목적으로 사용될 수 있다.

환자 지도

신경재활 중 많은 부분은 질병과 이로 인한 결과에 대해 환자에게 교육하는 것이다. 대부분의 신경학적 질병은 합병증이 동반되기 때문에 이를 관리하기 위한 교육이 필요하다. 또한 신경계 손상 환자는 만성적인 특성을 보이기 때문에 이에 대한 장기적인 관리와 상태악화를 예방하기 위해 간병인과 가족들에게도 교육을 해야 한다.

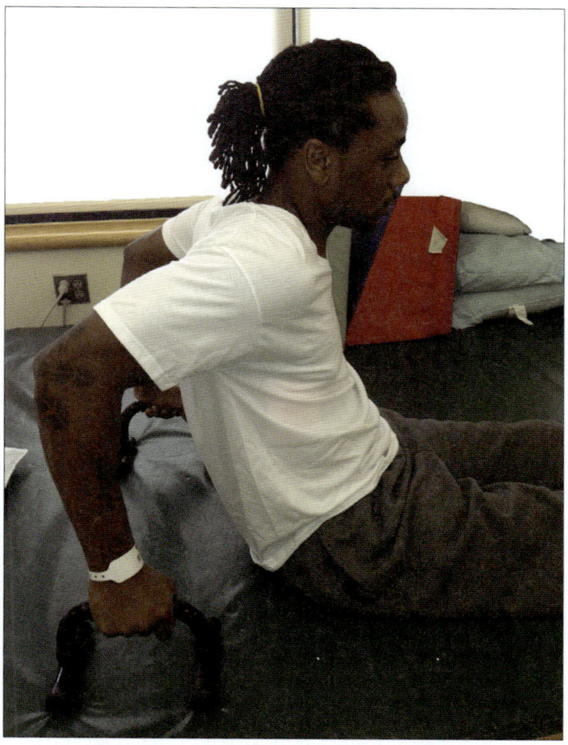

그림 7-7 ■ 팔의 근력강화운동을 수행하고 있는 척수손상 환자

요약

신경근계 물리치료의 목적은 신경계 손상으로 인한 움직임과 기능적인 문제를 치료하는 것이다. 만약 문제가 치료 불가능하고 진행적이라면, 목표는 문제를 보상하고 조정하고 이차적인 합병증을 예방하기 위해서 환자와 보호자를 교육하는 것이다. 이들 목표를 성취하기 위해서 물리치료사는 기능이상을 평가하고 움직임을 위해서 필요한 구성요소를 평가해야 한다. 결과에 기초하여 물리치료사는 환자, 가족 그리고 다른 보호자와 연계하여 적절한 장·단기 목표와 치료계획을 세울 것이고, 이들 목표에 부합하는 구체적인 전략을 세울 것이다. 평가, 측정, 치료의 과정은 목표에 도달할 때까지 순서대로 일어날 것이다. 만약 목표가 신체적·심리적·사회적 요소 때문에 도달할 수 없다면 목표의 재설정과 전략이 필요할 것이다.

궁극적인 목표는 제한적 조건 내에서 이룰 수 있는 가장 높은 수준의 기능을 얻기 위해서 환자의 재활을 돕는 것이다.

사례연구

사례연구

Jim은 18세로 등뼈에 총상을 입었다. 총알이 척추를 파열시켜 척수손상의 원인이 되었고, 하반신 마비를 초래하였다. 환자는 수술이 필요한 복부손상도 있었다. Jim은 현재 의학적으로 안정된 상태이고 장기간의 재활을 시작하기 위해서 물리치료사에게 의뢰되었다.

팀 구성원(의사, 간호사, 심리치료사, 사회복지사, 물리치료사, 작업치료사)의 첫 번째 과제는 정밀한 평가이다. 이 과정은 각각의 팀 구성원이 환자의 신체적·정서적 상태가 허락하는 범위 내에서 평가가 이루어져야 하기 때문에 며칠 동안 수행되었다. 모든 정보가 수집되었을 때, 환자, 가족과 함께 정보를 토의하고 단기·장기 목표를 세우기 위해 팀 회의가 계획되었다.

구성원은 가동성을 유지하고 손상된 근육의 근력을 증가시키기 위해서, 그리고 감각소실로 인하여 발생하는 문제점에 대하여 환자를 교육하기 위해서 치료와 관리를 시작하였다. 간호사는 배뇨와 배변 기능을 관리하기 위한 프로그램을 시작하였다. 심리치료사는 Jim이 신체기능과 신체 이미지의 소실, 예상하지 못했던 사고의 외상에 적응할 수 있도록 돕기 시작하였다. 사회복지사는 퇴원에 대비하여 Jim에게 필요한 것과 이러한 요구가 그의 가족과 현재 집안 환경에 의해 충족될 수 있는지 결정하기 시작하였다.

이후 몇 주 동안 의사는 최종 진단을 결정하기 위해 감각 또는 운동기능 회복이나 변화가 있는지를 지속적으로 검사하게 된다. 다른 팀 구성원은 새로운 현실 내에서 기능을 위해 필요한 새로운 기술을 Jim에게 가르치기 위해 지속적으로 노력할 것이다. 물리치료사는 새로운 기술을 가르치고 훈련하는 데 주요 역할을 담당하게 된다. 또한 환자의 생활방식에 부합하는 의자차와 쿠션과 같은 장비를 처방하는 데 참여하고, 집에 경사면 통로를 확보하도록 가족에게 권장할 것이다. 가족은 의자차가 쉽게 접근하고 움직일 수 있도록 하기 위해서 카펫을 제거하고 복도를 넓힐 필요가 있을 것이다. 또한 Jim의 필요에 맞도록 침상과 욕실의 높이를 바닥 높이로 조절해야 할 것이다. 가족은 약간의 경제적인 도움을 얻을 수 있거나 또는 완전하게 그들 스스로 경제적인 부담을 져야 할 수 있다.

Jim이 처한 신체적·심리적 문제에 대한 치료뿐만 아니라 가족 역시 많은 정서적인 문제를 치료받아야 한다. 물리치료사가 Jim을 돕기 위해서 가족을 훈련시킴에 따라 가족구성원은 훈련을 받는 동안 그들의 두려움과 관심을 표현할 기회를 얻을 것이다. 물리치료사의 역할은 신체적 요구에 대한 기술적인 지원뿐만 아니라 환자와 가족 모두에 대한 심리적·정서적인 지원을 제공하는 것이다.

참고문헌

1. Sacco RL, Kasner SE, Broderick JP, et al.: An updated definition of stroke for the 21st century: a statement for healthcare professionals from the American Heart Association/American Stroke Association, Stroke 44(7):2064–2089, 2013.
2. O'Sullivan SB: Stroke. In O'Sullivan SB, Schmitz TJ, Fulk GD, editors: Physical rehabilitation, ed 6, Philadelphia, PA, 2014, FA Davis Co., pp 645–720.
3. Ostir GV, Berges IM, Ottenbacher A, et al.: Patterns of change in depression after stroke, J Am Geriatr Soc 59(2):314–320, 2011.
4. Jauch EC, Saver JL, Adams HP, et al.: Guidelines for the early management of patients with acute ischemic stroke: a guideline for healthcare professionals from the American Heart Association/ American Stroke Association.
http://stroke.ahajournals.org/content/early/2013/01/31/STR.0b013e318284056a.full</ url>. Accessed October 1, 2014. 5.Teasell R, Hussein N: Background concepts in stroke rehabilitation, Evidence-Based Review of Stroke Rehabilitation (EBRSR) website. Update November 2013.
http://www.ebrsr.com/sites/default/files/Chapter3_Background-Concepts_FINAL_16ed. pdf. Accessed October 1, 2014 (chapter 3).
6. About brain injury, Brain Injury Association of America website.
http://www.biausa.org/about-brain-injury.htm#definitions. Accessed October 1, 2014.
7. Traumatic brain injury in the United States: fact sheet, Centers for Disease Control and Prevention website.
http://www.cdc.gov/traumaticbraininjury/get_the_facts.html. Accessed October 1, 2014.
8. Fulk GD, Nirider CD: Traumatic brain injury. In O'Sullivan SB, Schmitz TJ, Fulk GD, editors: Physical rehabilitation, ed 6, Philadelphia, PA, 2014, FA Davis Co., pp 859–888.
9. Fulk GD, Behrman AL, Schmitz TJ: Traumatic spinal cord injury. In O'Sullivan SB, Schmitz TJ, Fulk GD, editors: Physical rehabilitation, ed 6, Philadelphia, PA, 2014, FA Davis Co., pp 889–964.
10. Field-Fote EC: Spinal cord injury rehabilitation, Philadelphia, PA, 2009, FA Davis Co.
11. Schubert MC: Vestibular disorders. In O'Sullivan SB, Schmitz TJ, Fulk GD, editors: Physical rehabilitation, ed 6, Philadelphia, PA, 2014, FA Davis Co., pp 965–999.
12. Tusa RJ: Bedside assessment of the dizzy patient, Neurol Clin 23(3):655–673, 2005.
13. Furman JM, Cass SP: Benign paroxysmal positional vertigo, N Engl J Med 341:1590–1596, 1999.
14. O'Sullivan SB: Multiple sclerosis. In O'Sullivan SB, Schmitz TJ, Fulk GD, editors: Physical rehabilitation, ed 6, Philadelphia, PA, 2014, FA Davis Co., pp 721–768.
15. Latimer-Cheung AE, Martin Ginis KA, Hicks AL, et al.: Development of evidence-informed physical activity guidelines for adults with multiple sclerosis, Arch Phys Med Rehabil 94:1829–1836, 2013.
16. Ellis T, Motl RW: Activity behavior change in persons with neurologic disorders: overview and examples from Parkinson disease and multiple sclerosis, J Neurol Phys Ther 37:85–89, 2013.
17. O'Sullivan SB, Bezkor EW: Parkinson's disease. In O'Sullivan SB, Schmitz TJ, Fulk GD, editors: Physical rehabilitation, ed 6, Philadelphia, PA, 2014, FA Davis Co., pp 807–858.
18. Gelb DJ, Oliver E, Gilman S: Diagnostic criteria for Parkinson disease, Arch Neurol 56(1):33–39, 1999. http://dx.doi.org/10.1001/archneur.56.1.33.
19. Foltynie T, Hariz MI: Surgical management of Parkinson's disease, Expert Rev Neurother 10 (6):903–914, 2010.
20. Urbaniak HK, Yarbrough C, Ciacci J: Gene- and cell-based approaches for neurodegenerative disease, Adv Exp Med Biol 671:117–130, 2010.
21. Morris ME, Martin CL, Schenkman ML: Striding out with Parkinson disease: evidence-based physical therapy for gait disorders, Phys Ther 90:280–288, 2010.
22. Cosi V, Versino M: Guillain-BarrØ syndrome, Neurol Sci 27(Suppl 1):S47–S51, 2006.
23. Office of Rare Diseases, National Institute of Health.
http://rarediseases.info.nih.gov. Accessed October 2, 2014.
24. El Mhandi L, Calmels P, CamdessanchØ JP, et al.: Muscle strength recovery in treated Guillain-BarrØ syndrome: a prospective study for the first 18 months after onset, Am J Phys Med Rehabil 86:716–724, 2007.
25. Khan F, Amatya B: Rehabilitation interventions in patients with acute demyelinating inflammatory polyneuropathy: a systemic review, Eur J Phys Rehabil Med 48:507–522, 2012.
26. Orsini M, de Freitas MRG, Presto B, et al.: Guideline for neuromuscular rehabilitation in Guillain-BarrØ syndrome: what can we do? Rev Neurosci 18(4):572–580, 2010.

27. Brooke M: Diseases of the motor neurons. In Brooke M, editor: A clinician's view of neuromuscular diseases, Baltimore, MD, 1986, Williams and Wilkins.
28. Miller RG, Mitchell JD, Lyon M, et al.: Riluzole for amyotrophic lateral sclerosis (ALS)/motor neuron disease (MND), Cochrane Database Syst Rev 2:CD001447, 2002.
29. Blumenthal H: Introduction to clinical neuroradiology. In Blumenthal H, editor: Neuroanatomy through clinical cases, Sunderland, MA, 2010, Sinauer Associates, Inc., pp 86–123.
30. Shumway-Cook A, Woollacott MH: Motor control: translating research into clinical practice, theory and practical applications, ed 3, Philadelphia, PA, 2007, Lippincott Williams & Wilkins.
31. O'Sullivan SB: Strategies for improving motor function. In O'Sullivan SB, Schmitz TJ, Fulk GD, editors: Physical rehabilitation, ed 6, Philadelphia, PA, 2014, FA Davis Co., pp 393–443.
32. Pinkston D: Evolution of the practice of physical therapy in the United States. In Scully RM, Barnes MR, editors: Physical therapy, Philadelphia, PA, 1989, JB Lippincott.
33. Kleim JA, Jones TA: Principles of experience-dependent neural plasticity: implications for rehabilitation after brain damage, J Speech Lang Hear Res 51:S225–S239, 2008.
34. Wolf S, Winstein C, Miller J, et al.: Effect of constraint-induced movement therapy on upper extremity function 3 to 9 months after stroke: the EXCITE randomized clinical trial, JAMA 296(17):2095–2104, 2006.
35. Fulk GD, Schmitz TJ: Locomotor training. In O'Sullivan SB, Schmitz TJ, Fulk GD, editors: Physical rehabilitation, ed 6, Philadelphia, PA, 2014, FA Davis Co., pp 444–484.

보충자료

다음의 홈페이지를 통해 최신 정보(원인, 예방, 치료 관리)를 습득할 수 있을 것이다.

www.ninds.gov : National Institute of Neurological Disorders and Stroke (NINDS)
www.cdc.gov : Centers for Disease Control (CDC) and Prevention
www.neuropt.org : Neurology Section of the American Physical Therapy Association
www.strokeassociation.org : American Stroke Association
www.spinalcord.org : National Spinal Cord Injury Association
www.apda.parkinson.org : American Parkinson Disease Association
www.nmss.org : National Multiple Sclerosis Society
www.vestibular.org : Vestibular Disorders Association
www.mdausa.org : Muscular Dystrophy Association

CHAPTER 08

심·폐질환에 따른 물리치료

Physical Therapy in Cardiopulmonary Conditions

주요개념

일반적 설명

- 유병률
- 심혈관계
- 호흡계
- 심혈관과 호흡계의 통합

흔한 질환

- 심혈관질환
- 폐질환

검진 원리

- 심혈관 진단 검사와 과정
- 호흡계 진단 검사와 과정
- 폐기능검사
- 혈액가스검사

평가, 진단, 예후의 원리

직접 중재의 원리

- 의학적 관리
- 수술적 관리
- 심장재활 과정에서 물리치료
- 호흡재활 과정에서 물리치료
- 건강한 사람

요약

사례연구

핵심용어

날숨(호기) expiration

동맥경화증 arteriosclerosis

들숨(흡기) inspiration

만성 폐쇄성 폐질환 chronic obstructive pulmonary disease; COPD

목표심장박동수 target heart rate; THR

색전 embolus

심장근육 기능이상 cardiac muscle dysfunction

심장근육경색(심근경색) myocardial infarction

심장기능상실 heart failure

심장도관술 cardiac catheterization

심장동맥 우회술 coronary artery bypass grafting; CABG

심장동맥질병 coronary heart disease; CHD

심장박동조정기 cardiac pacemaker

심장초음파검사(심초음파검사) echocardiography

심전도 electrocardiogram; ECG

운동부하 검사 exercise stress testing

울혈성 심장기능상실 congestive heart failure; CHF

전도기도 conducting airway

제한성 폐질병 restrictive lung disease

체위배출법 postural drainage

폐기능 검사 pulmonary function test

폐쇄성 폐질병 obstructive lung disease

폐활량계 spirometer

허혈 ischemia

혈관성형술 angioplasty

혈액가스분석 blood gas analysis

가슴조임증 angina

호흡 respiration

호흡곤란 dyspnea

환기 ventilation

훈련범위 training zone

학습목표

이 장을 읽고 난 후, 여러분은 다음의 사항을 할 수 있다.

1. 심 · 폐계의 정상적인 해부학과 생리학에 대해 기술할 수 있다.
2. 심 · 폐계의 정상적인 기능을 방해하는 흔한 질환의 영향에 대한 정의를 기술할 수 있다.
3. 심 · 폐계의 기능에 대한 정상적 평가와 질환이 있을 때의 평가 방법에 대한 개요를 설명할 수 있다.
4. 심 · 폐계 질환이 있는 사람들에 대하여 어떻게 물리치료사들이 검사, 평가 그리고 중재를 제공하는지에 대한 토의할 수 있다.

일반적 설명

유병률

30년 전만 해도, 심 · 폐계의 질환이 있는 사람은 정상적인 삶을 기대할 수 없었다. 사실 어떤 경우에는 운동이 이런 사람에게 악영향을 미친다고 간주되었다. 오늘날 물리치료사는 이러한 질환을 가진 사람의 기능과 삶의 질을 높이는 팀의 일원으로서 주요한 역할을 담당하고 있다.

흔한 심 · 폐질환은 8장 뒷부분에서 다루어질 것이다. 그러나 미국 내에서 이런 질환에 대한 유병률(prevalence)을 보면, 심혈관질환(CVD)은 남성 3명 중 1명, 여성 10명 중 1명이 60세 이전에 진행된다. 그리고 이런 질환을 가진 미국인은 거의 910,000명으로 추정되고 있다. 심혈관질환은 1918년을 제외하고 1900년대 이후 미국인의 사망원인 1위를 지키고 있다(그림 8-1). 미국인들은 약 33초마다 심혈관질환으로 사망할 것이다. 심혈관질환을 분류하였을 때, 심장동맥질환(CHD)이 심혈관질환으로 인한 사망의 거의 절반을 차지한다(그림 8-2). 현재 추정에 의하면 1,200만 명의 미국인이 심혈관질환을 앓고 있고, 460만 명은 울혈성 심부전(CHF)을 앓고 있다.

또 다른 추정치는 심장근육경색(MI) 또는 심장기능상실의 유병률이다. 2006년, 새롭게 또는 재발한 심장근육경색 환자는 120만 명으로 추정되었다(재발한 경우가 50만 명, 처음 발생한 경우가 70만 명). 적어도 25만 명은 심장근육경색이 발생한 후 1시간 이내에 사망한다. 이러한 갑작스러운 사망은 심장근육경색 후 심장에서 비정상적인 리듬이 발생하기 때문이다. 심장기능상실 환자의 약 2/3는 이전 기능 수준으

8

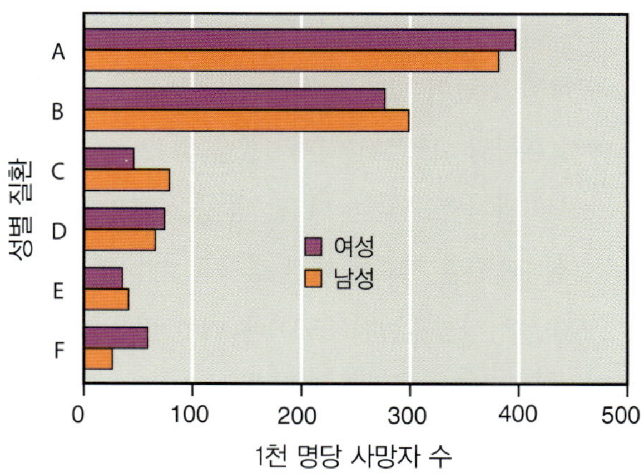

그림 8-1 ■ **2010년 미국에서 주요 사망 원인. A:** 전체 심혈관질환. **B:** 종양. **C:** 만성 하부 호흡질환. **E:** 당뇨. **F:** 알츠하이머. (Modified from Go AS, Mozaffarian D, Roger VL, et al: Heart disease and stroke statistics 2014 update: A report from the American Heart Association, Circulation, 129(3):e28–e292, 2014.)

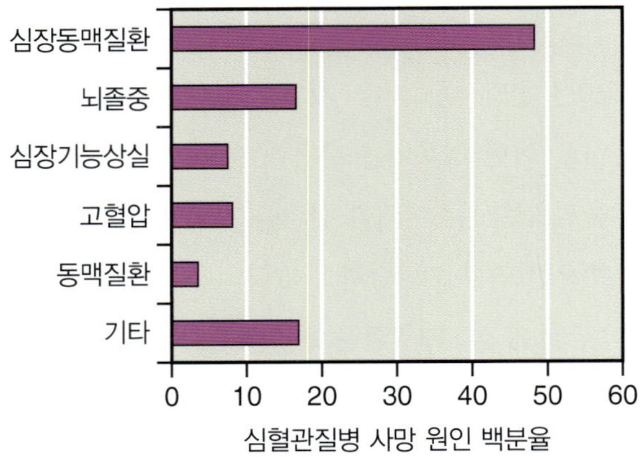

그림 8-2 ■ 2010년 미국에서 심혈관질환으로 인한 사망 세부 원인. (Modified from Go AS, Mozaffarian D, Roger VL, et al: Heart disease and stroke statistics 2014 update: A report from the American Heart Association, Circulation, 129(3):e28-e292, 2014.)

로 완전히 복귀하지 못한다. 그러나 65세 이전의 이런 환자 중 80%는 직장에 복귀할 수 있을 것이다. 2003년 혈관성형술을 시행한 환자는 1,244,000명으로 추정되고 있다. 이 수술은 막힌 혈관을 개방하기 위해 관을 삽입하고 관 끝에 있는 풍선을 부풀게 하는 것이다. 50만 명이 심장동맥우회술을 시행하였고 197,000명이 인공 심장박동기를 착용하는 수술을 시행하였다.

만성 폐쇄성 폐질환은 기도와 기관지의 공기흐름을 방해받는 것이 특징인 폐질환으로 가장 흔한 만성 폐쇄성 폐질환은 폐기종과 만성 기관지염이다. 2002년 조사에 의하면, 미국에서 2,400명이 폐기능 이상을 보이는 것으로 추정되고 있다.

이 질환은 여성보다 남성에게 흔하다. 그러나 1979년 이후 남성의 발생률은 안정적으로 유지되는 반면에, 여성의 발생률은 두 배를 넘고 있다. 폐쇄성 폐질환에는 많은 하위 진단이 있는데, 만성 기관지염은 모든 연령에서 나타나지만, 폐기종은 노인에게 흔하다. 1995년에 폐기종을 앓는 200만 명 중 93%는 45세 이상이었고, 반면에 만성 기관지염을 앓는 145만 명 중 37%만이 45세 이상이었다.

심·폐질환 치료에 대한 경제적 손실은 막대하다. Medicare(미국의료보험)에서는 1996년에 심혈관질환(CVD)에 대한 비용으로 261억 달러를 사용하였으며 1998년에는 만성 폐쇄성 폐질환을 위한 치료비용으로 136억 달러를 지출하였다.

심폐질환은 만성질환이다. 의학적으로 훈련된 다양한 방면의 전문가는 이런 문제를 가진 사람들의 치료를 위해 노력한다. 심·폐질환 환자를 치료하는 물리치료사는 심·폐계에 대한 해부학과 생리학적 지식을 가지고 있어야 환자에게 적절한 치료 프로그램을 개발할 수 있다.

심혈관계

심장

성인에서 심장(heart)은 가슴 가운데 위치하고 있다(바닥부가 위쪽으로, 심첨이 중심의 왼쪽 · 아래로 치우쳐 있는 위치). 심장의 주요 부분은 근육으로 구성되어 있다(심근층, myocardium으로 표현). 이 근육은 여러 방향으로 진행하는 근섬유의 층으로 만들어진다.

심장에는 두 쌍의 방(chamber)이 있다. 2개의 심방은 벽이 얇은 방이고, 반면에 2개의 심실은 벽이 훨씬 두껍다(그림 8-3). 이런 방들은 특별한 형태로 방 사이의 혈액 흐름을 조절하는 판(valve)에 의해 분리된다.

오른쪽 심방은 위쪽 위대정맥(상대정맥)과 아래쪽 아래대정맥(하대정맥)을 통하여 정맥혈을 받아들인다. 이후 심방의 수축으로, 혈액은 삼첨판을 통하여 오른쪽 심실로 이동된다(그림 8-4). 왼쪽 심방은 폐에서 연결된 폐정맥을 통하여 산소가 포함된 혈액(동맥혈)을 받아들인다. 심방수축 시, 산소가 포함된 혈액은 이첨판을 지나서 왼쪽 심실로 들어오게 된다(그림 8-4).

왼쪽과 오른쪽의 심실은 각자의 심방에서 혈액을 받아들이면 심실수축이 일어난

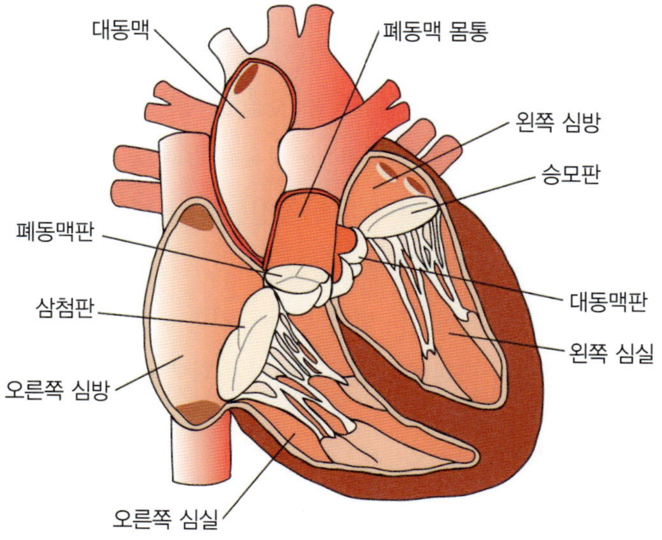

그림 8-3 ■ 심장과 심장의 방과 판막에 대한 모식도. (From Workman ML, LaCharity L, Kruchco S: Understanding pharmacology. Saunders, St. Louis, 2011.)

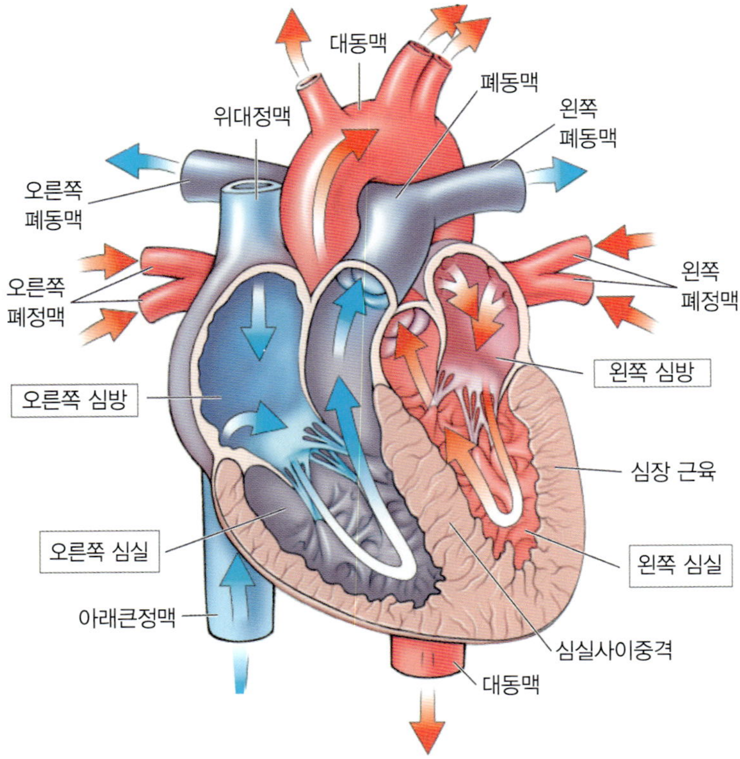

그림 8-4 ■ **심장의 방들 사이 혈액 흐름:** 산소가 없어진 혈액(파란색)은 오른쪽 심방으로 들어온 오른쪽 심실로 이동하고 이후 폐동맥을 통해 폐로 이동; 산소가 있는 혈액(붉은색)은 폐정맥을 통해 폐에서부터 왼쪽 심방으로 들어오고 이후 왼쪽 심실로 이동한 후 대동맥으로 나간다. (From Herlihy B: The human body in health and illness, ed 5, Saunders, St. Louis, 2014.)

다. 이 수축은 심실 내의 압력을 높이고, 이는 이첨판과 삼첨판을 닫히게 하여 혈액이 다시 심방으로 역류되는 것을 방지한다. 심실수축이 지속되면, 오른쪽 심실의 정맥혈이 반달판막(반월판)을 경유하여 폐로 이동하여 산소와 결합한다. 동맥혈은 대동맥판막을 경유하여 왼쪽 심실을 떠나 대동맥에 이르고, 이후 체순환을 통하여 신체의 팔다리로 전달된다.

심방보다 심실의 벽이 두꺼운 것은 중요하다. 근육층이 두꺼울수록, 특히 왼쪽 심실, 저항을 극복하고 말초동맥까지 혈액을 보낼 수 있는 충분한 힘을 제공한다.

전도과정

심장근육층에는 특별한 형태의 조직이 있는데, 이 조직은 동시적 형태로 심장근육층을 수축시키는 전기적 자극을 전도하는 역할을 담당한다. 심장근육의 이러한 동시성 탈분극과 재분극은 혈액이 심장동맥과 말초동맥 그리고 심장의 방들을 통하여 효율적으로 이동하게 한다.

이런 특별한 조직을 결절(node)과 푸르킨예섬유(Purkinje fiber)라 부른다(그림 8-5). 전기적 자극은 굴심방결절(SA node. 심장박동기라 불림)에서 시작한다. 이 자극은 심방벽의 특별한 길을 통하여 빠르게 방실결절(AV node)로 전도된다. 또한 자극은 심방의 근섬유로 전도되어 근수축을 유발한다. 방실결절은 자극을 방실속까지 전도하며, 방실속은 심실의 근섬유까지 퍼져 있는 푸르킨예섬유까지 자극을 전도한다. 심장박동(심근층의 수축)을 유발하는 모든 탈분극 자극은 이 전도계를 통하여 발생한다.

굴심방결절과 방실결절은 교감과 부교감 신경계를 통한 자율신경섬유가 지배한다. 이러한 신경섬유는 심장박동수와 수축력에 영향을 미치는 특별한 신경전달물질을 분비한다. 운동 시와 같이 증가된 요구에 심장이 반응하는 것을 중추신경계가 조절하기 때문에 심장박동수와 수축력에 영향을 미치는 능력은 매우 중요하다.

심장동맥

심장근육층은 두 개의 주요 혈관(왼쪽과 오른쪽 심장동맥)에서 혈액을 공급받는다(그림 8-6). 이러한 동맥은 왼쪽 심실에서 나와 신체로 혈액을 보내는 대동맥에서 시작

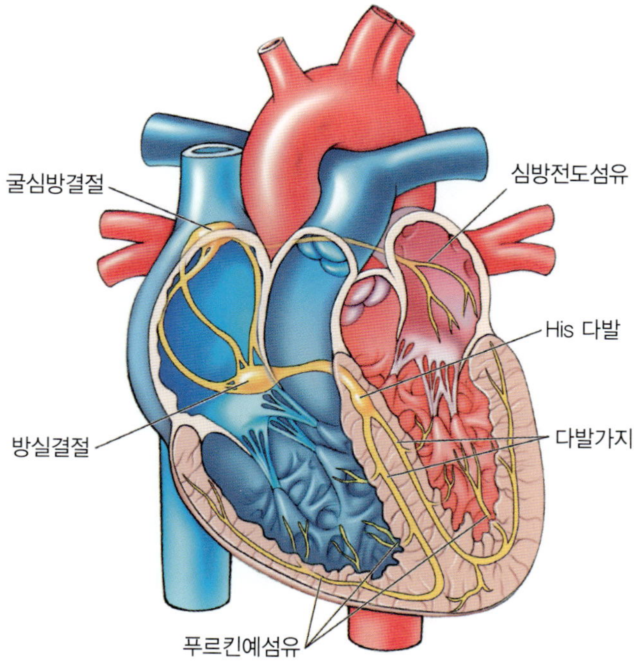

그림 8-5 ■ 심장의 전도체계. 동방결절과 방실결절의 위치. (From Herlihy B: The human body in health and illness. ed 5, Saunders, St. Louis, 2014.)

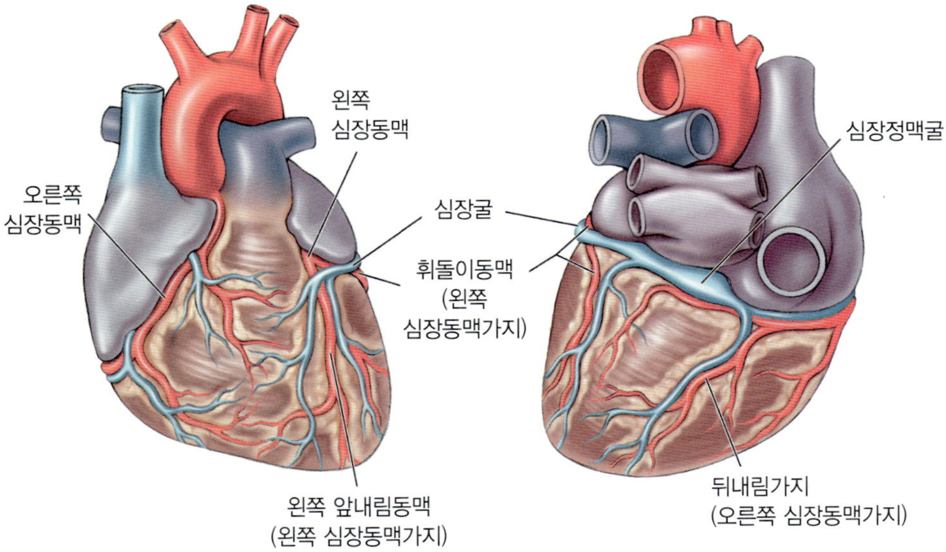

그림 8-6 ■ 오른쪽과 왼쪽 심장동맥을 통해 혈액이 심장에 전달된다. 왼쪽 심장동맥가지는 왼쪽 앞내림동맥과 휘돌이동맥으로 이어진다. 심장정맥은 혈액을 모아 심장정맥굴로 보낸다. 심장정맥굴은 오른쪽 심방으로 혈액을 보낸다. (From Edmunds M: Introduction to clinical pharmacology. ed 7, Mosby, St. Louis, 2013.)

한다(그림 8-3). 일반적으로, 오른쪽과 왼쪽의 심장동맥(coronary arteries)은 심장에서 각자의 부위에 혈액을 공급한다. 그러나 사람에 따라 이러한 배열은 다양할 수 있다. 만일 어떤 원인에 의하여 심장혈관이 막히는 일이 발생한다면, 이러한 막힘이 어떻게 각각의 심장근육층 혈액 흐름을 변경할 수 있는지를 명확하게 측정하는 것이 중요하다.

말초순환

말초순환(peripheral circulation)에 관여하는 혈관은 동맥, 모세혈관, 정맥이다. 이들 혈관장애는 결국 심폐기능을 저해시킨다. 말초순환에 병리적 변화로 인한 장애를 가진 다양한 환자는 물리치료 영역에 포함된다.

지름이 가장 큰 대동맥, 동맥, 세동맥의 벽에는 탄력성 섬유와 민무늬근육(평활근)이 포함되어 있다. 만일 민무늬근육이 수축하면 혈관의 직경이 작아지는데, 이는 혈액의 흐름을 방해하는 원인이 된다. 세동맥은 "저항혈관"이라 불리기도 한다. 말초순환에서 혈액의 흐름에 대한 저항 변화는 직접적으로 심장에 부담을 가중시킨다. 동맥경화증(동맥이 굳어지는 것)은 혈관 내벽에 플라크(plaque)가 쌓이게 하는 원인이 되고 혈관탄력성을 감소시켜 혈액의 흐름에 저항을 높이는 역할을 한다.

모세혈관은 말초순환에서 가장 작은 혈관으로 동맥과 정맥을 연결한다. 이들의 벽은 산소와 이산화탄소의 교환이 충분히 가능하도록 하는 하나의 두꺼운 세포로 되어 있다. 영양분과 부산물 또한 이 벽을 통하여 전달된다. 모세혈관은 “교환 혈관”이라 하기도 한다.

신체에서 심장으로 되돌아오는 혈액을 담고 있는 정맥의 내벽은 탄력성 섬유가 적고 민무늬근육이 있다. 큰 정맥은 혈액 저장소로 활용되고 “저장 혈관(capacitance vessels)”이라 부르기도 한다.

호흡계

호흡

호흡(respiration)은 허파(폐)를 지나는 혈액세포와 숨쉬는 대기 사이에 산소와 이산화탄소를 교환하는 과정이다. 환기(ventilation)는 날숨(호기)과 들숨(흡기)을 통하여 폐와 대기 사이의 공기를 교환하는 과정이다. 날숨(호기)과 들숨(흡기)의 기전은 여러 요인에 의존한다. 여기에는 폐, 가슴, 근육구성이 관여한다. 들숨(흡기, inspiration)은 환기를 위한 근육이(가로막이 가장 중요) 가슴안(흉강) 내의 공간을 늘이기 위하여 수축하였을 때 발생한다. 이 확장은 가슴안 대기압력을 떨어뜨려 공기가 폐로 들어오게 한다. 날숨(호기, expiration)은 이 과정이 반대로 되는 것이다.

만일 운동 중에서와 같이 신체 내로 전달되어야 하는 산소량이 증가하면 폐로 들어오고 나가는 공기의 양은 현저하게 증가한다. 이러한 상황이 발생할 때, 환기에 관여하는 근육은 많은 일을 해야 한다. 폐에 질환이 생기면, 그 결과가 비슷하게 나타난다. 그러나 이 경우에 신체는 더 이상의 산소를 요구하지 않을 수 있다. 기도가 닫히면 폐로 공기가 들어오고 나가는 능력이 손상된다. 이 닫힘은 결국 공기 흐름을 방해하게 되고 환기근육이 더욱 많은 일을 하게 만든다.

전도기도와 폐

전도기도(conducting airway)는 폐에서 공기가 들어오고 나가는 통로이고 관이다. 상부 기도에는 코, 인두, 후두가 포함된다. 이들이 하는 역할은 공기를 가습화하고 청결하게 하는 것이며, 기관(trachea)의 시작 부분에서 끝난다. 하위 기도는 기관과 세기관지로 구성된다(그림 8-7). 세기관지는 주요 기관지의 가지에서 종말 세기관지로 구성된다. 여기에서 기도는 끝이 나고, 공기는 허파꽈리(폐포)로 들어가서 가스교환이 일어난다. 허파꽈리에는 심장의 오른쪽 심실에서 출발한 산소가 제거된 혈액을 담고 있는 모세혈관에 의해 싸여 있다. 여기가 산소와 이산화탄소를 교환하는 장소이며, 산소와 결합된 혈액이 다시 왼쪽 심방으로 출발하는 곳이다. 폐는 엽으로 구분하는데, 이는 기관지 체계에 의해 구분한다(그림 8-7). 폐의 바깥쪽에는 폐의 바깥쪽과 가슴의 안쪽 벽을 싸고 있는 특별한 막, 즉 가슴막이 존재한다. 이 가슴막은 특별히 환기 과정과 폐의 연속성을 유지하는 데 중요하다.

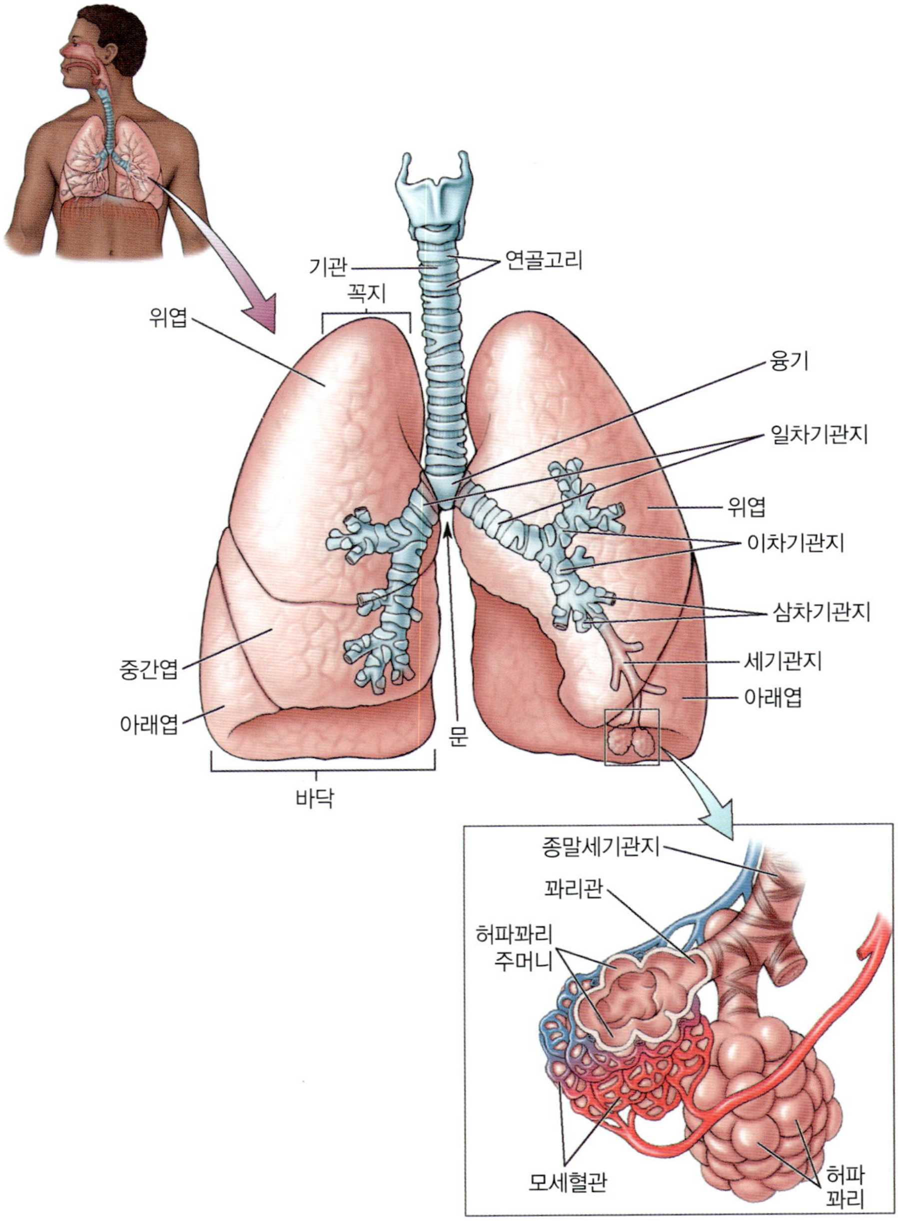

그림 8-7 ■ **기관지 나무, 꽈리, 폐순환을 보여주는 아래쪽 기도의 앞면.** (From Herlihy B: The human body in health and illness, ed 5, Saunders, St. Louis, 2014.)

심혈관과 호흡계의 통합

얼마나 호흡계와 심혈관계가 서로 잘 상호작용하는지를 고려해 볼 때, 질환에 의해 한 계통이 손상되면 결국 다른 계통에도 영향을 미칠 것이다. 예를 들면, 심장혈관에 경화증이 발생하면 심장근육으로 가는 산소의 양이 감소할 것이다. 시간이 흐름에 따라 심장근육은 혈액을 폐와 신체로 보내기 위한 수축을 하지 못하게 될 것이다. 이로 인해 심장 내 혈액량과 폐의 압력이 증가(폐의 기능을 떨어뜨림)하게 되어 결국 만성적 손상을 유발한다.

심혈관 또는 호흡기능에 질환이 있는 환자를 위한 적절한 평가 또는 치료를 해야 하는 물리치료사의 능력은 이들의 기능과 상호작용을 얼마나 잘 이해하고 있는가에 달려 있다. 다음 물리치료에 의해 치료되는 심혈관 및 호흡계 질환에 대하여 간략히 소개하겠다.

흔한 질환

심혈관질환

심장근육층에 영향을 미치는 두 가지 주요 범주는 허혈 상태와 심장근육기능장애이다.

허혈 상태

허혈(ischemia)은 불충분한 혈액공급으로 인해 발생하는데, 혈관폐쇄 때문에 결국 조직에 산소공급이 제대로 되지 않는다. 심혈관질환(cardiovascular diseases)에서, 심장동맥에 악영향을 미치는 동맥경화증(arteriosclerosis)을 흔히 심장동맥질환(coronary heart disease, CHD)이라 부른다. 가슴조임증(angina)은 심장근육의 허혈로 인해 가슴에 통증이 발생하는 상태이다.

신체 모든 혈관에 악영향을 미칠 수 있는 동맥경화증의 원인은 완전히 이해된 것이 아니다. 그러나 동맥경화 과정에 영향을 미치는 많은 위험요인에 대해서는 명확히 알려져 있다(BOX 8-1). 이러한 요인 중 어떤 것은 개선할 수 없다(예: 심장동맥질환에 대한 가족력 같은 것). 그러나 대부분의 위험요인은 생활양식을 변화시킴으로써 완전하게 제거하거나 개선할 수 있다. 물리치료사는 재활 과정을 통해 이러한 질환이 있는 환자의 행위를 수정함으로써 이들을 도울 수 있다.

심장근육 기능이상

심장근육 기능이상(cardiac muscle dysfunction)은 심장기능상실(heart failure)과

BOX 8-1

심혈관 질환의 진행을 촉진시키는 요소

긍정적인 위험요소

- 나이
- 가족력
- 흡연력
- 좌식생활
- 비만
- 고혈압
- 고콜레스테롤(저밀도지단백, 총콜레스테롤)
- 당뇨

부정적인 위험요소

- 고밀도 지단백질 콜레스테롤

출처: May et al. professional behaviors for 21st century, 2009–2010

관련된 다양한 병리학적 소견과 관계된 것이다. 심장기능상실은 심장근육이 수축할 수 있는 능력을 줄이는 데 직·간접으로 영향을 미치는 질환의 진행과정 또는 선천적 결함이 존재할 때 발생한다. 이러한 질환 진행과정은 급성 또는 만성으로 발생할 수 있다. 심장근육에서 수축능력의 갑작스러운 변화의 예는 심장근육경색(심근경색, myocardial infarction)이 발생하는 것이다. 이 경우, 심장동맥 중 일부가 색전(embolus)에 의해 갑자기 막히게 된다. 색전증이 발생하면, 색전이 발생한 곳 이후의 심장근육은 혈액공급을 받지 못하게 된다. 만일 색전으로 인해 많은 심장근육에 혈액공급이 중단되면 사망하게 된다.

만일 심장근육경색으로 살아남아도, 합병증을 유발하는 증상이 나타난다. 심장근육경색 후 주요 합병증 중 하나는 심장근육이 수축하는 순서에서 비정상적인 리듬이 나타나는 것이다(비정상적 전도). 이 문제는 심장수축의 효율성을 매우 낮게 만든다. 만일 왼쪽 심실이 경색으로 심각하게 손상되었다면, 혈액을 적절히 신체에 보내는 데 충분히 강한 수축을 하지 못할 수 있다. 이러한 결함은 혈액이 다시 폐로 되돌아가게 할 수 있거나, 신체적 활동 증가에 따른 심장의 반응능력 같은 기능적인 제한을 초래할 수 있다.

심장근육이 혈액을 효율적으로 이동시키지 못할 만큼 손상된 시점에 "울혈성 심장기능상실(congestive heart failure, CHF)"이 시작될 것이다. 이 질환은 급성 또는 만성적으로 발생한다. 울혈성 심장기능상실이 있으면, 심실은 각자의 방에서 혈액을 적절히 내보내지 못한다. 오른쪽 심실이 효과적으로 수축하지 못하면, 혈액은 정맥계로 되돌아가고 간, 배 안, 다리에 저류된다. 만일 왼쪽 심실이 효율적으로 수축하지 못하면 비정상적으로 많은 양의 혈액이 폐에 잔류하게 된다. 이후 오른쪽 심실은 더 많은 일을 해야 한다. 왜냐하면 저항이 증가된 폐 속으로 혈액을 보내야 하기 때문이다. 이러한 작업 부하의 증가는 결국 오른쪽 심실의 기능을 상실하게 만든다.

울혈성 심장기능상실 환자는 임상적 문제가 많다. 만일 혈액이 폐에 저류되면, 호흡하기가 힘들어지고 혈액은 산소와 적절히 결합할 수 없게 된다. 만일 혈액이 다리에 저류되면, 보행하기가 힘들어진다. 일상생활을 하는 데 어려움이 증가하기 때문에, 이러한 환자는 간단한 과제를 하는 데 많은 에너지를 소모한다. 에너지 소모가 많아지면, 간단한 기능적 활동을 시행하기 위해 심장은 더 많은 일을 해야 한다. 이러한 문제를 가진 환자를 운동시켜야 하는 물리치료사는 이 문제에 대해 잘 이해하고 있어야 적절한 치료 프로그램을 개발할 수 있을 것이다.

폐질환

폐질환(lung disease)은 일반적으로 폐쇄성 또는 제한성으로 분류한다. 만일 폐의 병리학적 변화가 기관지관을 통하는 공기 흐름을 비정상적으로 만드는 원인이 된다면, 이 과정을 폐쇄성 폐질환(obstructive lung disease)으로 정의하고, 반면 병리적 변화가 폐 속의 공기 부피를 감소시키는 원인이 된다면 이 과정을 제한성 폐질환(restrictive lung disease)이라 정의한다. 어떻게 폐질환이 분류되는지에 대한 주제는 아직 많은 논쟁이 있다. 중요한 것은 폐의 기능을 변하게 하는 많은 질병이 결국 폐쇄와 제한적 특징을 나타낸다는 것이다.

만성 폐쇄성 폐질환

만성 폐쇄성 폐질환(chronic obstructive pulmonary disease, COPD)은 특별한 신체 증상을 만드는 질병군이다. 이런 증상에는 만성 기침, 과도한 점액 생산, 공기가 기관지관을 통과할 때 나는 소리의 변화, 호흡곤란(dyspnea)이 있다. 이러한 증상을 보이는 질병에는 만성 기관지염, 폐기종(허파꽈리에 갇혀 있는 공기), 말초 기도저항(종말 기관지의 붕괴)이 있다. 종종 여기에 포함되는 다른 질병에는 기관지천식(세기관지의 수축 같은 경련, 결국 갇힌 공기상태 유발), 섬유성 낭(점액선의 기능이상)이

8

있다. 이러한 폐쇄성 폐질환은 원인, 병리(손상된 조직과 변화 과정), 관리에서 차이가 있지만 이들 모두는 비슷한 증상을 보인다.

만성 폐쇄성 폐질환(COPD) 과정으로 전개되는 징후와 증상에는 관 크기 축소의 원인이 되는 기관지벽의 비정상, 허파꽈리 파괴가 있다. 이 과정은 결국 공기가 폐 속에 갇히게 만든다. 이로 인해 폐는 과도하게 부풀고 허파꽈리에서 가스교환이 원활히 일어나지 않게 되어 결국 저산소혈증(혈액 중 산소가 정상보다 낮은 것)을 유발한다. 저산소혈증이 발생하면, 허파꽈리를 지나는 혈액을 통하여 산소를 적절히 공급하거나 이산화탄소를 받아들이지 못한다.

세기관지의 지름이 작아지기 때문에 공기 흐름에 대한 저항이 증가하면, 흉부는 공기가 갇혀 있어서 부풀어 오른다. 흉부의 확대는 호흡근육이 더 많은 일을 하게 만든다. 이는 호흡근육의 효율성을 떨어뜨린다. 만성적인 저산소혈증이 있으면, 심장기능, 혈압, 혈액의 농도가 변하게 된다. 이 모든 변화는 호흡부전을 유발한다.

제한성 폐질환

제한성 폐질환(restrictive lung diseases)은 폐가 확장할 능력을 감소시키는 역할을 한다. 이는 결국 폐 속으로 들어오고 나가는 공기의 양을 줄인다. 이 질병에 대한 가장 대표적인 원인으로 폐 조직에 직접적인 영향을 미치는 원인은 아직 알려지지 않은 상태이다. 다른 원인에는 석탄 먼지, 실리콘, 또는 석면 같은 오염된 공기를 만성적으로 호흡하는 것, 폐암, 심장기능의 변화(만성적으로 혈액이 폐에 저류되는 것)가 있다. 호흡근에 관련된 신경의 질병 또는 외상은 가슴의 움직임을 감소시키는데, 이와 같이 가슴의 구조적 변화와 질환 역시 제한적 변화를 유발한다.

제한성 질환 과정으로 전개되는 징후와 증상에는 만성 폐쇄성 폐질환과 같은 것(호흡곤란, 만성기침)도 있다. 그러나 제한성 폐질환인 경우, 기침 시 점액을 배출하지 않는다. 다른 변화에는 호흡으로 인한 에너지 소모를 증가시키는 빠른 호흡, 또는 호흡률 증가가 있다. 증가된 에너지 소모, 심한 경우는 체중감소 또는 수척해진 모습을 유발한다. 제한성 폐질환 역시 저산소혈증과 관련된 문제가 있을 것으로 여겨진다.

검진 원리

물리치료사가 수행하는 조사에는 환자와 가족뿐만 아니라 간병인까지 포함된다. 여기에는 환자의 과거병력과 사회적 경력, 신체 전반, 그리고 환자의 상태에 대한 자료를 모으기 위한 검사와 측정이 포함된다. 신체적 요소뿐만 아니라 기능적 · 심리적 · 사회적 · 환경적 상태에 대하여 관찰한다. 환자의 나이, 문제의 심각성, 재활 단계(초기, 중기, 후기, 사회복귀), 그밖에 집, 지역사회, 직장상황 같은 변수를 고려하여 환자에게 적절한 검사와 측정 방법을 선택해야 한다. 표 8-1은 심장과 허파에 문제가 있는 환자를 위한 일반적인 검사와 측정이다.

심혈관과 호흡계 문제에서 물리치료 영역을 넘어서는 다른 진단적 검사(예: 위험인자가 많은 환자)가 요구되는 경우가 있다. 물리치료사가 병리적 심각성을 이해하고 적절한 치료계획을 확립하기 위해서는 검사결과를 이해하는 것이 필수적이다.

표 8-1
심혈관과 폐 질환에 대한 흔한 검사와 측정

기능 또는 특성	설명
직장생활	환자/의뢰인의 직장에서 직무 수행과 복직 여부를 결정하기 위한 분석
균형	신체 평형을 유지하는 능력
순환(혈액, 림프)	심혈관 펌프, 산소공급기, 림프드레나지 등의 적용 여부를 결정하기 위한 분석
지역사회 생활	사회적 활동에 참여할 수 있는 능력
자가관리/가정생활	집에서 독립적인 활동을 위해 할 수 있는지 분석
인간공학 및 신체역학	다양한 환경에서 안전하게 일을 수행할 능력이 있는지를 판단
유산소/지구력	산소섭취와 전달체계를 이용하는 능력
환기와 호흡	공기흐름과 가스교환 능력을 평가
인체계측적인 특성	신체치수와 지방 함유량
근육수행력	단일 근육 또는 근육군별 근력
자세	신체정렬 분석
가동범위	관절의 움직임 범위

출처: Modified from Lancaster L, Stillman D: Bridging generation gaps in today's workplace. Presented at APTA Combined Sections Meeting, Tampa, FL, 2003.

8

심혈관 진단 검사와 과정

침습적 방법

심장의 기능과 혈액이 혈관을 통해 잘 공급되는지를 알아보기 위하여 사용하는 장비에는 여러 가지가 있다. 심장기능을 평가하기 위한 침습적 방법(invasive procedure)은 혈액 속으로 염료를 투입하거나 신체 부위에 부착하기 위한 형태의 장비가 필요하다. 심장기능을 평가하는 가장 흔한 방법 중에 하나는 심장도관술(cardiac catheterization)이다. 이 절차에는 다리의 혈관을 통하여 심장까지 도달하는 카테터(유연한 관, catheter)가 필요하다. 카테터는 왼쪽 심방, 심장동맥, 또는 폐정맥에 도달하게 된다. 카테터 끝에는 압력을 측정하는 특수한 장치가 있다. 그래서 심방에서 얼마나 압력이 감지되는지를 측정할 수 있다. 이 측정은 심장근육의 수축력을 평가하기 위한 것이다. 염료는 카테터를 통하여 심장동맥에 직접적으로 방출될 수 있는데, 특별한 형태의 이미지 촬영 기술은 혈액이 얼마나 잘 흐르고 있는지, 어떤 부위가 막혀 있는지를 보여줄 수 있다. 또한 카테터 끝에 카메라를 부착하여 심장판막과 관상혈관 내부를 살펴볼 수 있다. 침습적 방법의 다른 형태는 고도로 훈련된 전문의와 복잡한 장비가 필요하다. 이런 방법은 비싸고, 일반적으로 위험요인이 많은 환자에게 시행된다.

비침습적 방법

비침습적 방법(noninvasive procedures) 역시 심장 기능을 평가하기 위해 사용된다. 흔한 방법은 심장초음파검사, 심전도, 운동부하 검사이다. 심장초음파검사(심초음파검사, echocardiography)는 심방의 크기, 심장방벽(chamber wall)의 두께, 방과 심장판막의 움직임을 평가하기 위해 고주파 초음파를 사용한다. 일반적으로, 도자(초음파를 생성하고 되돌아오는 음파를 기록하는 장치)는 가슴 위에 놓는다. 어떤 경우에는 기록의 정확성을 향상시키기 위해, 심장의 뒷면을 평가하기 위해 식도 위에 놓기도 한다.

저렴한 방법으로 심장 기능을 평가할 수 있는 가장 흔한 방법은 심전도(electrocardiogram, ECG)이다. 심전도를 측정받은 환자를 치료하는 물리치료사는 정상과 비정상적인 심전도 기록을 해석할 수 있어야 한다. 이는 기본적인 심장 해부학과 전도 체계를 알아야 가능한 것이다(그림 8-5).

이전에 언급하였듯이, 전도 체계는 심장의 수축 또는 탈분극을 시작하는 역할을 한다. 전도와 근육조직이 탈분극되면 개별 세포막에서 전기적 전위의 변화가 일어난

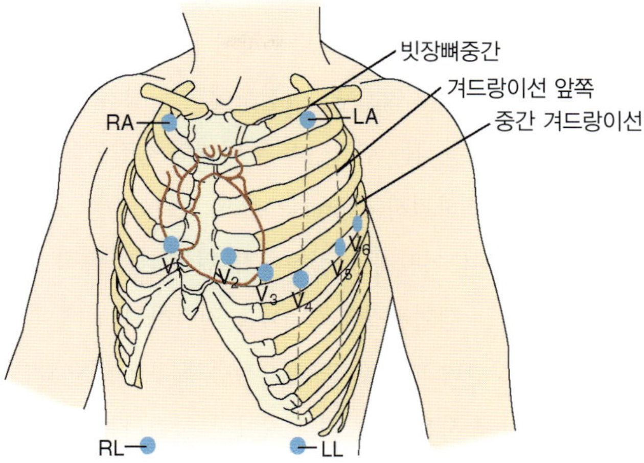

그림 8-8 ■ 심전도 관찰을 위한 전극배치. (From Black J, Hawks J: Medical-surgical nursing. ed 8, Saunders, St. Louis, 2009.)

다. 이 순간의 전기적 변화를 가슴에 놓인 전극이 감지하고 이 신호는 심전도 기계가 기록한다(그림 8-8).

심전도는 심장박동수와 리듬(rhythm)을 평가한다(그림 8-9). 심장기능이 정상일 때에는 일정한 심전도 형태를 보인다. 그림 8-9처럼 파동의 형태에 따라 각각의 이름이 붙고, 이것은 심장수축 주기에 따른 고유의 움직임을 나타낸다. 예를 들면, P파

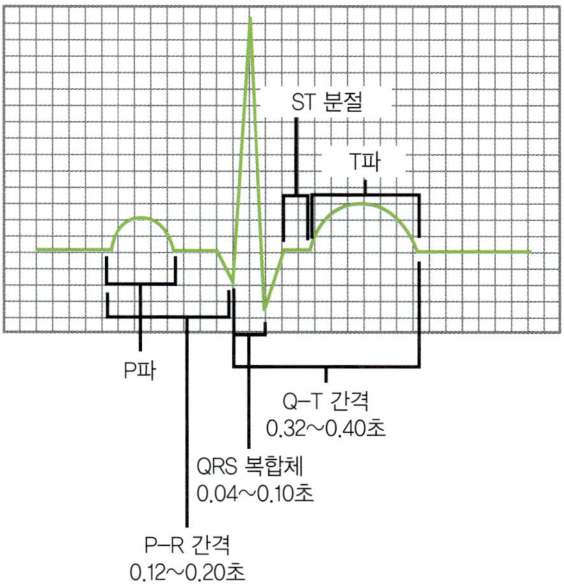

그림 8-9 ■ 한 번의 심장주기 동안 정상적인 심전도 그래프. (From Paz JC, West MP: Acute care handbook for physical therapists, ed 4, St. Louis, 2014, Saunders.)

는 심방의 탈분극을 나타내고, QRS파는 심실의 탈분극(수축)을 나타낸다. 만일 심장이 정상적인 방법으로 탈분극이 되지 않거나 심장근육의 일부분이 기능적으로 올바르게 수축하지 않으면, 심전도에서 특징적인 변화가 보인다. 심전도로 알 수 있는 또 다른 심장문제는 심장근육의 비대와 심장근육경색이다.

운동부하검사(exercise stress testing)는 조절된 운동량 증가에 따른 심혈관과 폐의 반응이 어떤지를 결정하기 위한 비침습적 방법이다. 이 평가기술은 확정되거나 의심되는 심혈관질환(CVD)를 진단하기 위해 흔히 사용되는 것이다. 또한, 이 방법은 심장판막 대치술 또는 심장동맥 우회술을 받은 환자의 수행능력을 평가하는 데도 유용하게 사용될 수 있다. 운동부하검사는 작업량의 한계를 설정하거나 기능적 상태를 평가하는 데 사용되기도 한다.

물리치료사는 운동부하검사를 시행하는 데 참여할 수 있지만, 일반적으로 특별한 훈련을 받아야 한다. 특히 환자를 대상으로 최대 운동능력을 검사한다면 더욱 그러하다. 물리치료사는 최소한 환자에 대하여 적절한 운동처방(특별한 운동강도, 시간, 빈도, 그리고 방법을 처방)을 목적으로 시행하는 운동부하검사 동안 기록된 자료를 해석할 수 있어야 한다.

운동부하검사를 위해 적용하는 방법은 여러 가지가 있다. 가장 흔한 방법은 트레드밀에서 걷기와 자전거 에르고미터(bicycle ergometer)이다. 일반적으로 실제적 검사방법은 다음과 같다.

- 지속적 심전도 관찰
- 심장박동수 관찰(심전도를 통해)
- 혈압 관찰
- 환자가 호소하는 증상 관찰

많은 운동부하검사 실험실에서, 들숨 시 폐에서 배출되는 가스에 대한 분석을 시행한다. 이 방법은 검사 동안 사용된 산소량을 결정하는 데 사용한다.

운동부하검사를 트레드밀 또는 자전거 에르고미터에서 시행하였을 때, 사용되는 운동강도 또는 프로토콜은 매우 특별하고, 많은 실험실에서 사용되어 왔다(표 8-2). 프로토콜의 장점은 이미 같은 검사를 받았던 많은 사람과 검사결과를 비교할 수 있다는 것이다. 이러한 비교는 환자의 상태를 결정하는 데 도움이 된다.

표 8-2
Bruce 트레드밀 프로토콜

운동단계	각 단계별 시간(분)	트레드밀 속도(mph)	트레드밀의 경사(%)
I	3	1.7	10
II	3	2.5	12
III	3	3.4	14
IV	3	4.2	16

출처: Modified from Lancaster L, Stillman D: Bridging generation gaps in today's workplace. Presented at APTA Combined Sections Meeting, Tampa, FL, 2003.

호흡계 진단 검사와 과정

심혈관 진단 검사처럼, 침습적·비침습적 방법은 폐의 기능과 폐질환의 심각성을 평가하기 위하여 개발되어 왔다. 물리치료사는 일반적으로 이러한 평가에는 참여하지 않았다. 하지만 제공된 정보는 적절한 평가와 치료방법을 설정하기 위하여 사용하여야 한다.

가슴영상

가슴영상(chest imaging)은 폐의 비정상을 평가하는 가장 일반적인 비침습적 방법이다. 과거 10년 동안, 새로운 기술은 X-선의 사용을 발전시켜 왔다. 예를 들어, 전산화된 X-선 단층촬영법(CT scan)은 X-선을 이용하여 가슴과 폐를 작고 얇은 사진으로 촬영한 후 컴퓨터가 개개의 이미지를 하나의 사진으로 만드는 것이다.

자기공명영상

자기공명영상(magnetic resonance imaging, MRI)은 사진촬영을 위한 에너지원으로 X-선이 아닌 자기장을 사용한다는 것을 제외하고 X선 단층촬영(CT scan)과 같은 원리를 사용한다.

비록 고도의 장비가 폐의 상태에 대한 많은 정보를 제공하지만, 일차적으로는 일반적 가슴 방사선 사진술이 진단검사를 위해 사용된다. 물리치료사는 기본적인 가슴 방사선 사진술을 해석할 수 있어야 한다. 따라서 물리치료사는 정상적 해부학과 폐에 영향을 주는 질환의 진행과정에 대한 지식을 습득하고 있어야 한다.

기관지 내시경

진단과 치료 목적으로 유연한 관을 기관지 나무까지 넣는다. 이를 통해 기관지 구조를 눈으로 확인하거나 배출되지 않은 가래를 뽑아낼 수 있다.

폐기능검사

폐기능검사(pulmonary function test)는 호흡근육의 효율성과 기도와 폐 조직의 완전성을 평가하는 것이다. 검사방법은 다음의 사항을 평가함으로써 폐질환에 대한 분류(폐쇄성 또는 제한성)를 돕는다.

- 폐용적(lung volumes)
- 폐용량(lung capacities)
- 가스분포(gas distribution)
- 가스확산(gas diffusion)
- 가스 유동률(gas flow rate)

일반적으로 폐기능검사에서 환자는 폐활량계(spirometer)라는 기계를 입에 물고 가능한 한 힘껏 불게 한다. 이 장치를 이용하여 다양한 용적과 공기 흐름 비율을 측정하여 정상적인 수치와 비교한다. 정상 범위에서 벗어난 정도는 폐쇄성 또는 제한성 질환을 평가하는 데 도움이 된다.

혈액가스분석

혈액가스분석(blood gas analysis)은 동맥혈 내의 산소와 이산화탄소의 농도를 결정하는 데 사용한다. 이 측정은 폐가 얼마나 잘 환기하고 있는지, 환자가 호흡하는 데 결함이 있는지를 결정하는 데 이용된다. 다른 용도는 혈액 내의 산-염기 균형이 이루어져 있는지를 평가하는 것이다. 만일 폐가 적절한 산소와 이산화탄소 수준을 유지하기 힘들다면 혈액은 일반적으로 산성이 된다. 인체의 혈액은 산성도를 매우 일정하게 유지해야 한다. 산성도의 변화는 결국 여러 반응을 유발하고, 사망까지 초래할 수 있다.

평가, 진단, 예후의 원리

평가 과정은 결국 진단과 예후를 확정하는 것이다. 진단은 다양한 병리적 상태에서 기인하는 임상적 징후, 증상, 또는 증후군을 관찰함으로써 특별한 질환을 설명하는 것이다. 예후는 치료 과정을 통하여 환자가 경험하게 될 호전의 최대 수준을 예측하는 것이다. 진단과 예후를 확정하는 과정 동안, 물리치료사는 "치료계획"을 설정해야 한다. 이 계획은 치료 과정이 끝난 후에 환자가 할 수 있는 특별한 결과(outcome)를 확정하는 것이다. 여기에는 퇴원 기준뿐만 아니라 확립된 목표와 결과에 도달하기 위해 얼마나 오래, 얼마나 자주 치료를 받아야 하는지에 대한 추정이 포함된다.

직접 중재의 원리

팀원으로서, 물리치료사는 다른 여러 분야 사람(의사, 간호사, 영양사, 심리학자, 작업치료사, 사회사업가, 생리학자) 등과 협조하여 환자를 치료할 것이다. 그러므로 물리치료사는 환자가 받고 있는 치료를 인식하고 있어야 하며, 이에 따라 치료계획을 세워야 한다.

의학적 관리

심장과 폐 질환에 대한 주요 치료형태 중의 하나는 의학 또는 약물 관리이다. 매년 새로운 약품이 심 · 폐질환을 가진 환자의 복잡한 증상 중 매우 제한적 요소를 치료하는 데 이용될 수 있다. 일반적으로, 심 · 폐질환을 치료하는 데 사용되는 약물은 증상을 경감시킬 수는 있으나 질환을 완전히 제거하지는 못한다.

특정 심장질환에 사용되는 약물에 대한 이해는 매우 중요하다. 이러한 약물 대부분은 운동에 대한 심장의 반응을 변경시킬 수 있다. 예를 들면, 교감신경계에 영향을 미치는 약물은 심장박동수를 줄이는 역할을 할 수 있고, 운동에 대한 심장박동수의 증가를 억제할 수 있다. 심장에 사용되는 어떤 약물은 심장수축의 리듬조절, 수축주기 증가 또는 감소, 수축력의 증가 또는 감소를 유발하는 데 도움이 된다. 또한 심장동맥으로 혈액이 원활히 흐르게 하거나 혈액 흐름에 대한 저항을 감소시키는 데 도움이 되게 하는 경우도 있다. 이것은 심장이 수행해야 하는 작업량을 줄이는 역할을 한다.

호흡질환으로 인한 증상에 대한 의학적 관리(medical management)는 일차적으로 기관지 확장과 염증을 줄이는 데 초점을 두고 있다. 기관지 확장을 유도하는 약물은 기관지 관을 통한 공기 흐름을 증진시키고, 이는 산소가 허파꽈리에 도달하는 데 도움이 된다. 결국 호흡근육의 작업량을 줄이는 역할을 한다. 항염증약물은 감염과 염증의 결과를 조절하는 데 도움이 된다. 심장약물처럼 호흡 관련 약물이 가지고 있는 부작용은 심장의 기능에 영향을 미치고, 위와 장에 스트레스를 주며, 불면증, 근경련, 두통, 불안, 쇠약을 유발하는 것이다.

수술적 관리

약물관리처럼, 심폐질환에 대한 수술적 관리(surgical management)는 일반적으로 질환 과정을 바꾸지는 못하나, 증상을 경감시킴으로써 삶의 질을 향상시킨다. 심장동맥질환(CHD)의 경우, 동맥경화증의 진행을 멈출 수는 없지만 심장동맥 혈액 흐름은 수술을 통하여 증진될 수 있다.

심장동맥 혈액 흐름을 향상시키기 위해 사용되는 대표적인 두 가지 방법은 혈관성형술과 우회술이다. 혈관성형술(angioplasty)은 기계적으로 동맥을 확장시키는 과정으로, 가슴을 여는 수술을 요구하지는 않는다. 다리에 있는 혈관 속으로 카테터를 삽입시켜 막혀 있는 관상혈관까지 도달하게 한다. 이후 풍선을 부풀어 오르게 하거나 레이저를 이용하여 플라크(plaque)를 파괴한다.

심장동맥우회술(coronary artery bypass grafting, CABG)은 가슴을 여는 수술이 필요하며, 대동맥부터 막혀 있는 지점을 지난 부위까지 다리의 정맥혈관 또는 작은 동맥을 이식하는 것이다. 이 방법은 막혀 있는 부위를 우회하는 방법으로, 이전에 막혀 있던 혈관으로 다시 혈액을 흐르게 하는 것이다.

또 다른 수술적 방법은 심장이식술이다. 이는 다른 모든 치료가 효과적이지 않고 심장이 기능을 하지 못할 때 시행한다. 심장이식을 위한 환자 선택은 매우 신중하게 결정된다. 환자의 나이는 일반적으로 60세를 넘지 않아야 하고, 감염 또는 다른 질환이 없어야 하며 가족의 철저한 협조와 함께 정서적으로 안정되어야 한다. 이 방법의 가장 큰 문제는 감염과 거부 반응이다. 만일 환자가 이런 문제를 극복하면, 1년 생존율은 80%이고 5년 이상 생존율은 50%이다.

또한 수술적 방법에는 심장박동조절기를 삽입하는 것이 있다. 심장박동조절기(cardiac pacemaker)는 심장박동의 탈분극을 조절하는 자극을 생성하는 전기적 장치이다. 즉, 이것은 굴심방결절을 대신하는 기능을 한다. 이 중재 방법은 심각한 심장 부정맥을 조절하는 데 사용된다. 전극은 팔에 있는 정맥을 통하여 심장 내부까지 삽입된다. 전기자극을 생성하는 자극기는 가슴 앞쪽에 놓는다. 환자가 심장박동조절기를 가지고 있으면, 운동을 하는 동안 물리치료사는 환자 가까이에서 관찰해야 한다. 요즘 사용하는 심장박동조절기는 대부분 운동에 따라 다양한 심장박동을 유도할 수 있다. 그러나 만일 운동이 최대 강도로 수행되면 세심한 관찰은 필수적이다.

수술적 관리는 심장질환자에 비하면 폐질환자에게는 자주 사용되지 않는 방법이다. 폐 절제는 일반적으로 암, 진균성 감염, 결핵, 낭종(cysts), 샛길(누, fistulas), 또는 기관지확장증에 적용된다. 폐쇄적 또는 제한적 질환에서 기인한 병리적 변화는 일반적으로 수술적 방법이 적용되지 않는다. 그러나 심장 또는 폐에 대한 수술이 수행되면, 물리치료사는 수술 전과 후의 관리에 주요한 역할을 한다.

가슴벽을 수술했을 때 호흡을 위하여, 심장수술의 경우는 심장이 멈추기 때문에

BOX 8-2 **가슴 수술 후 회복에 영향을 주는 요인**

수술 전 요인
- 위험요인
- 호흡 또는 심장질환
- 다른 의학적 문제

수술 중 요인
- 호흡계 허탈과 저산소혈증
- 심장과 폐에 가해지는 직접적 외상
- 심부정맥
- 폐색전 위험
- 폐점막 손상
- 적당치 않은 습도
- 마취에 대한 폐의 반응
- 가슴막(흉막) 건조

수술 후 요인
- 무기폐(허파꽈리의 붕괴)
- 통증을 제어하는 마취제
- 심호흡을 방해하는 절제부위 통증
- 얕은 호흡을 촉진하는 비활동
- 기침능력 저하로 인한 가래제거 불능
- 통증
- 근력약화

출처: Adapted from Howell S, Hill J: Acute respiratory care in open heart surgery. Phys Ther 1972; 52:253–260.

8

혈액을 펌프질하려고 기계장치를 한다. 심장이나 폐가 정상 기능을 일시 정지하는 것은 매우 심각한 결과를 가져오므로 수술과정에서 아무 문제 없이 수술을 진행하도록 하기 위해서 필요하다. BOX 8-2는 물리치료사가 수술 전과 후에 관리하여야 하는 사항을 보여준다.

심장재활 과정에서 물리치료

물리치료사는 심장질환을 가진 환자에 적절한 수준의 운동 강도, 시간, 빈도, 방법을 제시해야 한다. 이는 안전하게 환자가 운동할 수 있도록 심혈관 반응을 관찰해야 함을 의미한다. 게다가 환자에게 맞는 프로그램을 설정하기 위해 환자가 받은 침습·비침습적 검사에서 얻은 자료를 관찰해야 한다.

이런 면에서 물리치료사의 행위를 돕기 위해서, 심장질환을 가진 환자는 질환의 심각성에 따라 분류한다. 표 8-3은 환자의 기본적 상태와 활동 형태를 결정하기 위해 기능적 및 치료적 측면에서 사용하는 두 가지 분류체계이다.

심장재활에서 환자에게 적절한 활동량을 결정하기 위해서 물리치료사가 사용하

표 8-3
심장질환자에 대한 기능 및 치료적 분류

기능적 분류		치료적 분류	
수준	설명	수준	설명
I	심장환자, 그러나 신체적 활동에 제한이 없는 경우. 일반적 신체적 활동은 피로, 가슴 두근거림, 가슴통증, 또는 호흡곤란을 유발하지 않음	A	신체적 활동 요구가 제한되지 않는 심장환자
II	신체적 활동에 약간 제한이 있는 심장환자. 휴식 시에는 안정적이지만, 일반적 신체적 활동에 피로, 가슴 두근거림, 가슴통증, 또는 호흡곤란이 유발	B	일상적 신체적 활동 요구는 제한되지 않지만, 경쟁 또는 심한 활동에는 조언이 필요한 심장환자
III	신체적 활동에 현저한 제한이 있는 심장환자. 휴식 시에는 안정적이지만, 다소 약한 신체적 활동에 피로, 가슴 두근거림, 가슴통증, 또는 호흡곤란이 유발	C	일상적 활동은 다소(moderately) 제한되고, 힘든 활동은 할 수 없는 심장환자
IV	불편함 없이 어떤 신체적 활동을 수행하기에도 힘든 심장환자. 휴식 시에도 심장기능이상 또는 가슴통증의 증상이 존재. 만일 환자가 신체적 활동을 하면 불편함 증가	D E	일상생활이 현저히 제한되는 심장환자 침대나 의자에서 의존하고 완전히 쉬어야 하는 심장환자

출처: Functional and Therapeutic Classifications of Patients with Diseases of the Heart, Dallas, American Heart Association, 1999.

는 다른 지침서는 회복 단계이다. 심장재활은 환자를 입원환자 단계와 외래환자 단계로 분류한다. 입원환자 단계는 대개 단계 I으로 표기하며, 반면에 외래환자 단계는 단계 II(아급성기), 단계 III(집중재활 시기), 단계 IV(재활유지 시기)로 나뉜다. 이 분류는 상황에 따라 다양하다. 예를 들어, 단계 IV는 단계 III과 병합하여 진행하기도 한다.

입원환자로서 심장재활 프로그램에 참여하는 사람은 단계 I에 들어간다. 물리치료사는 환자가 미리 설정된 안전한 범위 내에서 활동하는지를 확인하기 위하여 심전도, 심장박동수, 혈압 및 다른 생리학적 변수를 관찰해야 한다. 환자는 교육 참여, 위험요인 조정, 복용 중인 약물에 대한 이해, 퇴원계획에 대하여 인지하고 참여하는 것이 중요하다. 또한 이러한 교육 프로그램에는 유연성 운동과 스스로 맥박을 체크하는 방법을 배우는 법을 포함시켜야 한다.

퇴원 후, 환자는 심장재활 프로그램 중 외래환자 단계에 참여해야 한다. 이 단계에서는 점진적이고 안정적으로 환자의 기능 능력을 증진하는 데 초점을 둔다(표 8-4). 외래환자 재활초기(단계 II)는 근접 관찰하에 수행된다. 일반적으로 외래환자 심장재활 프로그램에는 모든 재활팀원이 참여한다(예: 물리치료사, 작업치료사, 영양사 등). 단계 II 동안, 주치의는 항상 가까이 존재해야 한다. 문제의 심각성에 의존하지만, 환자는 10~12주 동안 주 3~4회 관찰하에 훈련을 받아야 한다. 만일 회복이 원활히 진행된다면, 환자의 기능이 향상되었는지 운동에 대한 반응은 어떤지를 결정하기 위하여 운동부하검사를 수행할 것이다.

단계 III과 단계 IV에서는 더욱 활발하고 독립적인 활동을 요구한다. 이 수준이 진행되기 위해서는 환자가 (1) 운동에 대한 스스로 관찰이 가능, (2) 운동에 대한 금기증이 없어야 하고, (3) 감정적으로 안정되어야 한다. 이 단계에서는 점차 운동 강도를 높인다. 단계 III에서는 전문팀에 의한 확인절차가 더욱 자주 이루어진다. 단계 IV에 참여하는 환자는 최대 안전범위에서 기능적일 수 있어야 한다.

심장재활 프로그램의 외래환자 단계 동안, 큰 근육이 율동적으로 움직일 수 있는 유산소 운동이 강조되어야 한다. 적절한 유산소 운동에는 준비운동, 본 운동, 마무리 운동이 포함되어야 한다. 환자의 상태에 따라 운동시간은 다를 수 있지만 일반적으로 준비운동과 마무리운동은 적어도 각 8~10분씩 배당되어야 한다. 본 운동은 20~60분 정도이다. 본 운동을 실시하는 동안 환자는 목표심장박동수에 도달하고 유지되어야 한다(표 8-4).

표 8-4
외래환자를 위한 FITT(frequency, infensity, time, type)

구분	지침
빈도(Frequency)	운동은 최소 주 3회 이상 수행하는 것이 좋다. 빈도는 기본적인 운동내성, 운동 강도, 건강목적, 운동 유형 등의 요소에 따라 달라진다. 운동능력에 매우 심한 제한이 있는 환자의 경우, 여러 번 짧게(1~10분) 나누어 수행하는 것이 좋다. 운동을 독립적으로(감독 없이) 수행하도록 격려해야 한다.
강도(Intensity)	운동 강도는 다음의 방법을 이용하여 처방한다. • 초기 운동검사의 결과에 따라 운동능력(예비 심장박동수, 예비 산소섭취력, 또는 최대 산소섭취력)의 40~80% 수준에서 실시한다. • Borg 척도 이용하는 경우 11~16 사이
시간(Time)	정적 스트레칭, 관절가동범위운동, 가벼운 강도(예: 예비 산소섭취율의 40% 미만, 최대 심장박동수 64% 미만, 또는 Borg 11 미만)의 유산소운동을 포함하여 5~10분간 준비 운동과 마무리 운동을 실시하고 본 운동을 실시한다. 일반적으로 유산소운동은 20~60분간 실시한다. 심장 관련 문제가 있는 사람은 5~10분간 유산소운동을 시작하여 점차 시간을 늘려나간다(매주 10~20% 늘임).
형태(Type)	유산소운동은 건강을 유지하고 체중을 조절하는 데 도움이 되는 율동적이고 큰 근육을 사용하는 활동을 하는 것이 좋다. 체력을 증진하기 위해서, 팔과 다리를 사용하는 운동 형태가 바람직하다. • 팔 에르고미터 • 팔 또는 다리 에르고미터 혼합 • 스텝퍼 • 트레드밀 유산소 인터벌 훈련(aerobic interval training)은 40분 동안 3~4분마다 운동 강도를 바꾸는 형식(고강도: 최대 심장박동수의 90~95%; 중등 강도: 최대 심장박동수의 60~70%)으로 운동선수에게 적용되는 방법으로 일반적인 유산소운동보다 산소섭취능력 또는 운동능력을 향상에 효과적이다. 심혈관질환 환자에게도 적용할 수 있지만, 아직 안전성과 효율성이 좀 더 검증된 후 적용하는 것이 필요하다.
전개(Progression)	운동시간을 점차 늘리는 방법에 대한 표준화된 지침은 없다. 따라서 환자의 운동내성과 능력에 맞추어 점차 늘려나간다. 초기 환자의 체력수준, 환자의 동기와 목적, 증상, 그리고 근육뼈대계의 제한점 등을 고려해서 전개한다.

출처: Modified from Lancaster L, Stillman D: Bridging generation gaps in today's workplace. Presented at APTA Combined Sections Meeting, Tampa, FL, 2003.

목표심장박동수(target heart rate, THR)는 개인의 최대 심장박동수의 %로 계산한다. 최대 심장박동수는 최대 운동부하검사에 의해 정확하게 계산된다. 그러나 일반적으로 나이 −220으로 추정한다. 개별 유산소 훈련범위(training zone) 또는 최대와 최소 심장박동수 비율로 결정하는데, 이용되는 THR은 유산소 훈련효과를 유발하기 위해 사용한다. 선택되는 최대 심장박동수의 %는 개인의 신체능력, 심전도, 또는 증상에 따라 달라진다. 만일 심장질환이 있고 상태가 좋지 않은 경우라면, 유산소 훈련범위는 매우 좁아진다. 아마도 최대 120/분 또는 휴식 시 심장박동수에 20~30을 더한 수준이 될 것이다. 반대로, 젊은 운동선수라면 목표 심장박동수는 최대 심장박동수의 65~85%가 훈련범위가 될 것이다. 훈련효과 또는 유산소 능력의 변화를 보기 위해서는 훈련범위까지 심장박동수가 도달해야 한다. 기억해야 할 중요한 사항은 유산소 능력을 증진시켜 특정 운동강도에서 심장이 해야 할 일의 양을 줄이는 것이다. 즉, 유산소 운동능력의 증진은 심장에 과부하를 주지 않고 개인의 기능적 활동을 증진시키는 것을 의미한다.

운동강도 이외에 유산소 훈련 프로그램에서 고려해야 할 다른 요소는 운동시간(얼마나 오래 지속할 것인가), 운동방법(어떤 형태의 운동을 할 것인가, 예를 들면 조깅, 걷기, 자전거 타기), 운동빈도(얼마나 자주 할 것인가)이다. 운동방법에서 고려해야 할 사항은 장시간(20~60분)에 걸쳐 큰 근육을 사용하고 율동적으로 움직이는 유산소 형태를 선정하는 것이다. 달리기, 수영, 걷기, 자전거 타기는 이런 형태의 운동이다. 그러나 심장질환이 있는 환자는 한 번에 20분 동안 운동을 유지하지 못할 수 있다. 그러므로 하루에 여러 번에 걸쳐 운동을 조금씩 하는 것이 더욱 효과적일 것이다. 이러한 환자의 경우 운동빈도 역시 결정하여야 한다. 일반적으로, 재활 후기에 심장질환자는 유산소 능력을 증진 또는 유지하기 위해 주 3~5회 최소 20분 동안 운동을 수행한다.

치료사는 모든 단계의 프로그램 동안 환자를 지속적으로 관찰해야 한다. 특정 운동에 대한 호흡수, 혈압, 심장박동수를 측정하는 것이 적절한 관찰방법이다. 특히 재활 초기에 있는 환자의 경우, 적정 운동범위를 벗어나는지 확인하는 관찰이 매우 중요하다. 재활 단계가 진행됨에 따라, 물리치료사는 환자에게 운동을 실시하는 동안 스스로 감시하는 방법을 교육하여 근접관찰에서 독립적 활동을 할 수 있도록 유도해야 한다.

호흡재활 과정에서 물리치료

물리치료사는 심장 기능이상 환자처럼, 호흡질환 환자에게도 적절한 운동 프로그램을 설정하기 위해 노력해야 한다. 프로그램의 강도와 시간은 유산소적인 일상생활 기능을 수행하는 능력을 향상시키는 훈련효과를 얻기 위해서 환자에게 적절한 수준으로 계획되어야 한다. 유산소 운동은 운동을 수행하는 각 근육이 충분히 산소를 공급받을 때 발생한다. 운동의 적절한 강도와 시간을 선택하기 위해, 물리치료사는 환자가 수행한 모든 검사결과에 대해 고찰하여야 한다. 이러한 결과와 물리치료적 평가를 통하여 치료사는 적절한 운동 프로그램을 설정할 수 있다. 유산소 운동이 수행되는 동안 물리치료사는 환자의 심혈관반응(예: 심장박동수, 혈압, 호흡수와 깊이, 환자의 느낌)에 대한 관찰을 지속해야 한다는 것을 기억해야 한다. 이러한 방법은 과도한 운동으로 환자에게 발생할 위험요인을 미리 방지하는 데 효과적이다.

호흡질환을 가진 환자를 치료하는 다른 물리치료적 방법에는 가래제거 기술, 호흡근육훈련, 호흡방법, 에너지 보존 기술이 있다.

가래 제거 기술은 기관지에서 과도한 점액이 생성되는(주로 폐쇄적 폐질환을 가진 환자) 환자에게 수행된다. 점액을 제거하는 이 기술을 체위배출법(postural drainage)이라고 한다. 환자는 폐의 특정 부위에서 점액이 수동적으로 흘러내릴 수 있는 자세를 취하게 된다(그림 8-10). 특정 폐 구역에 물리치료사가 타진(percussion), 진동(vibration), 흔들기(shaking)를 적용한다. 타진은 기관지관을 통해 점액이 잘 움직이도록 촉진한다. 타진 또는 진동을 적용한 후, 갑작스러운 기침이나 거꾸로 된 자세(trendelenburg position)는 점액이 다른 부위로 이동하게 할 수 있다.

모든 사람에서 적절한 기침은 폐기능에서 필수적이다. 만일 호흡근육이 약화되거나 적절히 일을 할 수 없다면, 기침기전의 효율성은 감소한다. 폐쇄적 · 제한적 폐질환이 있으면 기침 효율성이 감소한다. 또한 흉부수술을 받은 환자, 외상으로 인해 척수손상을 입은 다리마비 환자에게도 발생할 수 있다.

물리치료사는 3가지 방법을 통하여 기침의 효율성을 도울 수 있다. 환자는 일차와 이차 호흡근육을 강화함으로써, 호흡형태의 변경을 통해, 가슴벽을 지지하는 다양한 장비(기침노력과 동시들숨을 촉진하는 외부압력 기구)에 대한 교육을 통해, 효과적으로 일상생활을 수행하고 호흡계의 부담을 줄이기 위한 에너지 보존방법을 교육받아야 한다. 물리치료사는 환자의 집 또는 직장 환경에서 필요한 활동을 인지하고 이들이 작업하는 데 도움이 되는 적절한 보조장비를 결정해야 한다. 앉은 자세에서 샤워할 수 있는 욕실용 의자, 신발을 쉽게 착용하는 긴 구두주걱 등이 장비의 예이다. 물리치료사는 환자에게 작업을 세분화하여 각 단계별로 활동하는 방법을 교육해야 한다. 이 기술은 때로 걷기에도 관련된다.

물리치료사는 호흡재활 동안 직접 중재에 참여한다. 또한 환자의 위험목록을 수정하는 데(체중관리, 영양상태, 금연 및 긍정적 심리상태 같은 것) 도움을 줄 수 있다. 다른 분야의 건강전문가와 연계하여 포괄적으로 환자를 치유해야 한다. 호흡재

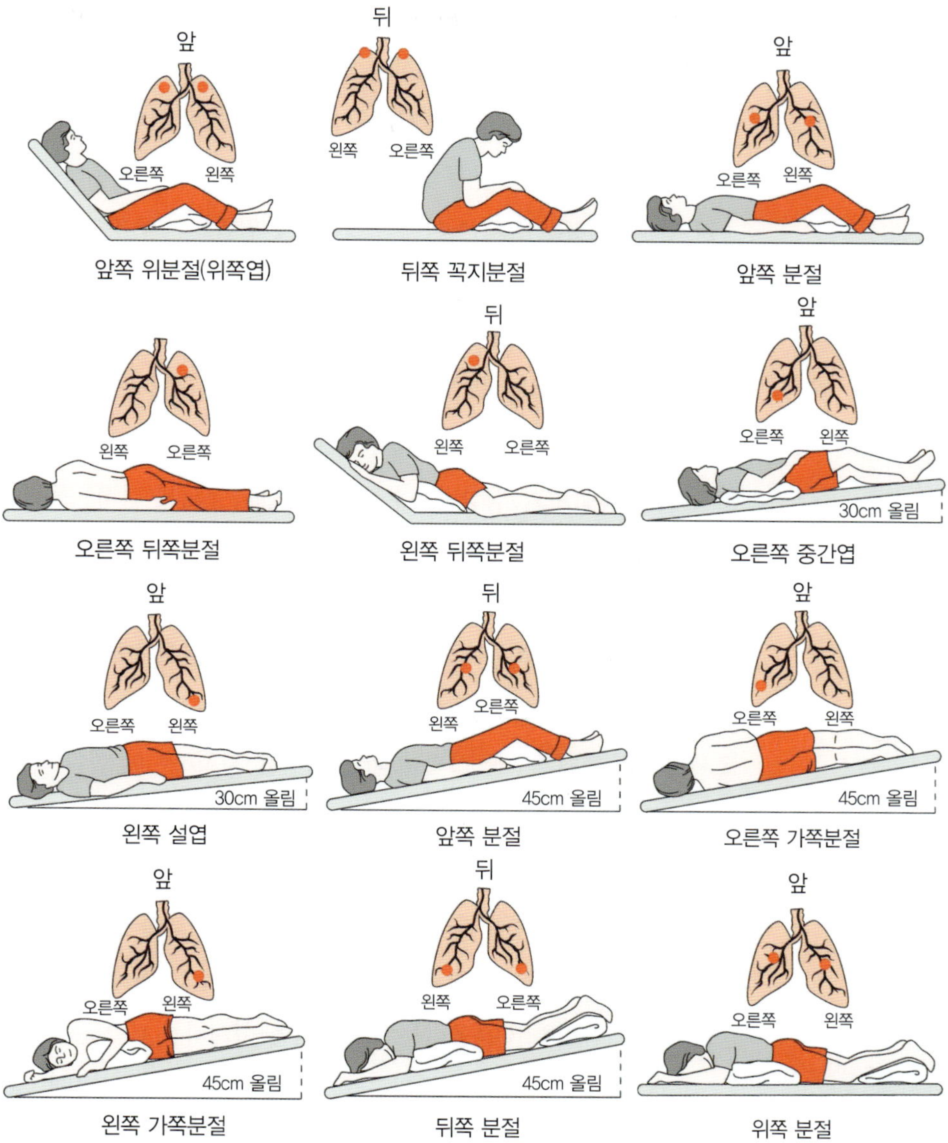

그림 8-10 ■ 폐로부터 분비물을 배출하기 위해 체위배양법을 수행하는 자세. (Modified from Potter PA, Perry AG: Fundamentals of nursing: concepts,processandpractice. ed 4, StLouis, 1997, Mosby. InWilkins RL. Egan's fundamentals of respiratory care. ed 9. St. Louis, 2009, Mosby.)

활의 일차적인 목적은 호흡계 손상으로부터 최상의 기능상태를 환자가 습득하도록 돕는 것이다.

건강한 사람

심폐 물리치료에 대한 토의는 건강한 사람(well individual, 심 · 폐질환이 없는 사람)

에 대한 개념의 고찰이 없이는 완성될 수 없다. 이러한 사람은 기능적 작업 능력을 향상하기 위한 목적으로 시행하는 피트니스(fitness) 프로그램이 적용된다. 물리치료사는 이 형태의 사람을 위한 지침을 제공할 필요가 있다. 일반적으로, 이러한 사람의 운동 프로그램은 초기 운동의 특정 목적에 초점을 둔다. 목적에는 스트레스 감소, 체중관리, 체격 또는 신체 이미지 향상, 심장 위험요인 변경, 또는 기능적 능력 향상 같은 것이 있다.

노인들은 운동을 통해 긍정적인 효과를 얻을 수 있지만, 활동량이 적은 경향이 있다. 노화에 따라 특정 심장과 폐에 변화가 발생하는데, 이 중 가장 흔한 것은 최대 심장박동수의 감소이다. 심장박동수와 나이의 역비례 관계는 잘 알려진 사실이다. 나이가 들어감에 따라 심장박동수는 감소하고, 동시에 정적 · 동적 호흡능력이 감소한다. 그러나 노인의 지구력 훈련은 심장변화를 줄일 수는 없지만 호흡능력의 변화는 줄일 수 있다.

건강한 사람도 마찬가지이지만, 심장 또는 폐질환이 있는 사람은 검사를 받아야 한다. 검사에는 위험요인(흡연과 가족력 같은) 목록관찰이 포함되어야 한다. 물리치료사는 근육뼈대계 기능상태에 관한 검사를 시행하여야 한다. 운동부하 검사 수행능력, 신체 구성(체지방 측정), 근력, 유연성 역시 고찰하여야 한다. 정형학적 문제와 같이 이전에 이미 존재한 상태 역시 고려하여야 한다.

검사에서 가장 중요한 측면은 개인의 특정 관심을 알아보는 것이다. 수영, 달리기, 또는 자전거 타기를 선호하는가? 개인의 관심을 이해하는 것은 각 사람이 운동에 능동적으로 참여하고 순응하는 프로그램을 설계하는 데 도움이 된다.

BOX 8-3은 유산소 운동과 근력-훈련 프로그램의 장점을 요약한 것이다. 이러한 정보는 활동이 적고 앉아서 일하는 사람에게 규칙적 운동 프로그램에 참여하도록 격려하는 역할을 한다. 그러나 적절한 평가와 관찰은 운동을 실시하고 있는 동안 제공하여야 한다.

요약

지난 20년에 걸쳐, 심 · 폐물리치료는 물리치료사의 고유 영역이 되어 왔다. 해부학, 생리학, 심 · 폐계의 기능에 대한 이해는 심 · 폐질환자에 대한 검사, 관리 및 예후에 대한 적절한 의사결정을 하는 데 필수적인 사항이다. 진단이 무엇이든, 운동이 적용되었을 때 물리치료사는 항상 운동에 대한 심 · 폐반응을 관찰해야 한다는 것을 명심해야 한다.

BOX 8-3 **유산소 운동과 근력-훈련 프로그램의 장점**

유산소 운동 프로그램의 장점

- 유산소 능력 향상
- 훈련된 근육에서 산소추출에 대한 효율성 증가
- 심박출량 증가
- 안정 시 심장박동수 감소
- 최대 심장박동수 감소
- 신체구성의 변화(체지방 감소)
- 혈액 속의 응고물 감소
- 고혈압인 경우 안정 시 혈압 감소
- 콜레스테롤 전송방법의 변경
- 고밀도 지질단백질(HDLs)의 증가
- 저밀도 지질단백질(LDLs)의 약간 감소
- 신체에 의해 생성되는 다양한 지방 감소
- 에너지원으로서 탄수화물의 이용률 증가
- 심리적 안전성 증대
- 자화상(self-image) 증대
- 자극에 대한 신체적 민감성 감소
- 스트레스에 대한 반응 증가
- 위험요소의 감소로 심장질환 발생 위험 감소

근력-훈련 프로그램의 장점

- 훈련된 근육의 근력 증대
- 무산소적 신진대사 이용 증대(특히 팔근력 훈련은 많은 일상생활 동작을 쉽게 수행하게 함)
- 뼈 밀도 증대
- 훈련된 근육에서 크기 또는 지구력 증대
- 자존감과 자화상 증대

출처: Adapted from Hillegass EA, Sadowski HS: Essentials of Cardiopulmonary Physical Therapy. ed 2. Philadelphia, WB Saunders, 2001.

심 · 폐질환을 가진 환자와 함께하는 물리치료사는 팀원으로서 자신의 역할에 대하여 명확한 인식을 가지고 있어야 한다. 물리치료사는 환자가 경험할 수 있는 전반적인 관리 프로그램을 신중히 고려하여야 한다.

사례연구

사례연구 1

임상적 병력

Joe는 60세 남성으로 30년 동안 고등학교 교사로서 재직한 후 은퇴하였다. 이전에 가슴통증 또는 호흡곤란 같은 심장질환 관련 증상을 경험한 적이 없었다. 하지만 약간의 고혈압이 있어 지난 3년 동안 혈압조절 약을 복용하고 있었다. 이 사람의 위험요인 목록은 다음과 같다.

- 가족력: 어머니와 형이 심장질환으로 사망
- 흡연: 16~40세까지 하루 1갑의 흡연
- 활동성: 50세 이후 규칙적 운동 프로그램에 참여하지 않음
- 비만: 40대 중반 이후 13kg의 체중 증가

1주일 전 1시간 동안 심한 가슴통증이 있어 응급실을 경유하여 입원하였다. 심전도에서 심장의 앞-옆 부위에서 기능 변화가 기록되었다. 수술실로 이송 후, 심장도관술을 통해 왼쪽 심장동맥 중 막힌 곳을 확인하였고, 2곳의 막힌 혈관에 대하여 혈관성형술을 실시하여 90%까지 왼쪽 심장동맥의 기능을 향상시켰다.

심장재활

수술 후, Joe는 심장치료실로 이동되었다. 부정맥을 방지하고, 심장수축력을 높이며, 심장박동수를 조절하는 약물이 처방되었다. 물리치료사는 환자의 상태를 평가하였고, 심장의학자와 병동 간호사와 상의한 후 [표 8-5]에 제시된 활동 지침서를 적용하였다. 물리치료사는 운동 끝에 다음과 같은 결과를 보고하였다.

1. 안정 시 심장박동수(회/분): 침상에서 누워 있는 경우 86, 앉은 자세 98, 서 있는 자세 105. 침상에서 양치질 같은 일상생활 시 135
2. 혈압: 침상에서 누워 있는 경우 130/90, 앉은 자세 110/80, 서 있는 자세 110/65, 침상에서 일상생활 동작 동안 100/60
3. 심전도: 일상생활동작을 수행할 때를 제외하고는 비정상 보이지 않음. 이러한 변화는 약한 허혈이 있다는 것을 의미함

2일 동안 심장치료실에서 지낸 후, Joe는 일반 병동으로 옮겨졌다. 적절한 검사 후, 기본적인 운동 프로그램을 2일 동안 수행한 후 환자는 운동에 대한 적절한 생리적 반응을 보였다. 물리치료사는 관절가동범위운동과 보행을 시작할 수 있다고 생각하였다. 환자는 입원 1주일 후에 퇴원하였다. 환자는 자신이 복용하는 약물이 부정맥을 방지하는 데 도움이 된다는 것을 이해하고 있었다. 환자는 자신의 심장박동수를 확인하는 방법을 배웠고, 심장박동수가 135회/분을 초과하는 활동에 참여하지 않도록 교육을 받았다. 퇴원 당시, 계단 이용을 배제하기 위해 침상을 1층으로 이전하였다.

외래 프로그램

Joe는 퇴원 후 3일만에 물리치료실에서 운영하는 외래환자 심장재활 프로그램에 참여하였다. 그는 집에서의 생활이 힘들다고 하였다. 하지만 집 근처를 산책하는 것과 일상생활 이외에 어떤 활동을 조심해야 하는지를 알고 싶어했다.

물리치료사는 Joe가 심장박동수 135회/분에 도달하기 전에 편안한 걸음으로 얼마나 오래 트레드밀(treadmill)에서 걷을 수 있는지를 결정하면서 심장재활 Ⅱ단계를 시작하였다. 이 심장박동수는 Joe가 도달할 수 있는 최대 심장박동수로 퇴원 당시 심장의학자에 의해 설정되었다. 1주에 3일 방문한 후, 물리치료사는 다음과 같은 운동 프로그램을 1일 2회 수행하기를 권고하였다.

1. 준비운동과 폄 운동 15분
2. 고정식 자전거 타기 20분
3. 마무리 운동 15분

Joe는 이 운동 프로그램을 3주 이상 유지하였다. Joe가 심리학자와 영양사를 만나기 위하여 심장재활 프로그램에 방문하였을 때, 운동부하 검사를 시행하였다. Joe는 심장 기능의 심각한 변화 없이 최대 심장박동수 146회/분에 안전하게 도달할 수 있었다. 이후 Ⅲ 단계의 심장재활이 시작되었고, 여기에는 자전거 타기와 빠르게 걷기가 포함되어 운동강도, 시간, 빈도가 증가하였다. Ⅲ 단계 활동을 6주 동안 지속한 후, 또 다시 운동부하검사를 시행하였는데 Joe는 안전하게 최대 심장박동수 160회/분이었다. 안정 시 심장박동수와 혈압은 정상 범위를 보였고, 체중은 9kg이 감소하였고, 식사는 콜레스테롤(cholesterol)이 없는 음식을 섭취하고 있었다. 그는 더 이상 심장 관련 약물을 복용하지 않았다. 심장학자는 Joe가 Ⅳ 단계 심장재활에 참여하고 3개월간 물리치료사의 관찰을 받도록 승인하였다. 이후 1년 이내에 다시 운동부하검사를 시행하기로 하였다.

사례연구 2

임상적 병력

Martha는 58세의 가정주부이고 신체적 활동에 호흡곤란이 있다. 그녀는 25년간 흡연을 하였고 5년 전부터 금연하였다. 아침에 기침을 많이 한다고 하였다. 최근 Martha는 잦은 기침과 38.8℃의 열로 인해 입원하였다. 심한 상위 호흡기계의 감염으로 진단되었다. 이번이 3번째 입원이었다. 퇴원 후, 의사는 모든 호흡계 검사와 입원 빈도를 줄이기 위하여 재활을 시작하기를 권고하였다.

호흡계 검사결과 비록 폐에 남아 있는 전체 공기부피는 정상에 가깝지만, 1초 동안 강하게 공기를 내뱉는(흡기, 호기) 능력은 현저하게 감소했음이 나타났다. 혈액 속의 이산화탄소 농도는 증가하고 산소 농도는 감소하였다. 가슴 방사선검사에서 기관지에 약간의 염증이 보였다.

가슴에 대한 물리치료적 평가에서 호흡은 가슴 움직임이 거의 없으며 오직 횡격막에 의존하는 형태를 보였다. 그녀의 갈비뼈와 복장뼈는 각이 증가하였는데, 이는 그녀의 아래쪽 가슴벽이 오랫동안 정상 범위를 넘어서 확장되었음을 의미한다. 조용히 숨을 들이마시는 동안 목과 어깨에 있는 환기보조근육을 사용하는 것으로 평가되었다. 트레드밀에서 경사 없이 시간당 5km로 보행하게 하였더니, 호흡곤란, 씩씩대는 소리, 혈액 중 산소포화도가 감소되는 것이 관찰되었다.

호흡기 재활

검진 결과 그녀는 신체적 상태가 약화되고 중등도 폐쇄성 폐질환인 것으로 나타났다. Martha를 위한 재활 프로그램의 일차적인 목표는 호흡곤란 없이 30분 동안 조깅이나 보행을 하고, 기능적 능력을 향상시키며, 매일 아침 폐의 청결상태를 돕기 위한 호흡위생을 수행하는 것이다.

물리치료사는 아침마다 침상에서 일어나기 전 각 부위별 적절한 체위배출법을 10분 동안 수행하는 방법을 교육하였다. 그녀는 또한 하부 가슴벽의 움직임을 증가시키고, 횡격막과 갈비뼈 사이 근육을 강화하고, 강한 기침을 할 수 있는 능력을 높이기 위한 호흡운동을 교육받았다. 또한 적절한 식이요법 수정과 혈액 중 산소농도가 심각하게 떨어져 발생할 수 있는 증상을 관찰하는 방법을 배웠다.

Martha의 운동 프로그램에는 점차적으로 강도를 높이는 보행이 포함된다. 운동을 중지하게 하는 호흡곤란이 발생할 때의 심장박동수가 최대 심장박동수로 사용될 것이다. 준비운동과 마무리 운동은 지속적 보행 전후로 시행된다. 운동 프로그램의 빈도, 시간, 강도는 호흡곤란 없이 30분 동안 보행할 수 있을 때까지 점차 증가시킨다. 운동 프로그램과 연계하여, 물리치료사는 그녀에게 안전하게 자신을 관찰하는 방법과 독립적으로 운동을 수행하는 방법을 교육해야 한다.

참고문헌

1. Heron M: Deaths: Leading Causes for 2010, Natl Vital Stat Rep 62(6):1–97, 2013. 2013 Dec 20, http://www.cdc.gov/nchs/data/nvsr/nvsr62/nvsr62_06.pdf. Accessed July 9, 2014.
2. Go AS, Mozaffarian D, Roger VL, et al: Heart disease and stroke statistics—2014 update. A report from the American Heart Association, Circulation 129(3):e28–e292, 2014.
3. Heidenreich PA, Trogdon JG, Khavjou OA, et al: Forecasting the future of cardiovascular disease in the United States. A policy statement from the American Heart Association, Circulation 123 (8):933–944, 2011.
4. Centers for Disease Control and Prevention: Million Hearts: strategies to reduce the prevalence of leading cardiovascular disease risk factors—United States, MMWR 60(36):1248–1251, 2011.http://www.cdc.gov/mmwr, September 16, 2011, Accessed August 8, 2014.
5. Trends in COPD (chronic bronchitis and emphysema): morbidity and mortality. New York, American Lung Association. http://www.lungusa.org/finding-cures/our-research/trend-reports/ copd-trend-report.pdf. Accessed July 31, 2014.
6. Standring S: Gray's anatomy: the anatomical basis of clinical practice, ed 40, Philadelphia, 2009, Elsevier.
7. Frownfelter D, Dean E: Cardiovascular and pulmonary physical therapy evidence to practice, ed 5, St Louis, 2012, Mosby, Inc., an affiliate of Elsevier, Inc.
8. Moore KL, Dalley AF, Agur AM: Clinically oriented anatomy, ed 6, Philadelphia, 2010, Lippincott Williams and Wilkins.
9. McArdle WD, Katch FI, Katch VL: Exercise physiology: energy, nutrition and human performance, ed 7, Philadelphia, 2009, Lippincott Williams and Wilkins.
10. Dorland WAN: Dorland's illustrated medical dictionary, ed 32, Philadelphia, 2011, Saunders.
11. Van De Graaff KM, Fox SI: Concepts of human anatomy and physiology, ed 5, Dubuque, Iowa, 1998, WC Brown.
12. Hillegass EA: Essentials of cardiopulmonary physical therapy, ed 3, St Louis, 2010, Saunders.
13. Pescatello Linda S: American college of sports medicine guidelines for exercise testing and prescription, ed 9, Philadelphia, 2014, Lippincott Williams & Wilkins.
14. Brannon FJ, Foley MW, Starr JA, Sand LM: Cardiopulmonary rehabilitation: basic theory and application, ed 3, Philadelphia, 1998, FA Davis.
15. Guide to Physical Therapist Practice 3.0. American Physical Therapy Association. http:// guidetoptpractice.apta.org/. Accessed November 24, 2014.
16. Paz JC, West MP: Acute care handbook for physical therapists, ed 4, St. Louis, 2014, Saunders.
17. Pescatello Linda S: American college of sports medicine guidelines for exercise testing and prescription, ed 9, Philadelphia, 2014, Lippincott Williams & Wilkins.
18. Minter RA: Chest imaging: an integrated approach, Baltimore, 1981, Williams and Wilkins.
19. Cohen S: Pulmonary function tests in patient care, New York, 1980, American Journal of Nursing Company.
20. Cohen S: Blood gas and acid base concepts in respiratory care, New York, 1976, American Journal of Nursing Company.
21. Ciccone CD: Pharmacology in rehabilitation, ed 4, Philadelphia, 2007, FA Davis.
22. Wenger NK, Hellerstein HK: Rehabilitation of the coronary patient, ed 3, New York, 1992, Churchill Livingstone.
23. Heart Transplants: Statistics The American Heart Association, Dallas, Texas. www.americanheart. org/presenter.jhtml?identifier=4588. Accessed June 1, 2010.
24. Malone DJ, Lindsay KLB: Physical therapy in acute care: a clinician's guide, Thorofare, NJ, 2006, Slack.
25. Reul GJ: Implantation of a permanent cardiac pacemaker. In Cooley DA, editor: Techniques in Cardiac Surgery, ed 2, Philadelphia, 1984, Saunders.
26. Frownfelter DL: Chest physical therapy and pulmonary rehabilitation: an interdisciplinary approach, ed 2, Chicago, 1987, Year Book.
27. Howell S, Hill J: Acute respiratory care in open heart surgery, Phys Ther 52:253–260, 1972.
28. ACC/AHA: Guideline Update for the Diagnosis and Management of Chronic Heart Failure in the Adult, Circulation 112(12):E154–E235, 2005.
29. The Criteria Committee of the New York Heart Association: Nomenclature and criteria for diagnosis of diseases of the heart and great vessels, ed 9, Boston, 1994, Little, Brown and Co, 253–256.

30. Irwin S, Tecklin JS: Cardiopulmonary physical therapy, ed 4, St Louis, 2005, Mosby.
31. Rothstein JM, Roy SH, Wolf SL, Scalzitti D: The rehabilitation specialist's handbook, ed 3, Philadelphia, 2005, FA Davis, 31.
32. Fair SE: Wellness and physical therapy, Sudbury, 2011, Jones and Bartlett Publishers.
33. Centers for Disease Control and Prevention and National Institutes of Health: Healthy People 2010, Heart Disease and Stroke. www.healthypeople.gov/document/html/volume1/12heart.htm. Accessed May 25, 2010.

8

CHAPTER 09

피부질환 물리치료

Physical Therapy for Integumentary Conditions

주요개념

일반적 설명
- 피부
- 상처치유

흔한 질환
- 혈관손상
- 외상
- 질환

검진 원리
- 혈관손상
- 외상
- 질환
- 흉터조직

평가, 진단, 예후의 원리

직접 중재의 원리
- 예방
- 상처관리
- 흉터관리
- 환자교육

요약

사례연구

핵심용어

동맥 기능이상 arterial insufficiency

만성염증 chronic inflammation

바탕질 ground substance

밴쿠버 화상흉터척도 vancouver burn scar scale

비대흉터 hypertrophic scar

성숙 단계 maturation phase

신경병증 궤양 neuropathic ulcer

신생물 피부질환 neoplastic skin disease

아교질 collagen

염증 단계 inflammation phase

염증성 피부질환 inflammatory skin disease

압박궤양 pressure ulcer

전체신체표면적 total body surface area; TBSA

정맥 기능이상 venous insufficiency

증식 단계 proliferative phase

진피 dermis

켈로이드 흉터 keloid scar

표피 epidermis

피부 integument

피부염 dermatitis

흉터구축 scar contracture

흉터수축 scar contraction

학습목표

이 장을 읽고 난 후, 여러분은 다음의 사항을 이해할 수 있다.

1. 피부의 구조와 기능에 대한 토의를 할 수 있다.
2. 3가지 주요 단계–염증, 증식, 성숙을 포함한 상처치유 과정에 대해 설명할 수 있다.
3. 피부 문제(혈관손상, 외상, 질환)와 관련된 기본적인 검사의 원리에 대해 설명할 수 있다.
4. 환자관리(예방, 관리, 교육)를 위해 요구되는 기본적 치료원리와 전략을 설명할 수 있다.

피부 본래의 모습에서 벗어난 다양한 형태의 피부 상처 또는 손상, 그에 따른 결과, 그리고 염증, 통증, 부종, 흉터 형성과 관련된 요소는 기능 제한과 장애를 유발한다. 물리치료사는 정상적인 인체 기능에서 피부계의 중요성을 알고 있어야 한다. 물리치료사는 피부의 완전성을 유지하기 위한 예방과 치료 프로그램을 제공할 수 있어야 한다. 또한 다양한 형태의 피부손상 환자를 위한 적절한 관리는 물리치료에 있어 중요한 부분이다.

일반적 설명

피부

신체에서 가장 큰 기관인 피부(integument)는 두께가 1~4mm이고 두 개의 층, 즉 표피와 진피로 이루어진다. 피부는 기본적으로 인체의 방어기관이며, 온도를 조절하고 환경에 대한 중요한 감각정보를 제공하는 기관이다. 그림 9-1에서는 피부 구조와 부속기관을 보여준다.

표피

표피(epidermis)는 전체의 피부 두께에서 얇은 부분을 차지한다. 표피의 두께는 일반적으로 0.06~0.1mm이다. 발바닥과 손바닥은 표피의 가장 바깥층인 각질층의 두께가 0.6mm로 조금 더 두껍다. 두꺼운 각질층은 굳은살(callus)과 관련이 있을 수

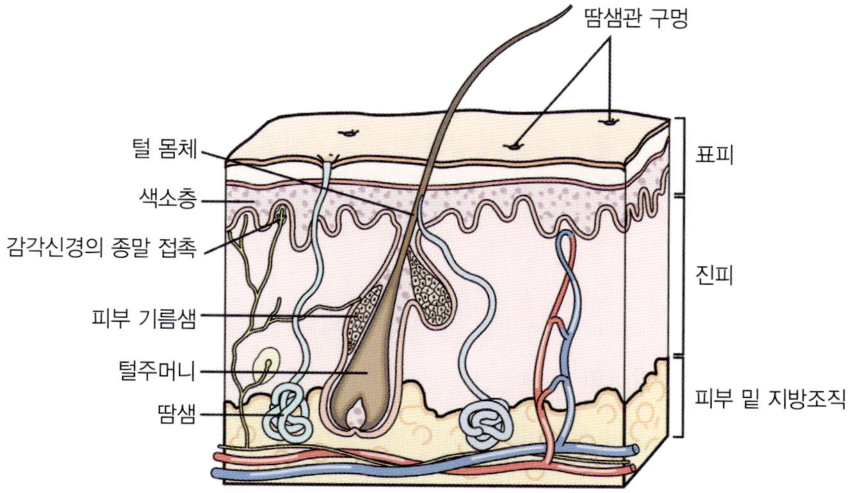

그림 9-1 ■ 피부 구조와 부속기관. (From Sorrentino S: Mosby's Textbook for Long-term Care Nursing Assistants, ed 6, Mosby, St. Louis, 2011.)

있다. 표피에 있는 세포 중 대부분은 바닥(기저)세포층에서 생성되는 각질세포(keratinocytes)이다. 또한 바닥세포층은 진피를 고정하는 역할을 한다. 각질 단계에서 각질세포가 각질층의 가장 바깥층에서 떨어져 나갈 때까지 분화하는 데는 약 28일이 소요된다. 각질층은 내부조직으로부터 수분손실을 제한하고 외부환경으로부터 내부조직을 분리한다.

표피를 구성하고 있는 다른 세포는 랑게르한스 세포(Langerhans cell), 메르켈 세포(Merkel cell) 그리고 멜라닌 세포(melanocyte)가 있다. 랑게르한스 세포는 피부의 면역에 중요한 역할을 한다. 메르켈 세포는 접촉자극(tactile stimuli)에 대한 정보를 제공하는 감각수용세포로 알려져 있다. 바닥세포층에 존재하는 멜라닌 세포는 유해한 자외선을 차단하는 역할을 하는 색소인 멜라닌을 합성한다. 일단 멜라닌이 생성되면 멜라닌 세포에서 각질세포로 전환된다. 멜라닌 세포는 진피와 모낭(망막에도 존재)에도 존재한다.

진피 속까지 들어가는 표피의 다른 요소로는 모낭, 기름샘, 아포크린샘(apocrine gland), 땀샘이 있다. 이들 조직은 진피와의 연결을 위해 바닥층에 있다. 털(hair)는 각화(keratinization) 과정에 의해 모낭에서 형성되고 모낭은 표피에 함입되어 있다. 털의 형태와 양은 호르몬의 영향, 나이, 유전 같은 여러 요인에 따라 달라진다. 기름샘은 지방성 분비물을 생성하고 모든 모낭(모지샘)과 연계되어 있다. 모낭과 연계되어 있지 않은 일부 기름샘은 발바닥과 손바닥, 아랫입술을 제외하고 다른 신체부위에도 분포되어 있다. 기름샘의 주요 기능은 피부를 촉촉하게 하고 유연하게 유지하는 것이다. 아포크린샘은 사춘기가 시작되면서 냄새와 색깔이 없는 기름성분의 땀을 분비하는데, 항문생식기와 겨드랑이 부위에 위치하고 있다. 분비물의 박테리아성 변성으로 인해 이들 부위에 발한을 동반한 냄새가 발생한다. 땀은 땀샘에서 피부로 배출되는 저장액이다. 땀샘의 기능은 온도조절에 필수적이다.

진피

진피(dermis)는 바탕질(기질)에 의해 둘러싸인 섬유성 · 탄력성 결합조직으로 구성된다. 진피의 두께는 1~4mm까지 다양하고 두 층, 즉 유두진피(papillary dermis)와 망상진피(reticular dermis)로 나뉜다. 유두진피는 느슨한 아교질 바탕(교원질 기질, collagen matrix)으로 구성되어 있고 혈관이 풍부하게 존재하며 표피의 바닥세포층 아래에 있다. 피부의 이런 두 층 사이의 부분은 편평하지 않다. 외피-진피가 만나는 부분에 형성된 봉우리(각각의 표피 봉우리와 유두진피)는 전단력(shearing)과 같은 잠재적인 위험으로부터 표피의 바닥층(기저층)을 보호하는 역할을 한다. 망상진피는 유두진피보다 바탕질이 적고 아교질 섬유가 조밀하게 구성되어 있다. 진피의 바탕질은 다양한 프로테오글리칸(proteoglycan), 글리코프로테인(glycoprotein), 히알루론산(hyaluronic acid), 물로 구성되어 있다. 이러한 겔은 표피 부속물을 따라 구성된 진피 구성물질(탄력섬유성 아교질, 혈관, 신경)을 조절하는 틈새(interstitial) 환경을 형성한다. 섬유성 아교질은 움직임에 필요한 변형을 제공하면서 동시에 피부에 가해지는 기계적 압력에 대해 방어하는 역할을 한다. 탄력성 결합조직은 아교질망을 "안정(rest)" 배열 상태로 회복하게 하며, 또한 바탕질은 유해한 압축력에 대해 보호해주는 "쿠션(cushion)"으로서 작용한다.

진피 내에도 혈관과 신경이 존재한다. 진피에는 혈관이 광범위하게 분포되어 있고, 세포 기능을 증진하기 위해 가스와 영양분을 효율적으로 공급한다. 게다가 진피의 혈관계는 상처치유에 중요한 요소이고, 염증반응에도 참여한다. 땀샘을 따라 피부 내에 존재하는 모세혈관은 체온조절에 중요한 역할을 하며, 혈관처럼 림프계 또한 진피의 혈관계와 연관이 있다. 진피의 신경망은 온도, 통증, 다양한 촉각(가벼운 촉각, 깊은 촉각, 진통감각)에 대한 중요한 감각정보가 단독으로 또는 복합적으로(물체나 재질에 대한 인지) 작용하여 중추신경계에 제공하는 역할을 한다. 원심성 신경은 혈관, 땀샘, 털세움근(arrector pili muscles)을 지배한다.

피부밑조직

피부밑조직(피하조직, subcutaneous tissue)은 느슨한 결합조직으로 다양한 피부밑지방을 함유하고 있다. 이 느슨한 결합조직은 피부밑조직을 손상 없이 움직일 수 있게 하며, 피부와 피부 아래 기관을 연결하는 역할을 한다.

상처치유

상처치유(wound healing)는 일반적으로 염증 단계, 증식 단계 그리고 성숙 단계의 3단계를 거친다. 각 단계에 치유를 위한 중재를 가할 수 있는데, 이 장에서 간단히 설명하고자 한다. 상처치유를 위한 모든 단계는 고유의 범위가 있다. 예를 들어, 염증 단계는 증식 단계가 진행되는 동안 발생한다.

염증 단계

조직손상은 염증 단계(inflammatory phase)를 유발하는데, 이는 손상된 조직이 회복하는 첫 단계이다. 이런 상처치유 단계에는 국소혈관 및 세포반응이 나타난다. 초기의 혈액유출은 즉각적인 혈관수축에 의해 감소된다. 혈관수축은 5~10분 정도 지속된다. 이 시간은 혈소판이 축척되고 일시적으로 손상된 혈관의 내피벽을 따라 혈소판 응고형성을 위해 필요하다. 혈소판 응고 단계의 활성화 결과, 이 시기에 피브린(fibrin) 응고를 형성하게 한다.

혈관수축 이후에는 혈관확장과 모세혈관 투과성이 증가하는 현상이 일어난다. 상처 부위에 화학주성적으로 집중되는 백혈구는 혈관확장과 함께 증가된 혈액을 따라 이동한다. 감염에 대항한 초기 방어는 호중구성 백혈구(neutrophils)에 의해 이루어진다. 대식세포가 상처 찌꺼기와 소진된 세포를 포식하기 위해 상처부위로 이동한다. 또한 대식세포는 세포질분해효소(cytokines), 성장 요소(growth factor) 및 아교질분해효소(교원질분해효소, collagenase)와 같은 상처회복에 중요한 물질을 분비한다. 상처부위로 호중구성 백혈구 뒤를 이어 림프구가 이동하는데, 이들은 면역반응과 대식세포와 섬유모세포(fibroblast)를 자극하는 물질을 분비하는 데 중요한 역할을 한다. 염증반응 동안 증가된 모세혈관 투과성으로 국소적 부종이 유발된다. 부종은 국소적 동맥, 정맥, 림프의 순환을 감소시켜 치유를 지연시키고 같은 이유로 감염의 기회를 증가시킨다. 또한 부종은 움직임에 제한을 주어 조직 섬유화의 가능성을 높인다.

상처부위에서의 신경손상과 화학적 매개체의 분비는 통증을 유발시킨다. 움직임은 통증을 유발하기 때문에 통증은 환자의 움직임을 억제할 수 있다. 적절한 움직임의 감소 결과 운동과 가동성이 감소한다.

염증 단계는 정상적으로 약 2주 정도 지속된다. 이보다 시간이 길어지면 만성염증으로 간주한다. 이 단계 동안, 적절한 물리치료적 중재에는 상처관리, 부종관리, 좋은 자세유지, 부목, 부드러운 수동 관절가동범위운동, 능동 관절가동범위운동, 보행 및 일상생활동작과 같은 기능적 활동이 있다.

증식 단계

염증이 나타나는 동안 섬유모세포가 상처부위에서 증식하기 시작한다. 상처치유의 증식 단계(proliferative phase)는 이들 세포에 의한 아교질 생산과 함께 진행된다. 섬유모세포는 탄력소(elastin), 아교질(collagen), 글리코오스아미노글리칸(glycosaminoglycan) 같은 물질로 구성된 결합조직을 생성한다. 이 과정은 치유 증식 단계에서 상처부위 재건과 강화에 중요한 요소 중 하나이다. 탄력소는 탄력성 섬유의 구성요소인 단백질로서, 상처부위의 유연성을 제공하지만 아교질에 비해 차지하는 비율이 매우 적다.

아교질은 섬유모세포에 의해 생성되는 주요 단백질이다. 섬유모세포에서 만들어지는 아교질 미세섬유는 아교질 섬유를 형성한다. 아교질 섬유는 상처부위에서 강도를 결정하는 것으로, 이 강도는 아교질 섬유의 양이 아니라 아교질 섬유 자체에 의해 결정된다. 따라서 튼튼하고 상처가 잘 치유되기 위해서 큰 흉터조직이 필요한 건 아니다.

글리코오스아미노글리칸, 물, 염분으로 구성된 바탕질(ground substance)은 치유되는 조직에서 탄력소, 아교질, 혈관 구조, 그밖의 다른 세포 사이에 공간을 제공한다. 바탕질은 증식과 이동을 가능하게 하고 상처조직을 위해 충격완화 작용을 한다.

혈관 형성(새로운 혈관 형성)은 염증 단계에서 시작하지만, 대부분의 재성장은 증식 단계에서 일어난다. 치유되는 세포에 영양분과 산소를 제공하기 위해 혈관 형성은 매우 중요하다.

표피의 바닥세포층을 파괴할 만큼 충분히 깊지 않은 상처는 표피 재형성에 의해 치유될 수 있다. 표피 재형성에서 상처 경계부위의 상피세포와 바닥세포가 존재하는 표피세포의 증식은 결국 상처를 덮게 된다. 바닥세포가 없는 깊은 상처는 인근에 있는 손상 받지 않은 피부에서 상피를 이동시켜 상처를 덮을 수 있다. 이러한 과정은 일반적으로 작은 상처일 때 가능하다.

증식 단계와 관련하여 또 다른 문제는 상처의 수축이다. 염증 동안 상처는 조금씩 수축하기 시작한다. 그러나 강한 수축은 증식 단계에서 시작된다. 섬유모세포, 특히 근섬유모세포는 수축할 수 있는 능력이 있다. 상처수축의 생리적 기능은 상처 표면을 줄이기 위한 것이지만, 수축은 모든 상처부위에서 발생한다. 비록 작은 상처에서는 유익한 점이 있지만, 수축은 특히 관절과 주위에서 가동성을 감소시키고 외형상의 변화를 초래한다. 이 단계의 물리치료적 중재에는 염증 단계와 비슷하게 상처관리, 부종관리, 좋은 자세, 부목, 부드러운 수동 관절운동, 능동 관절운동, 보행, 그리고 일상생활동작과 같은 기능적 활동이 있다. 상태에 따라 능동보조 관절운동, 신장운동, 근력강화운동, 지구력 운동도 적절하다. 이 시기 동안 상처의 관리는 조심스럽게 행해야 한다. 왜냐하면 상처부위는 정상 장력의 15~80%만 견딜 수 있기 때문이다.

성숙 단계

치유의 성숙 단계(maturation phase)는 종종 재형성(remodeling) 단계로 간주된다. 성숙 단계 동안, 아교질은 능동적 분해가 진행되는 동안 지속적으로 축적된다. 섬유모세포에 의해 축적된 아교질의 양과 분해된 양 사이의 균형은 흉터 출현 정도(만일 흉터 형성이 발생된다면)에 영향을 미친다. 만일 분해보다 축적이 많아지면, 비대흉터(비대성 반흔, hypertrophic scar) 또는 켈로이드 흉터(켈로이드 반흔, keloid scar)가 일어난다. 켈로이드 흉터는 원래 상처부위 경계를 넘어서 형성된다는 점이 비대흉터와 다르다.

이 시기 동안, 아교질 섬유는 비조직적으로 형성되는데 섬유의 배열은 그들에게 가해지는 스트레스에 의해 영향을 받는다. 예를 들어, 흉터가 형성되는 부위에 가해지는 신장은 섬유가 신장되는 방향으로 배열되게 한다. 따라서 가동성에 쉽게 반응하는 배열로 변한다.

상처치유에서 아교질이 생성되는 이 시기는 능동적이며, 여러 달 동안 진행된다. 상처는 활력 정도에 따라 지속적으로 수축하는데 이 단계 끝에서 상처수축은 점차 줄어드는 경향이 있다. 수축은 흉터수축(반흔수축, scar contraction)으로 간주되기도 한다. 만일 흉터수축이 관절의 적절치 못한 위치에서 영구히 또는 반영구적으로 지속되면 흉터구축(반흔구축, scar contracture)으로 간주된다. 인종, 가족력, 환자의 나이, 상처의 깊이와 크기 및 상처위치는 흉터형성에 영향을 미치는 요인이다.

앞서 언급된 두 단계에 사용된 모든 치료는 성숙 단계에서도 적용할 수 있다. 그러나 물리치료사는 상처부위에 좀더 강한 맨손치료(manipulation)를 시행할 수 있다. 상황에 따라 성숙 단계에서 숙련되고 다양한 운동 단계가 적용될 수 있다. 더욱이 흉터의 크기와 위치에 따라 흉터관리 방법이 달라진다.

부가적인 고려사항

손상 깊이 및 위치와 크기, 치유시간 및 손상 원인은 피부 상처에 대한 환자의 반응과 회복에 영향을 미친다. 아마도 상처의 깊이는 회복에 가장 많은 영향을 미칠 것이다. 예를 들어, 표피의 바닥세포층의 주요 부분이 손상되지 않은 상처는 합병증 없이 치유될 수 있다. 바닥세포층이 부분적 또는 완전히 파괴된 깊은 상처는 치유에 몇 주가 걸리거나 회복시키기 위해서 수술적 방법이 필요할 수 있다. 일반적으로, 깊은 상처는 치유를 위해 많은 시간이 소요된다. 그림 9-2는 피부의 깊이에 따른 화상 정도를 보여준다.

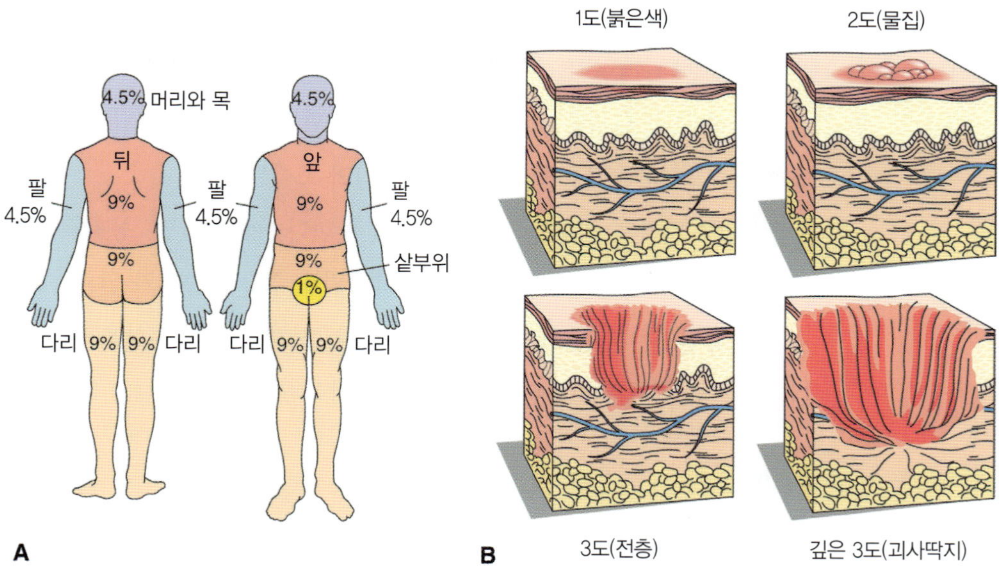

그림 9-2 ■ **화상의 형태. A:** 화상의 범위를 파악하는 9의 법칙, **B:** 다양한 깊이의 화상 형태. (From Fordney M: Insurance Handbook for the Medical Office, ed 13, Saunders, St. Louis, 2014.)

손상의 위치는 여러 가지 면에서 재활에 영향을 미친다. 예를 들면, 발의 상처는 보행을 어렵게 하고, 손의 상처는 손을 이용한 활동을 방해하며, 관절 주변의 상처는 움직임을 제한하여 결국 근력과 일상생활동작을 변화시킨다. 더욱이, 손과 얼굴 같은 미용적 부위의 상처는 환자에게 심리적 부담을 가중시킨다.

전체신체표면적(total body surface area, TBSA)의 퍼센트로 측정되는 상처의 크기는 생리적 반응 범위에 영향을 미칠 수 있다. 고려하여야 할 생리적 반응으로는 국소염증 반응, 기초대사율, 온도 조절, 심폐부담, 조혈 반응, 통증이 있다. 예를 들면, 광범위하게 발생된 화상과 같이 상처부위가 큰 경우에는 체온조절능력이 감소한다. 또한 큰 상처는 기초대사율을 높이고 근육 감소를 유발하는 단백질 분해를 억제하기 위해서 부가적인 영양을 요구하게 만든다. 개방성 상처는 잠재적 감염의 위험성을 높이는데, 큰 상처일수록 감염의 위험이 크다. 상처 크기가 클수록 생리적 반응 정도도 커진다.

다음 두 가지 문제가 있는 상처는 회복을 위해 긴 시간이 필요하다. 첫째, 개방성 상처는 감염의 위험성을 증가시킨다. 둘째, 회복을 위해 2~3주 이상의 시간이 요구되는 경우 흉터가 쉽게 발생한다.

흔한 질환

가장 흔한 피부손상은 혈관손상(vascular compromise) 또는 외상으로 인해 이차적으로 발생한다. 국소조직 허혈(궤양과 동맥질환)과 같은 혈관 결손과 정맥 기능이상은 허약한 조직 환경을 조성하고 이로 인해 피부 파괴가 일어난다. 외상으로 인한 다양한 형태의 상처에는 베임, 찰과상, 화상이 포함된다.

상처의 원인은 예후를 예측할 수 있게 한다. 예를 들면, 동맥질환에 이차적으로 상처를 입은 환자는 동맥기능을 향상하기 위해 수술적 중재가 필요하고 결국 피부 상처가 치유된다는 것을 예상할 수 있다. 또한 전기로 인해 손상을 입은 환자는 피부보다 더 깊게 심부 조직이 손상을 입을 가능성이 있다.

혈관손상

동맥 기능이상(arterial insufficiency)으로 인한 상처는 흔히 발과 발목 부위에 발생하지만, 다른 부위에서도 발생할 수 있다. 이런 상처는 해부학적 부위의 혈액 감소로 인해 발생하며, 조직괴사를 유발한다. 정맥울혈(venous stasis) 같은 정맥 기능이상(venous insufficiency) 역시 피부 궤양을 유발하고 일반적으로 다리에서 흔히 발병한다. 정맥울혈은 높은 정맥압, 정맥혈전증, 정맥류 또는 정맥계 흐름 장애(정맥 폐색)로 인해 발현된다. 정맥울혈에 의해 유발되는 궤양의 정확한 원인은 아직 밝혀지지 않고 있다. 정맥울혈 괴사를 설명하는 한 이론으로 섬유소띠 형성이 있는데, 이는 높은 정맥압으로 인한 이차적 결과로서 모세혈관에서 섬유소원(다른 분자도 포함하여)이 새어나온 결과로 설명되고 있다. 섬유소는 사이 공간과 모세혈관 주위에 축적되어 조직에 전달되어야 하는 영양분과 산소의 이동을 방해한다. 정맥울혈 궤양에 대한 다른 이론으로 "백혈구 포착(trapping)"이 있다. 높은 정맥압은 모세혈관의 흐름을 방해하고 이차적으로 백혈구를 제거한다. 이 포착된 세포가 모세혈관을 막아, 허혈 손상을 유발하고, 직접적으로 조직 손상을 유발하는 물질을 방출할 수 있다.

조직에 가해지는 압력은 이차적으로 허혈을 유발하고 이후 조직 저산소증과 괴사를 만드는데, 이러한 상처를 압박궤양(pressure ulcer)이라 부른다. 압력으로 인해 조직손상을 유발하는 데는 불과 몇 시간이 안 걸린다. 흔히 엉치뼈(천골)/꼬리뼈(미골) 부위, 두덩결절(좌골결절), 발뒤꿈치, 가쪽 복사뼈, 그리고 큰돌기(대전자, greater trochanter)와 같이 뼈가 돌출된 부위에 압력이 가해진다. 환자의 자세에 따라 압력은 증가하거나 감소할 수 있다. 표 9-1에서 자세에 따라 압박궤양이 나타날 수 있는 신체 부위를 보여준다. 예를 들면, 침상에서 부적절한 자세를 취하면 쉽게

표 9-1
압박궤양이 발생할 위험이 있는 신체 부위

자세	신체 부위
바로 누운 자세	뒤통수뼈 부위(후두부), 팔꿈치, 어깨뼈(견갑골), 가시돌기(극돌기), 엉치뼈(천골), 꼬리뼈(미골), 발뒤꿈치
앉은 자세	팔꿈치, 가시돌기, 엉치뼈, 꼬리뼈, 두덩결절(좌골결절), 큰돌기(대전자), 발뒤꿈치
옆으로 누운 자세	귀, 어깨, 팔꿈치, 큰돌기, 무릎의 안/가쪽 면, 안쪽 및 바깥쪽 복사뼈(내/외측과), 발뒤꿈치의 안쪽 및 가쪽
엎드린 자세	이마, 코, 턱, 어깨 앞쪽, 엉덩뼈능선(장골능), 무릎뼈(슬개골), 발 또는 발가락의 등쪽 면

출처: Data from Kosiak M: Ethology and pathology of ischemic ulcers. Arch Phys Med Rehabil 1981; 62:492–498.

피부가 상처를 입을 수 있다.

궤양은 대부분 뼈가 돌출된 부위에 호발하지만, 허혈을 유발할 만한 충분한 압력이 가해져야 발생할 수 있다. 비활동과 부동의 자세는 궤양이 유발될 기회를 증가시킨다. 압력이 가해지는 부위에서 조직의 비틀림은 조직손상을 더욱 증가시킨다. 비틀림은 환자가 한 지면에서 다른 지면으로 이동하거나 같은 면 위에서 미끄러지는 경우에 발생한다. 이러한 활동은 피부에 마찰손상을 유발한다. 마찰은 표피가 벗겨지게 할 수 있고 궤양 형성이 쉽게 이루어지게 한다. 만약 피부가 일정시간 동안 습기에 노출된다면, 피부는 쉽게 약해지고 파괴된다. 습기는 일반적으로 땀, 소변, 배설물로부터 생긴다. 영양불량은 궤양의 위험을 증가시킨다. 또한 나이가 많을수록 궤양이 발생할 위험은 높아진다. 나이가 들수록 연부조직이 감소되어 뼈의 돌출을 증가시키는 것도 위험요인이다. 피부에서 나이와 관련된 변화로는 진피의 위축, 혈관생성의 감소, 손상된 감각지각 등이 있다.

허혈손상은 감각 되먹임(feedback)의 감소로 인해서도 발생할 수 있다. 민감성이 감소하여 발생하는 궤양을 신경병증 궤양(neuropathic or neurotropic ulcer)이라 한다. 감각이 떨어지는 환자는 손상 발생상황에 대한 조절능력이 떨어진다. 예를 들면, 당뇨로 인해 발의 감각을 상실한 환자는 신발에 있는 작은 돌조각과 같은 이물질을 인식할 수 없다. 이물질 위에 지속적으로 체중을 싣고 서 있음으로써 조직으로 가는 혈액량이 감소된다. 궤양은 척수손상 환자와 같이 감각 되먹임이 상실된 경우에도 발생할 수 있다. 만일 환자가 체중이동을 자주하지 않는다면, 압력으로 인해 허혈이 발생하여 결국 피부손상을 유발한다.

외상

찰과상은 거친 물체 또는 지면과 닿아 있던 피부가 문질려져서 발생하는 피부 상처이다. 열상(laceration)은 피부가 베이거나 찢어지는 것으로, 날카로운 물체 또는 지면에 의해 유발된다. 찢김손상(견열손상, avulsion injury)이라 불리는 손상은 피부밑조직이 그 아래에 있는 조직과 분리되는 것이다. 찢김 손상이 손 또는 발에 발생하였을 때, 벗겨진(degloving) 손상이라 부른다. 날카로운 물체에 의해 피부에 구멍이 생기는 것은 천자(puncture) 상처이다. 화상은 여러 요인(화염, 화학물, 끓는물, 복사열, 전기 등)에 의해 유발된다.

허혈성 피부손상처럼 외상(trauma)도 감각 되먹임의 상실로 발생할 수 있다. 감각이 떨어지는 환자는 손상을 일으킬 수 있는 위치에 대해 적절히 조절할 능력이 떨어진다. 예를 들면, 겨드랑이 부위의 림프결절을 제거하는 수술을 받은 환자는 부종으로 인하여 팔의 감각이 떨어지게 되는데, 이런 환자는 오븐에서 접시를 꺼낼 때 또는 뜨거운 물에 대한 온도를 감지할 수 없어 결국 화상을 입게 된다.

질환

피부는 수많은 질병에 의해 영향을 받는다. 염증성 피부질환(inflammatory skin disease)은 피부염(dermatitis)이라 하는 급성 또는 만성 염증의 반점이 생긴다. 피부염은 종종 표피의 가려움과 허물 같은 증상과 연관되어 있다. 바이러스는 사마귀 또는 발진을 일으킨다. 박테리아, 외부 항체, 그리고 막힌 기름샘은 여드름 또는 피부농양을 유발하는 원인이 된다.

피부암을 의미하는 신생물 피부질환(neoplastic skin disease)에는 대표적인 세 가지 암의 종류, 즉 바닥세포 암종, 편평세포 암종, 악성 흑색종이 있다. 비록 다른 원인도 가능하지만, 햇빛에 과도한 노출은 이런 암을 유발하는 가장 흔한 원인이 된다.

검진 원리

상처에 대한 검사는 과거병력과 상처 원인, 깊이, 크기에 대한 물리적 평가와 감염 징후를 살펴보는 것이다. 원인에 따라 실제적 검사방법은 약간 바뀔 수 있다. 상처로 인한 정상 기능의 변화(예: 감각, 온도, 모발 성장, 가동성, 유연성)가 있는지, 외

향의 변화(피부결과 색깔-염증으로 인한 붉은색 또는 허혈로 인한 청색)가 있는지를 결정하기 위해 상처와 관련된 피부 또는 다른 영역까지 검사해야 한다.

원인에 관계없이 모든 궤양은 깊이와 크기를 검사하여야 한다. 상처 크기는 상처 흔적도표(tracing diagram), 전체 신체표면적 측정치, 촬영술과 같은 여러 방법으로 기록할 수 있다. 상처의 깊이는 상처구멍에 투입된 식염수의 부피를 측정하는 방법을 이용하여 평가할 수 있다. 또는 치과에서 사용하는 알긴산염 같은 물질을 상처에 넣었다가 부피측정계(volumeter)로 이동시켜 상처의 깊이를 부피로 평가할 수 있다. 그리고 노출된 상처를 관찰하여 평가한다. 즉, 예를 들어 젖은 핑크색 또는 붉은색 상처는 과민하고 인근의 손상되지 않은 조직이 부분적으로 두꺼워져 있으며 깊은 상처는 피부밑의 지방조직과 근막(fascia)을 관찰할 수도 있다. 피부밑조직 이상으로 커진 상처에서는 근육, 힘줄, 인대, 뼈, 다른 조직도 관찰된다.

물리치료사는 이 밖에도 환자에 대하여 다른 항목(통증을 포함한 감각, 관절운동성, 근수행력, 보행, 환기와 순환 같은 능력)도 평가해야 한다.

혈관손상

동맥 상처

동맥 기능이상으로 인한 상처는 흔히 발과 발가락을 포함한 다리의 아랫부분에서 나타난다. 상처 부위에 대한 불충분한 순환 때문에 약간의 삼출물이 보일 수도 있다. 이런 상처의 모양은 일반적으로 불규칙하며, 상처가 깊은 곳은 바닥이 창백하다. 감소된 혈액순환은 치유를 방해하는 원인이 된다. 이러한 상처와 관련된 통증은 심각하며, 일반적으로 다리를 올리면 통증이 증가한다. 털이 없고 다리를 올리면 창백한 특징이 있는 상처 주위의 피부는 만지면 차갑고 반들반들하며 얇아져 있다. 동맥 상처와 관련된 부위의 맥박은 약하거나 소실된다.

정맥궤양

정맥 기능이상으로 인한 상처는 주로 다리의 아랫부분에서 발생된다. 삼출물과 부종이 있고, 상처의 모양은 일반적으로 불규칙적이며, 붉은색 또는 핑크빛을 보이고, 상처는 깊지 않다. 부종은 치유지연의 원인이 된다. 통증은 약한 편이고, 정맥궤양(venous ulcers)과 관련되어 있으며, 일반적으로 다리를 들어올리면 통증이 감소한다. 상처 부근의 피부는 염증, 정맥확장, 비정상적 색조 및 경화(딱딱함)와 허물이 있거나 건조한 특성을 보인다. 정맥궤양과 관련된 맥박이 존재한다.

신경병증 궤양

신경병증 궤양(neuropathic ulcers)은 일반적으로 뼈 돌출 또는 압력점이 있는 발바닥 면에 위치한다. 만일 동맥 기능장애와 함께 나타나는 것이 아니라도 상처는 쉽게 출혈을 보인다. 모양은 일반적으로 원형이며, 상처는 깊은 편이다. 감각 신경병증이기 때문에 궤양과 관련한 통증은 느끼지 못한다. 인접한 피부는 감각결핍을 보이지만 정상적일 수도 있다.

압박궤양

압박궤양(pressure ulcers)은 신체 중 다양한 부위에서 발생하지만, 일반적으로 뼈 돌출부에서 흔히 존재한다. 위치, 깊이, 크기는 다양하며, 궤양을 평가하는 데 주로 이용하는 평가방법은 미국의 건강과 인간 서비스(health and human service) 분과에서 제시하는 단계를 사용한다. 궤양의 단계는 상처의 특성에 기초를 둔다(주로 상처의 깊이). 표 9-2는 압박궤양 단계의 기준에 대한 개요이다. 일단 궤양 단계가 결정되면, 결정된 단계는 상처 변화처럼 변화하지 않는다. 예를 들면, 3단계 궤양은 3단계에서 2단계 그리고 1단계까지 치유되지 않는다. 치유가 되었을 때, 상처치유는 크

표 9-2
압박궤양(욕창)의 단계별 기준

궤양 단계	설명
I-창백해지지 않는 홍반	일반적으로 뼈 돌출 부위에 온전한 피부상태를 보이지만 국소적으로 창백해지지 않는 홍반(피가 붉어짐)이 있다. 어두운 색의 피부인 경우 창백해지는 것이 잘 보이지 않을 수 있다. 주변 조직에 비해 통증이 있거나, 단단하거나 물렁하거나 또는 더 따뜻하거나 차가울 수 있다. 어두운 피부색을 가진 사람에서는 발견하기 힘들 수 있다.
II-부분층 피부상실	딱지 떨어짐 없이 상처 바닥이 핑크색을 보이고 얕은 구멍이 있는 것으로 진피의 일부가 상실된 상태이다. 온전하거나 구멍이 있는 장액성 물집이 있거나 핏빛의 장액성 물집이 있을 수 있다. 피멍이나 벗겨짐 없이 빛나거나 마르고 얕은 궤양이 보인다.
III-전층 피부상실	전층 조직 상실. 피부밑지방이 보일 수 있으나 뼈, 힘줄, 근육은 보이지 않는다. 피부 벗겨짐이 있으나 피부상실의 깊이는 분간할 수 없다. III단계인 경우 해부학적 위치에 따라 깊이가 다양하다. 코, 귀, 뒤통수와 복사뼈 부위는 피부밑 조직이 없고 깊이도 얕다.
IV-전층 조직상실	뼈, 근육이 노출되는 전층 조직 상실. 가피 또는 피부 벗겨짐이 있을 수 있다. 종종 터널 같은 굴이 보인다. 해부학적 위치에 따라 깊이가 다양하다. 코, 귀, 뒤통수와 복사뼈 부위는 피부 밑 조직이 없고 깊이도 얕다.

출처: National Pressure Ulcer Advisory Panel and European Pressure Ulcer Advisory Panel. Pressure Ulcer Prevention and Treatment: Clinical Practice Guideline. Washington, DC: National Pressure Ulcer Advisory Panel, 2009. Used with permission of the National Pressure Ulcer Advisory Panel, August 18, 2015.

기, 깊이, 그리고 다른 특성의 변화를 중심으로 묘사되며 3단계 궤양으로 치유된다.

외상

외상(trauma)으로 인한 상처는 일차적 의학치료로 의뢰되는 것이 바람직하다. 손상 원인과 관계없이 찰과상, 열상, 천자 상처, 찢김 손상, 벗겨진 상처, 화상 같은 상처는 의뢰되어야 한다.

화상손상은 화염, 화학물, 방사선 및 전기 같은 요인에 의해 이차적으로 피부가 손상을 입을 수 있다. 화상손상의 정도는 손상된 전체 표면적비율, 화상 위치, 상처 깊이, 외상과 관련된 다른 증상(예: 골절, 신경손상), 연기 흡입과 같은 많은 요인에 따라 달라진다. 그림 9-3에서 전체 표면적비율을 계산하는 방법과 손상의 위치와 깊이를 기술하는 것을 나타냈다. 손상된 전체 표면적비율로 기록되는 상처의 크기와 화상의 위치에 대한 정보는 기능상실과 손상 가능성이 있는 위치를 알게 하는 중요한 단서이다. 손상은 급성기에 통증과 화상이 발생한 표층, 부분층 그리고 전층에서 상처수축을 유발한다. 이에 반해, 화상부위의 상처와 흉터수축은 기능 감소와 잠재적 장애를 만성적으로 겪게 한다. 화상의 위치는 미용상의 문제로 장기적인 사회활동을 저해하는 중요한 요인이 된다. 화상의 깊이는 임상적 소견에 따라 결정된다. 표층 화상(superficial burn) 손상은 약간의 부종을 동반하면서 통증, 홍반(태양에 의한 화상처럼)이 있을 수 있다. 부분층(partial-thickness) 화상손상은 전형적으로 심한 통증과 붉은색을 보이며, 삼출물(진물)이 생긴다. 피부는 정상적으로 유연하다. 물집이 있는 손상은 흔히 부분 화상과 관련이 있다. 전층(full-thickness) 화상손상은 촉진 시 일반적으로 통증이 없으며, 황갈색을 보이며, 유연성이 없다. 화상 이후에 환자가 경험하게 되는 외상은 화상손상의 심각성을 증가시킬 수 있다. 외상과 관련된 상황을 파악하는 것은 포괄적인 치료계획을 수립하는 데 중요하다. 연기흡입은 심폐손상을 초래할 수 있다. 연기흡입으로 인하여 환기, 가스교환, 유산소 능력, 지구력이 감소될 수 있기 때문에, 치료계획 시 이러한 상황을 고려해야 한다.

질환

의사는 피부질환에 대한 실제적 진단과 일차적 치료를 수행하지만, 물리치료사가 피부암의 징후와 증상에 대해 인식하고자 하는 것이 매우 중요한 상황이다. 이러한 환자는 조기에 파악되어 전문의에게 의뢰하여야 한다. 피부암의 주요 징후는 새로운

Area	1 year	1–4 years	5–9 years	10–14 years	15 years	Adult	Partial-thicknes	Full-thickness	Total
Head	19	17	13	11	9	7			
Neck	2	2	2	2	2	2			
Ant. trunk	13	13	13	13	13	13			
Post. trunk	13	13	13	13	13	13			
Right buttock	2 1/2	2 1/2	2 1/2	2 1/2	2 1/2	2 1/2			
Left buttock	2 1/2	2 1/2	2 1/2	2 1/2	2 1/2	2 1/2			
Genitalia	1	1	1	1	1	1			
Right upper arm	4	4	4	4	4	4			
Left upper arm	4	4	4	4	4	4			
Right lower arm	3	3	3	3	3	3			
Left lower arm	3	3	3	3	3	3			
Right hand	2 1/2	2 1/2	2 1/2	2 1/2	2 1/2	2 1/2			
Left hand	2 1/2	2 1/2	2 1/2	2 1/2	2 1/2	2 1/2			
Right thigh	5 1/2	6 1/2	8	8 1/2	9	9 1/2			
Left thigh	5 1/2	6 1/2	8	8 1/2	9	9 1/2			
Right leg	5	5	5 1/2	6	6 1/2	7			
Left leg	5	5	5 1/2	6	6 1/2	7			
Right foot	3 1/2	3 1/2	3 1/2	3 1/2	3 1/2	3 1/2			
Left foot	3 1/2	3 1/2	3 1/2	3 1/2	3 1/2	3 1/2			
						Total			

손상원인 ________________

발생일자 ________________

발생시간 ________________

나이 ________________

성별 ________________

체중 ________________

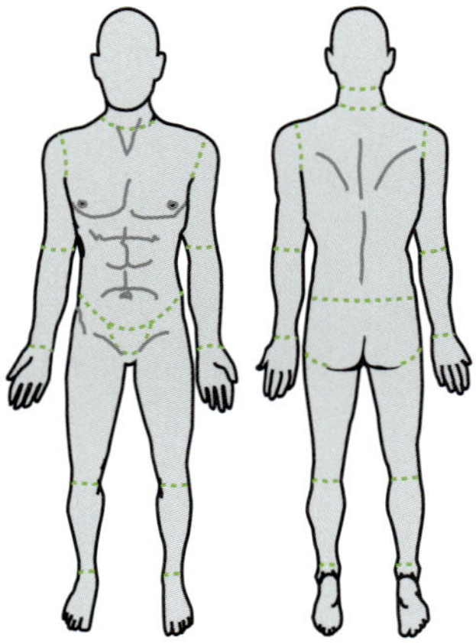

그림 9–3 ■ 화상 손상의 크기, 위치, 깊이를 계산하는 데 사용하는 화상 도표

피부증식, 3개월 이내 치유되지 않는 궤양, 또는 점점 커지는 피부 덩어리이다. 흑색종의 구분은 피부성장 또는 사마귀 변화를 토대로 크기, 색깔, 모양, 피부 외형 또는 감각변화로 확인할 수 있다.

흉터조직

상처가 회복됨에 따라 흉터조직이 형성된다. 흉터조직(scar tissue)에 대한 평가를 위해 밴쿠버 화상흉터척도(vancouver burn scar scale)를 사용한다. 이 척도는 색소침착, 혈관분포 상태, 유연성, 높이를 포함한 흉터조직의 특성에 따라 점수화한 것이다(표 9–3).

밴쿠버 화상흉터척도에서 점수가 높을수록 더욱 심한 흉터조직이 형성됨을 의미한다. 흉터는 일반적으로 비대흉터 또는 켈로이드흉터로 간주된다. 두 흉터 모두 비후된 상태지만, 켈로이드흉터는 상처 경계를 넘어서 증식한다. 흉터 자체를 검사하

표 9-3
밴쿠버 화상흉터척도(vancouver burn scar scale)

점수	색소침착	혈관분포	유연성	높이
0	정상적 색소침착, 신체 다른 부위와 비슷한 색소	정상	정상	편평함(정상)
1	저색소침착	핑크	약간의 저항이 있으나 유연	높이 < 2mm
2	과도한 색소침착	붉은색	압력을 가해도 눌리지 않음	높이 < 5mm
3		자주빛	단단함, 쉽게 움직이지 않음	높이 > 5mm
4			띠 형성(banding): 늘리면 하얗게 되는 솟아오른 조직	
5			구축: 변형을 유발하는 영구적 단축	

출처: Sullivan T, Smith J, Kermode J, et al. Rating the burn scar, J Burn Care Rehabil 11(3):256-260, 1990.

는 것 외에 흉터의 위치도 평가하여야 한다. 관절 위 또는 주변에 생기는 흉터는 관절의 움직임을 방해한다. 또한 미용적으로 중요한 부분의 흉터는 환자의 동기화와 활동에 영향을 미친다(그림 9-4). 구축을 유발할 수 있는 흉터수축은 장애와 관련된 주요 상태의 요인이 있다.

평가, 진단, 예후의 원리

피부 상처 환자의 평가에는 상태의 범위, 관련된 손상, 관련된 기능 손실의 정도, 기본 건강상태, 치유에 영향을 미치는 사회적 요인이 포함된다. 평가를 통하여 수집한 자료는 환자의 징후 및 증상에 대한 의미 있는 진단에 이르게 한다. "물리치료사 실습지침서"는 이 장에서 언급되는 다양한 피부상태와 관련된 징후와 증상을 제공하고 있다.

피부손상을 가진 환자의 예후는 진단에 따라 달라지고, 상처의 안정성, 청결, 치유에 따라 예후는 향상된다. 흉터형성의 가능성과 형성 과정은 예후에 포함되어야

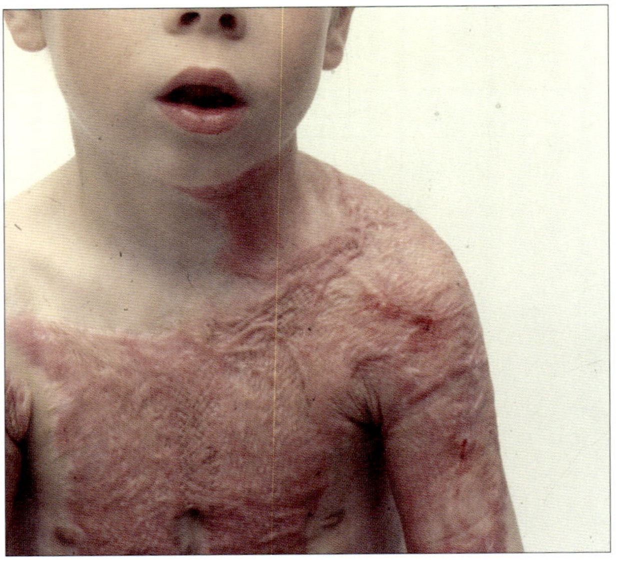

그림 9-4 ■ 과대 증식한 화상흉터(비후된 화상흉터)
출처: Carrougher GJ: Burn Care and Therapy. St. Louis, CV Mosby, 1998.

한다. 왜냐하면 흉터형성은 분명히 치료와 추적 관찰을 위해 소요되는 시간에 영향을 미치기 때문이다. 상처에 대한 예후는 문제의 심각성에 따라 달라진다. 예를 들면, 심한 부종은 경도 부종을 가진 환자보다 더 나쁜 예후를 보인다. 또한, 다른 질환의 존재, 감염, 문제의 만성적 성격 그리고 신체적 · 심리적 · 사회적 요인도 예후에 영향을 미친다.

직접 중재의 원리

물리치료사는 피부손상의 예방부터 상처치유의 촉진까지 많은 주의를 기울여야 한다. 환자는 상처와 관련하여 교육을 받아야 한다. 여기에는 감염 징후와 위험요인, 상처치료와 붕대감기 과정 및 흉터조직 관리가 포함된다. 기능상실과 손상을 최소화하기 위한 중재목표를 설정하는 것이 매우 중요하다.

여기에서는 피부와 관련된 물리치료의 기본 요소만 제시하겠다. 좀 더 자세한 방법을 위해서, 이 장의 마지막에 나오는 관련된 추천도서를 참고할 수 있다.

예방

환자가 궤양의 위험이 있을 때(예: 감각 감소, 혈관분포 감소, 운동성 감소, 영양 부족, 요실금), 물리치료사는 물리치료에서 예방(prevention)을 위한 사항을 포함시켜야 한다. 좋은 자세, 압력을 줄이기 위한 지지 또는 쿠션, 피부에 대한 자기관찰은 가동성 감소, 손상된 감각, 순환 감소로 인해 발생되는 궤양을 예방하는 중요 요소이다. 방수로션과 흡수제품은 요실금이 피부에 미치는 영향을 최소화할 수 있다. 마찰과 비틀림으로 인한 피부파괴를 막기 위해서는 적절한 붕대감기와 이동기술이 필요하다. 상처와 관련된 부종이 있을 경우, 간헐적 압력펌프와 압박의복(garments) 등이 유익할 수 있다.

상처관리

어떤 상처는 상처의 깊이와 합병증에 따라, 상처를 덮기 위한 이식수술과 같은 수술적 치료가 필요하다. 그러나 많은 상처는 적절한 붕대감기와 국소적 약품을 사용함으로써 단기 또는 장기간 보존적 관리가 필요하다. 물리치료사 실습지침서에서 언급된 것처럼, 물리치료적 중재의 범위는 손상의 깊이에 기초를 둔다.

동맥상처와 신경병증 궤양에 대한 보존적 관리는 일반적으로 상처치료, 조직 주변과 상처 보호, 그리고 침상안정에 관한 것이다. 상처는 붕대를 교환할 때 청결하게 해야 한다. 상처부위에 수분이 부족하기 때문에 상처부위의 습기를 높이거나 유지하는 붕대를 사용하여야 한다. 쿠션 또는 보호적 캐스팅은 상처부위에 또 다른 외상을 방지하기 위해 유익하다. 침상안정은 상처를 보호하는 데 도움이 될 수 있다. 하지만 사용하지 않음(disuse)으로써 나타나는 이차적인 손상을 예방하기 위해서는 조심스럽게 적용하여야 한다.

정맥상처는 상처치유와 손상된 팔다리를 압박하는 방법으로 관리하여야 한다. 그리고 상처를 깨끗이 하고 붕대를 감아준다. 사용되는 붕대는 상처부위의 삼출물의 양에 따라 달라진다. 일반적인 붕대는 유연하고 흡수력이 있거나(semiabsorbant) 겔 형태를 사용한다. 압박치료(compression therapy) 동안 그 위에 입는 옷은 두껍지 않아야 한다. 팔다리압박은 높은 정맥압과 부종을 감소시키는 데 도움이 된다. 만약 의학적인 금기사항이 아니면, 수영, 자전거 타기, 보행과 같은 활동은 유익하다.

압박궤양은 상처를 치료하고 압박요인을 제거해야 한다. 정맥궤양처럼, 압박궤양은 촉촉한 치유환경을 제공하고 과도한 삼출물을 관리하기 위해 청결하게 유지하고 붕대로 감싸야 한다. 압력을 완화하는 장치는 다음과 같은 사항이 포함될 수 있다. 의자쿠션은 압력 또는 비틀림을 감소시킬 수 있고 열과 습기가 증가되는 것을 막을 수 있다. 의자차는 궤양 형성을 최소화하기 위해 적절히 구성되어야 한다. 의자차는 특별한 해부학적 부위를 위해 제작 전에 구성되거나 환자의 자세를 돕기 위해 물리치료사에 의해 재구성될 수 있다. 공기 매트리스 또는 압력을 제거하기 위한 다른 종류의 매트리스는 신체의 어느 한 부위에 압력이 집중되는 것을 감소시키는 데 도움이 된다. 체위변경 계획은 잘 수립되고 진행되어야 한다. 일반적으로 체위변경은 바로 눕기, 엎드려 눕기, 오른쪽 옆으로 눕기, 왼쪽 옆으로 눕기를 2시간마다 시행한다.

화상치료는 일반적으로 상처의 깊이에 따라 다양하다. TBSA에서 비율이 높고 전체 화상상처를 입은 피부는 이식수술을 받아야 한다. 모든 상처는 잘 소독되고 청결히 유지되어야 한다. 청결 유지 후, 표층화상은 피부의 습기를 유지하기 위해 가습이 필요하다. 이는 통증을 완화하는 데 도움이 될 것이다. 부분층 화상은 폴리스포린(polysporin)과 같은 연고 또는 설파다이어진은(silver sulfadiazine)과 같은 크림을 바른다. 그리고 접착성이 없는 거즈를 덮고 붕대로 가볍게 감싼다. 전층 화상은 일반적으로 설파다이어진은과 같은 크림을 바르고 붕대로 감싼다.

어떤 상처이든, 적절한 활동과 운동은 다른 손상을 예방하기 위해 처방되어야 한다. 관절가동성, 근수행력, 보행(가능하다면), 환기, 혈액순환을 위한 운동이 필요하다.

흉터관리

흉터조직의 주요 기능적 문제는 흉터와 관련된 지속적인 수축이다. 비대흉터는 기능 감소뿐만 아니라 미용적 문제를 초래한다. 흉터형성과 관련된 문제를 교정하기 위한 수술은 특정 손상과 미용적 변형을 향상시키기 위해 고려해야 한다. 흉터의 비수술적 관리는 다양한 방법으로 수행될 수 있다. 흉터수축이 발생하는 반대방향으로 지속적인 자세를 취하여 줌으로써 조직을 늘려야 한다. 일반적으로, 항구축 자세(anti-contracture positions)는 각 관절이 펴지는 자세이다(예: 팔꿈치 관절은 뒤침과 폄, 발목에서는 발가락이 굽혀지지 않는 발목 중립자세). 부목(splints)은 관절을 특정 위치에 고정하기 위해 사용하는 정적 자세 장비로 이용할 수 있다. 연속적 부목(serial splinting)을 사용하는 것은 관절가동범위를 점차 증가시키는 방법으로 사용할 수 있다. 조직을 부드럽게 늘리기 위해 사용되는 동적 부목은 가동성 또는 운동목적을 위해 사용할 수 있다. 미리 만들어진 부목을 사용할 수 있다. 가장 많이 사용되는 것은 유연성이 있는 열성형(thermoplastic) 재료로 만든 것이다. 수동적 신장은 조직을 부드럽게 늘리기 위해 사용할 수 있다. 능동운동(보행을 포함한)은 수동운동과 같은 목

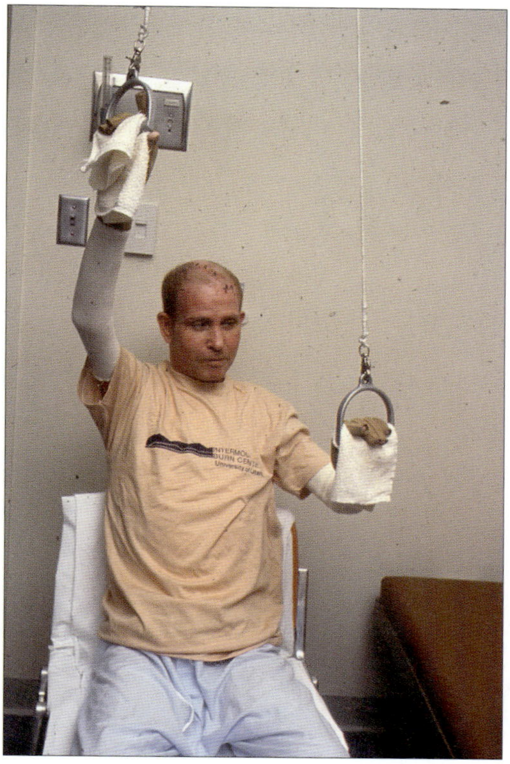

그림 9-5 ■ 환자는 팔꿈치와 겨드랑이 부분의 흉터조직을 스스로 늘리기 위해 overhead pulley를 시행하고 있으며, 비대흉터를 조절하기 위해 압박 옷을 착용하고 있다.

적으로 사용하지만, 환자 스스로 재활에 참여하게 하는 역할을 한다.

어떤 방법을 사용하든(수동적이든 능동적이든), 환자는 조직이 늘어남을 느껴야 하고 가능한 한 많이 늘어나야 한다(그림 9-5). 효과적인 늘어남은 늘리기 또는 운동 중에 환자가 통증을 호소하지 않아야 한다.

압박을 위한 옷(pressure garments)은 흉터의 비대성을 감소시키는 데 사용한다(그림 9-5). 이 옷은 흉터가 정상적인 해부학적 형태로 형성되도록 돕는다. 일반적으로, 압박 옷은 치유의 성숙 단계에 처방된다. 환자에 맞추어 주문 제작할 수 있고 얼굴, 손, 발, 몸통 및 각 팔다리에 맞게 만들 수 있다.

환자교육

환자는 재활 팀의 중요한 일원이다. 환자치유 과정에 포함되는 모든 사람은 퇴원을 준비하는 모든 과정에 참여하여야 한다. 환자와 보호자에게 피부관리와 상처관리 프로토콜, 좋은 자세 기술, 운동 프로그램 및 압박 옷 사용(만일 필요하다면)에 대한 교육이 시행되어야 한다. 또한 치료기술을 시범보이고 따라하게 해야 한다. 왜 이러한 것들이 필요한지에 대한 정보를 환자에게 제공하는 것은 중요하다. 만일 환자가 무엇을 해야 하며, 어떻게 해야 하며, 왜 해야 하는지를 안다면, 치료에 순응도가 높아질 것이다.

요약

이 장에서 피부 관리에 대한 많은 요소의 개요를 설명하였다. 피부의 해부학적 구조와 치유 단계는 중재를 고려할 때 이해해야 하는 중요한 요소이다. 피부파괴의 흔한 상황은 국소순환문제, 감각 저하, 장기간 지속되는 압력 및 외상으로 인해 이차적인 문제점을 일으킨다. 상처 크기, 깊이, 위치에 대한 의미를 이해하는 것은 치료계획을 수립하는 데 중요하다. 상처에 대한 직접 관리 이전에, 중재는 더 이상의 피부파괴를 예방하고 손상과 관련된 위험사항을 줄이는 데 집중해야 한다. 상처치유를 촉진하고 환자를 재활 팀의 일원으로 참여시키는 치료가 환자의 회복에 최상의 결과를 이끌어 낼 것이다.

사례연구

사례연구 1

George는 53세의 여성이고, 5년 전 정맥기능장애를 진단받았다. 최근까지 잘 관리하여 왔지만, 왼쪽다리 가쪽과 복사뼈 8cm 위에 궤양이 생겼다. 궤양의 크기는 2~3cm 정도이고, 깊이는 부분층까지이다. 상처에서 삼출물이 나오고 있으며, 반대쪽과 비교하여 다리에 부종이 있었다. 다리맥박은 촉진 가능하며, 환자는 약한 통증을 호소하고 있으나, 기능적으로 독립적 활동을 유지하고 있다.

목표

목표는 감염위험을 줄이고, 상처크기 감소, 상처치유 촉진 및 부종 감소이다. 환자는 이러한 목표와 치료를 통한 결과를 이해하고 있다.

중재

감염위험을 줄이기 위해, 상처에서 죽은 세포를 제거해야 한다. 적절한 붕대를 적용하여야 하는데, 이 경우에는 습기 있는 환경을 조성하고 삼출물을 흡수하기 위해 반 정도의 흡수성, 부피가 크지 않은 붕대를 적용할 것이다. 부종이 있는 다리에 간헐적 압박펌프는 부종을 줄이는 데 도움이 될 것이다. 압박스타킹은 환자에 맞게 제공되어야 한다. 만약 보행계획이 처방된다면, 보행을 권장해야 한다. 앉아 있는 동안, 다리를 올리게 하고 발목운동(ankle pump)을 해야 한다. 장시간 서 있는 것은 자제해야 한다. 붕대 교환, 간헐적 압박펌프 작동과 적용법, 압박스타킹의 적용방법, 부종과 정맥울혈을 방지하기 위한 다리들어올림과 운동의 중요성에 대한 교육을 환자에게 해야 하고 시범보여야 한다.

사례연구 2

Stan은 47세이고, 화재가 발생해 피부손상을 입었다. 손상된 부분은 전체신체표면적(TBSA)의 14%이였다. 오른쪽 팔과 손에 전체신체표면적의 7% 전체 손상, 나머지 7%는 가슴과 등의 윗부분이 차지하고 있었다. 환자는 오른손을 사용하며, 예전에는 건강이 좋았고, 화상과 관련된 다른 문제는 없었다(예: 연기 흡입). Stan은 상점 점원으로 일해 왔고, 세 명의 자녀와 아내와 함께 살고 있다. 화상센터에 입원 4일 후, 그의 오른쪽 팔과 손에 피부이식수술을 받았다.

목표

감염의 위험요인은 부분층의 상처치유를 증가시키고 피부이식수술을 위한 전층의 상처를 준비하기 위해서 줄여야 할 필요가 있다. 관절가동성은 유지되어야 하고 연부조직의 제한(상처와 흉터 수축)은 감소되어야 한다. 흉터형성으로 인한 제한을 최소화하는 것이다. 일상생활을 독립적으로 하고 직업과 관련된 과제수행 능력을 다시 회복하는 것이다. 환자는 목표와 원하는 치료결과에 대해 이해를 하고 있어야 한다.

중재

화상을 다룰 때, 수술 이전에 장애 또는 손상을 예방하기 위한 치료를 시행하여야 한다. 환자는 치료 중재를 통해 원하는 결과를 얻기 위해 수술 후에도 지속적으로 치료를 받아야 한다.

수술 전 치료

부분층의 상처치유를 촉진하고 감염의 위험을 줄이고, 전층 상처의 피부이식수술을 위해 하루에 두 번씩 붕대를 교환해야 하고 청결하게 유지해야 한다. 능동 관절운동은 팔의 관절가동성을 높이고 상처수축과 관련된 연부조직의 제한을 줄이기 위해 시행하여야 한다. 팔의 자세변경도 이 목적으로 시행하여야 한다. 환자는 개인위생에 스스로 참여하도록 권장하여야 한다(예: 칫솔질, 머리빗기, 개인위생 등). 이러한 활동은 차후의 독립적 생활을 유지하는 데 도움이 될 것이다.

수술 후 치료

감염예방과 치유를 촉진하기 위해 부분층 상처는 하루에 두 번씩 소독하고 붕대를 교환해야 한다. 수술 전 시행되었던 능동 관절가동범위운동과 자세변경은 수술 후에도 지속하여야 한다. 수동 관절가동범위운동 또는 신장운동은 피부이식수술을 받은 상처부위에서의 흉터 형성을 억제하는 데 도움이 될 것이다. 환자의 개인위생을 독립적으로 수행해야 한다. 근력운동과 직업복귀를 준비하는 운동은 환자가 참을 수 있는 범위 내에서 시행해야 한다. 흉터조절하기 위해 환자의 팔에 맞는 압박 옷을 제작해야 한다(특히, 팔소매와 장갑). 흉터조절은 정상적으로 해부학적인 구조를 유지하고 흉터 형성으로 인한 연부조직 제한의 위험을 감소시키는 것을 도와줄 것이다.

붕대 교환하는 방법, 특별히 처방된 운동, 흉터조절 압박 옷 적용과 관찰에 대해 환자에게 교육하고 시범을 보여야 한다.

참고문헌

1. Baum CL, Arpey CJ: Normal cutaneous wound healing: clinical correlation with cellular and molecular events, Dermatol Surg 31(6):674–686, 2005.
2. Rankin JA: Biological mediators of acute inflammation, AACN Clin Issues 15:3–17, 2004.
3. Eming S, Krieg T, Davidson J: Inflammation in wound repair: molecular and cellular mechanisms, J Invest Dermatol 127:514–525, 2007.
4. Park J, Barbul A: Understanding the role of immune regulation in wound healing, Am J Surg 187:11S–16S, 2004.
5. Oberyszyn T: Inflammation and wound healing, Front Biosci 12:2993–2999, 2007.
6. Kennedy A, DeLeo F: Neutrophil apoptosis and the resolution of infection, Immunol Res 43:25–61, 2009.
7. Kobayashi S, Voyich J, Burlak C, DeLeo F: Neutrophils in the innate immune response, Arch Immunol Ther Exp 53:505–517, 2005.
8. Gordon S: The macrophage: past, present and future, Eur J Immunol 37:S9–S17, 2007.
9. Keen D: A review of research examining the regulatory role of lymphocytes in normal wound healing, J Wound Care 17:218–220, 2008.
10. Peacock E, editor: Wound Repair, 3rd Edition, Philadelphia, 1984, Saunders.
11. Hardy M: The biology of scar formation, Phys Ther 69:1014–1024, 1989.
12. Junqueira L, Montes G: Biology of collagen-proteoglycan interaction, Arch Histol Jpn 46:589–629, 1983.
13. Raines EW: The extracellular matrix can regulate vascular cell migration, proliferation, and survival: relationships to vascular disease, Int J Exp Pathol 81(3):173–182, 2000.
14. Eddy RJ, Petro JA, Tomasek JJ: Evidence for the nonmuscle nature of the "myofibroblast" of granulation tissue and hypertropic scar. An immunofluorescence study, Am J Pathol 130(2):252–260, 1988.
15. Li B, Wang JH: Fibroblasts and myofibroblasts in wound healing: Force generation and measurement, J Tissue Viability, 2009.
16. Gurtner GC, Werner S, Barrandon Y, Longaker MT: Wound repair and regeneration, Nature 453(7193):314–321, 2008.
17. Franz MG, Kuhn MA, Wright TE, et al: Use of the wound healing trajectory as an outcome determinant for acute wound healing, Wound Repair Regen 8(6):511–516, 2000.
18. Ladin DA, Garner WL, Smith DJ Jr: Excessive scarring as a consequence of healing, Wound Repair Regen 3(1):6–14, 1995.
19. Armour A, Scott PG, Tredget EE: Cellular and molecular pathology of HTS: basis for treatment, Wound Repair Regen 15(Suppl. 1):S6–17, 2007.
20. Kose O, Waseem A: Keloids and hypertrophic scars: are they two different sides of the same coin? Dermatol Surg 34(3):336–346, 2008.
21. Slemp AE, Kirschner RE: Keloids and scars: a review of keloids and scars, their pathogenesis, risk factors, and management, Curr Opin Pediatr 18(4):396–402, 2006.
22. Burd A, Huang L: Hypertrophic response and keloid diathesis: two very different forms of scar, Plast Reconstr Surg 116(7):150e–157e, 2005.
23. Davies DM: Plastic and reconstructive surgery. Scars, hypertrophic scars, and keloids, Br Med J (Clin Res Ed) 290(6474):1056–1058, 1985.
24. Deitch EA, Wheelahan TM, Rose MP, et al: Hypertrophic burn scars: analysis of variables, J Trauma 23(10):89–898, 1983.
25. van der Veer WM, Bloemen MC, Ulrich MM, et al: Potential cellular and molecular causes of hypertrophic scar formation, Burns 35(1):15–29, 2009.
26. Holloway GA Jr: Arterial ulcers: assessment and diagnosis, Ostomy Wound Manage 42(3):46–48, 50-1, 1996.
27. Paquette D, Falanga V: Leg ulcers, Clin Geriatr Med 18(1):77–88, 2002.
28. Rudolph DM: Pathophysiology and management of venous ulcers, J Wound Ostomy Continence Nurs 25(5):248–255, 1998.
29. Smith PC: The causes of skin damage and leg ulceration in chronic venous disease, Int J Low Extrem Wounds 5(3):160–168, 2006.
30. Raffetto JD: Dermal pathology, cellular biology, and inflammation in chronic venous disease, Thromb Res 123(Suppl. 4):S66–S71, 2009.

31. Coleridge Smith PD: The microcirculation in venous hypertension, Vasc Med 2(3):203–213, 1997.
32. Stekelenburg A, Gawlitta D, Bader DL, Oomens CW: Deep tissue injury: how deep is our understanding? Arch Phys Med Rehabil 89(7):1410–1413, 2008.
33. Schoonhoven L, Defloor T, Grypdonck MH: Incidence of pressure ulcers due to surgery, J Clin Nurs 11(4):479~487, 2002.
34. Aronovitch SA: Intraoperatively acquired pressure ulcer prevalence: a national study, J Wound Ostomy Continence Nurs 26(3):130~136, 1999.
35. Krapfl L, Gray M: Does regular repositioning prevent pressure ulcers? J Wound Ostomy Continence Nurs 35:571–577, 2008.
36. Allman R, Goode P, Patrick M, et al: Pressure ulcer risk factors among hospitalized patients with activity limitation, JAMA 273:865–870, 1995.
37. Allman RM: Pressure ulcers: using what we know to improve quality of care, J Am Geriatr Soc 49(7):996–997, 2001.
38. Boulton AJ, Kirsner RS, Vileikyte L: Clinical practice. Neuropathic diabetic foot ulcers, N Engl J Med 351(1):48–55, 2004.
39. NPUAP. National Pressure Ulcer Advisory Panel. Available at http://www.npuap.org/pr2.htm. Accessed December 22, 2010.
40. Ward R: The rehabilitation of burn patients, Crit Rev Phys Rehabil Med 2:121–138, 1991.
41. Geller AC, Swetter SM, Brooks K, et al: Screening, early detection, and trends for melanoma: current status (2000-2006) and future directions, J Am Acad Dermatol 57(4):555–572, 2007:quiz 573–576.
42. Sullivan T, Smith J, Kermode J, et al: Rating the burn scar, J Burn Care Rehabil 11(3):256–260, 1990.
43. American Physical Therapy Association (APTA): Guide to Physical Therapist Practice, revised ed 2, Alexandria, Va, 2003, APTA.
44. Amsler F, Willenberg T, Blattler W: In search of optimal compression therapy for venous leg ulcers: a meta-analysis of studies comparing diverse [corrected] bandages with specifically designed stockings, J Vasc Surg 50(3):668–674, 2009.
45. de Araujo T, Valencia I, Federman DG, Kirsner RS: Managing the patient with venous ulcers, Ann Intern Med 138(4):326–334, 2003.
46. Richard R, Ward RS: Splinting strategies and controversies, J Burn Care Rehabil 26(5):392–396, 2005.
47. Schnebly WA, Ward RS, Warden GD, Saffle JR: A nonsplinting approach to the care of the thermally injured patient, J Burn Care Rehabil 10(3):263–266, 1989.

보충자료

Carrougher GJ: Burn Care and Therapy. St Louis, Mosby, 1998. This nicely written textbook covers broad issues in burn care from both a nursing and a therapy perspective.

McCulloch JM, Kloth LC, Feedar JA: Wound Healing: Alternatives in Management. Philadelphia, FA Davis, 1995. A very useful textbook that reviews wound healing and management of wounds.

Richard RL, Staley MJ: Burn Care and Rehabilitation: Principles and Practice. Philadelphia, FA Davis, 1994. This excellent textbook provides the essential information one requires to understand and treat patients with burn injuries and selected serious skin diseases.

Sussman C, Bates-Jensen BM: Wound Care: A Collaborative Practice Manual for Physical Therapists and Nurses. Gaithersburg, MD, Aspen, 1998. A well-written textbook that focuses on clinical examination and management of many common wounds.

CHAPTER 10

아동 물리치료

Physical Therapy for Pediatric Conditions

주요개념

일반적 설명

- 미국연방입법의 영향

흔한 질환

- 발달장애
- 정형외과 질환
- 신경근 및 유전질환

검진 원리

평가, 진단, 예후의 원리

직접 중재의 원리

- 동적계통 이론
- 신경발달치료
- 감각통합 이론
- 정상 발달 이론
- 과제 지향적 움직임 모델

요약

사례연구

핵심용어

가족사정 family assessment

감각통합 sensory integration

개별가족지원서비스계획 individualized family service plan; IFSP

개별교육계획 individualized education plan; IEP

규준참조 norm referenced

휜발 clubfoot

낭포성 섬유증 cystic fibrosis; CF

뇌성마비 cerebral palsy; CP

무뇌증 anencephaly

능력 과정 enablement process

다운증후군 Down syndrome

동적계통이론 dynamic systems theory

뒤시엔느형 근육퇴행위축 Duchenne muscular dystrophy; DMD

목표-지향적 움직임접근법 goal-directed movement approach

발달성 협응장애 developmental coordination disorder

발달이정표 developmental milestone

발달지연 developmental delay

불완전 뼈형성증(불완전 골형성증) osteogenesis imperfecta; OI

산전 코카인 노출 prenatal cocaine exposure

선천성근육사경 congenital muscular torticollis; CMT

신경발달치료 neurodevelopmental treatment; NDT

수막척수탈출증(수막척수류) meningomyelocele

수막탈출증(수막류) meningocele

엉덩관절 발달형성이상 developmental dysplasia of the hip; DDH

유년기 류마티스 관절염 juvenile rheumatoid arthritis; JRA

이차적 상태 secondary condition

잠재 척추갈림증(잠재 이분척추) spina bifida occulta

장애과정 disablement process

절충적 접근법 eclectic approach

정상 발달 이론 normal developmental theory

척수 근위축증 spinal muscular atrophy; SMA

척주옆굽음증 scoliosis

척추갈림증(이분척추) spina bifida

태아알코올증후군 fetal alcohol syndrome; FAS

표준화된 검사 standardized testing

학습목표

이 장을 읽고 난 후, 여러분은 다음의 사항을 할 수 있다.

1. 세계보건기구(WHO)가 제시하는 능력(enablement)과 장애(disablement)의 과정을 설명할 수 있다.
2. 아동 물리치료 서비스의 법적 효력을 설명할 수 있다.
3. 물리치료사가 흔히 볼 수 있는 아동질환의 일반적인 특성을 설명할 수 있다.
4. 아동 환자에게 적당한 검사법을 설명할 수 있다.
5. 아동 환자들을 위한 네 가지 물리치료 접근법의 일반적인 특성을 설명할 수 있다.

아동은 아동일 뿐 어른의 축소판이 아니며, 연령과 관련된 독특한 운동 단계 또는 발달이정표(developmental milestone)를 따른다. 아동 물리치료사는 아동의 연대기적 연령과 신경학적(또는 발달적) 연령 사이에 어떤 차이점이 있는지를 확인하기 위해 발달이정표를 관찰해야 한다. 만약 이러한 관찰이 잘 이루어지면, 평가와 치료적 중재가 제대로 이루어질 것이다. 단순한 관찰보다 더 중요한 것은 아동의 일상환경을 통한 과제 중심적 도전이 아동의 능력에 부합하는가를 평가하는 것이다. 이들 평가와 중재 계획의 형태는 가족, 보호자, 선생님 및 지역사회 전문가의 참여와 함께 구조화된 전략이 필요하다. 이 장은 아동 물리치료사가 사용하는 검사와 중재 기술을 설명할 것이고, 또 흔히 볼 수 있는 질환과 아동 환자 관리의 다양한 접근을 설명하기 위해 두 가지 사례를 제시할 것이다.

아동 물리치료사의 주된 관심은 아동의 개별적인 근력과 능력을 관찰하고, 적절한 기능적 · 발달적 과정을 촉진하는 것이다. 아동 물리치료사는 움직임 형태와 변화를 관찰함으로써 정상 발달에 대한 지식을 습득하기 때문에, 비정상적인 움직임을 정확하게 찾아낼 수 있다. 과제는 발달 문제가 될 가능성이 있는 것에서 정상적인 지연을 구별하는 것이다. 예를 들어, 유아의 걸음마가 약 10~13개월에 시작한다는 것은 아동을 관찰함으로써 알 수 있지만, 어떤 아동은 첫 걸음마를 빠르면 8개월에, 늦으면 18개월에 시작하게 된다. 이런 다양한 형태는 아동 발달의 모든 단계에서 발생한다. 아동 물리치료사는 지속적으로 변하는 발달에 기초하여 아동을 평가하고 중재를 제공해야 한다. 아동 물리치료사의 중요한 역할은 발달이정표 또는 기능적 목표를 성취하는 데 방해가 되는 움직임 요인을 결정하는 것이다. 아동 물리치료사는 아동 발달뿐만 아니라 학습에서부터 아동 심리까지 기본적인 영역에 대한 특별한 지식을 갖추어야 한다. 성인의 인지전략과 학습방법은 일반적으로 직업, 여가, 또는 일상생활에 방향이 맞추어지는 반면에, 아동은 놀이라는 도구를 통해 배우게 된다. 아동 물리치료사는 치료적 활동에 아동을 참여시키기 위해서 치료 시간 동안 두발뛰기, 구름, 텀블링 등 놀이와 같은 다양한 접근이 필요하다.

어린 아동의 치료적 활동은 놀이라는 도구를 통해 치료적 활동을 촉진시키는 반면, 청소년의 경우는 사회적 상황과 연관지어 치료목표를 설정한다. 일차 목표는 아동의 학습 스타일, 연령, 문화 및 자연스러운 사회적 · 물리적인 환경에 부합할 수 있는 유용한 활동을 창조하는 것이다(그림 10-1).

특별한 보호가 필요한 건강문제가 있는 아동은 흔히 "특별 건강관리 요구(special

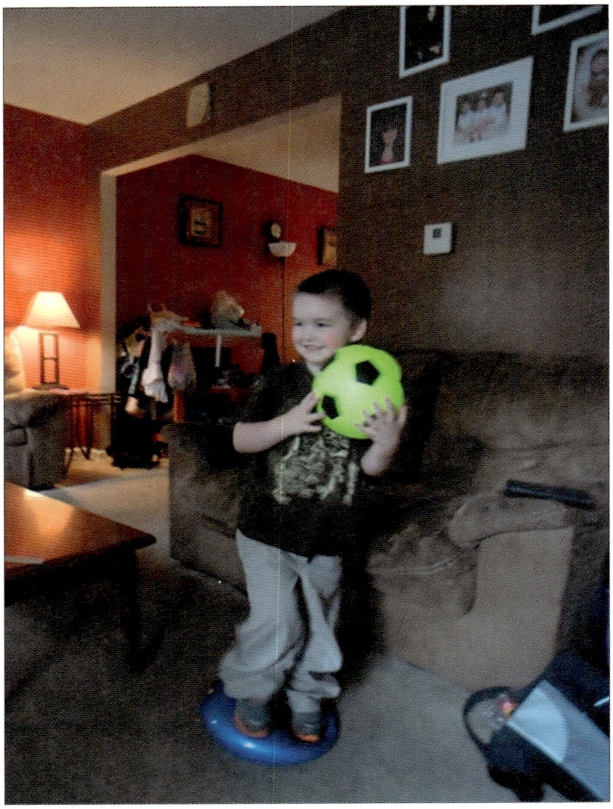

그림 10-1 ■ 가정(자연스러운 환경)에서 물리치료

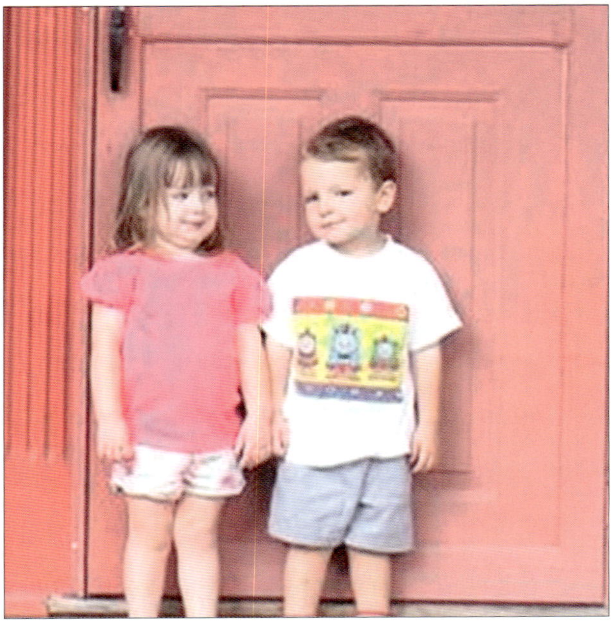

그림 10-2 ■ 형제자매와 함께 시행하는 물리치료는 아동의 참여를 높일 수 있으며 가족의 목표와도 부합한다. (Courtesy Karen Nolan.)

health care needs)"로 표현되는 특별한 관리가 필요하다. 아동 물리치료사는 이들 아동에게 아동의 변화되는 요구에 따라 오랜 기간 제1접촉자로서 중재치료를 제공할 수 있다. 특별한 요구가 필요한 아동을 치료할 때, 물리치료사는 장기 목표와 가족 중심 치료계획을 세우는 데 가족과 다른 보건 전문가와 함께 치밀하게 접근해야 한다(그림 10-2). 이 계획은 모든 범위의 서비스(예방, 조기 발견, 평가, 진단, 치료, 주거, 재활)를 포함한다. 치료 목표를 설정할 때 고려되어야 하는 것은 독특한 문화적 특성들을 가진 가족 체계의 일부분으로써 각 아동을 인식하는 것이다.

일반적 설명

만약 물리치료사가 단지 아동의 운동 근력과 요구에 초점을 맞추고 아동에 대한 가족과 사회적 요소를 무시한다면, 성공적인 치료 결과를 얻기는 어렵다. 세계보건기구(WHO)는 신체기능과 구조, 일상활동과 사회적 참여에 대해 개인의 건강상태를 기준으로 기능, 장애와 건강(ICF)의 국제분류를 제시하였다. 이 모델은 능력과 장애 과정을 신체구조와 기능, 활동과 참여 등에서 몇 단계로 나타내었다(그림 10-3, 표 10-1). 능력과 장애과정(enablement & disablement process)은 아동이 다른 환경 상황에 있을 때 가지는 역동적 · 상호적 관계를 보여준다. 이런 모델을 통해, 손상된 신체기능과 구조(중추신경계 이상)이 아동에게 직접 영향을 미친다는 것이 분명해졌고, 또 치료계획을 설정할 때 신체적인 면을 포함해 모든 것을 고려해야 한다는 것을 알 수 있다. 아동의 기능적인 제한 또는 손상(예: 말할 수 없거나 걸을 수 없음)은 아

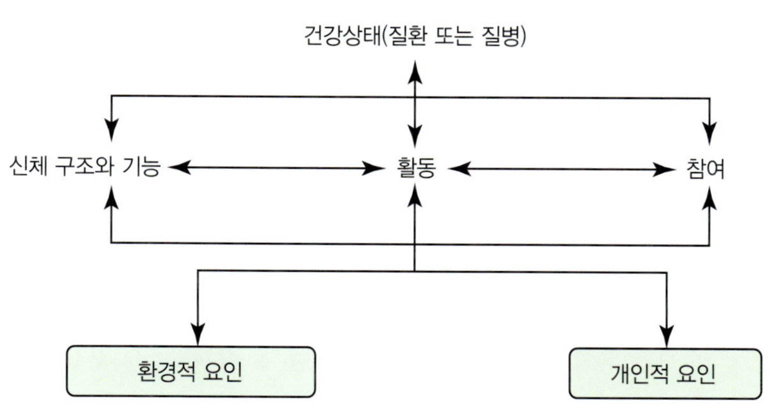

그림 10-3 ■ 기능, 장애 그리고 건강에 대한 국제분류 요소들 사이 상호작용.
출처: International Classification of Functioning, Disability, and Health [ICF], Geneva, 2001, World Health Organization.

표 10-1
장애 분류

장애 분류	특성	상호작용 수준
신체 구조와 기능의 손상(impairment)	반사 발달 관절 움직임 근력과 근육 길이 호흡상태 자세 안정성	아동
활동 제한(activity limitation)	이동성 의사소통 구강운동 기능 사회적/감정적	아동–일상환경
참여 제한(participation restriction)	지역사회 제한 학교 참여 고용 기관 접근성	아동–지역사회와 사회

출처: Modified from International Classification of Functioning, Disability, and Health (ICF). Geneva, 2001, World Health Organization.

동의 동기 수준과 재활과정 같은 다른 요소뿐만 아니라 손상 정도에도 영향을 받는다. 다시 말해서, 아동의 활동 제한은 가족체계(예: 상호작용의 형태)와 또래 친구관계에 의해서도 영향을 받는다. 참여 제한 또는 아동의 참여(예: 학교, 스포츠 참여)에 대한 사회적 · 환경적 제한은 아동이 살고 있는 문화, 사회, 환경의 결과이다.

WHO 모델로 아동의 건강을 관리할 때, WHO가 제시한 모든 요소를 관리 계획 설정 시에 동등하게 고려해야 한다. 중요한 것은 WHO의 지침이 미국물리치료사협회가 규정하는 물리치료사의 업무지침 3.0과 일치하고, 미국국립재활의학연구센터(National Center for Medical Rehabilitation Research)가 규정하는 업무 모델과도 일치한다는 것이다. 물리치료사는 위의 각 기관이 제시하는 지침을 반드시 질환이나 손상의 결과로써 신체구조와 기능, 활동 제한과 참여 제한을 다룬다. 더욱 중요한 것은, 물리치료사는 아동의 연령에 맞는 움직임과 상호작용이 일어날 수 있도록 신체의 구조적 통합을 다룸으로써, '아동을 치료할 수 있다'라는 것이다. 아동에 대한 보건관리를 근본적으로 개혁하고 변화하려는 추세에서 물리치료사를 포함한 임상가는 WHO가 제시한 모든 레벨 간의 상호의존성을 이해해야만 성공적인 치료를 이끌어낼 수 있을 것이다.

미국연방입법의 영향

물리치료 분야 중 아동치료는 국가정책, 가족 중심 치료 및 치료환경과 같은 아동 관리에 영향을 직접 미칠 수 있는 많은 요소에 빠르게 대처하고 있다. 이들 요소는 아동치료분야와 관련이 없어 보이지만, 아동치료와 관련된 미국연방입법의 통과로 얽혀 있다.

1975년에 통과된 공법94-142, 장애아동을 위한 교육법(Education of All Handicapped Children Act, EHCA)은 모든 전문 분야에 아동치료의 본질을 인식시키고 발전시켜 왔다. EHCA의 주요 전제조건은 6~21세의 모든 아동이 장애에 상관없이 적절한 공공교육을 무료로 받아야 한다는 것이다. 이 전제조건은 정책과 기준의 기본틀이며, 1986년 공법99-457(Amendments to the EHCA)의 통과와 함께 개정되었다. 그리고 다시 1991년에 장애인을 위한 교육법(Individuals with Disabilities Education Act)으로 분리 개정되었다. 이들 개정은 출생부터 3세까지의 아동과 3~5세까지의 아동을 구별하는 정책을 마련했다. 개정안에 포함된 내용은 아동의 검사, 중재 및 관리 협동 과정이 전반적으로 부모/전문가와 가족 중심에서 이루어지도록 하는 특별 조항이다. 이 법안에는 물리치료 중재를 위한 최적의 상황도 들어 있다. 집에서부터 주간보호센터에 이르기까지 자연환경이나 또는 최소한의 제한적 환경에서 아동이 관리될 수 있도록 요구하는 정책 지침을 제시하고 있다(그림 10-4).

오늘날 아동 물리치료는 가족체계, 가족 중심의 치료, 아동과 가족에 대한 개별화된 계획, 자연환경 등에 초점을 맞추어 이루어지고 있다. 이러한 가족과 지역사회에

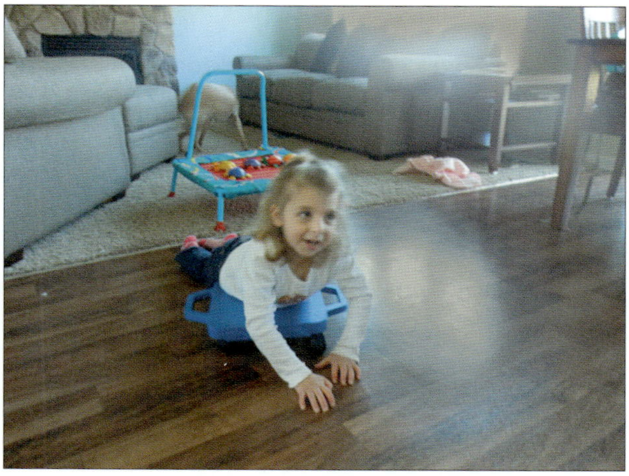

그림 10-4 ■ 가정에서의 치료-자연적 환경

대한 초점은 아동 물리치료사가 특별한 필요성을 가지고 아동 관리에 일조하고 있는 사회적 · 문화적 배경에 의미를 부여하고 있다.

흔한 질환

아동이 걸릴 수 있는 모든 질환을 일일이 열거하는 것은 실용적이지 못하다. 어른과 마찬가지로, 아동도 모든 전문영역의 전문적 지식이 필요한 질환을 가지고 있다. 축구를 할 때 발목 삠을 입은 청소년의 경우처럼, 많은 아동이 급성의 단기적 정형외과 치료를 받을 수 있다. 이들 대부분의 아동 환자는 정형외과병원에서 외래로 물리치료를 받거나, 스포츠 전문 물리치료사에게 치료를 받는다.

물리치료를 받는 또 다른 아동 분류는 발달지연 아동과 장애아동이다. 발달지연(developmental delay) 아동의 특성은 비슷한 또래 아동과 비교해, 예상되는 운동 형태나 행동을 할 수 없다는 것이다. 태아 발달 과정에서, 많은 위험 요소가 발달상의 문제를 일으켰을 가능성이 있다. 유전적 요인, 염색체이상 및 환경 독성물질과 같은 요소는 중추신경계나 말초신경계를 손상시켜 발달지연이나 잠재적인 장애를 유발한다. 일반적으로 이러한 아동은 신체적 · 인지적 · 정서적 능력의 변화에 맞추어 지속적인 장 · 단기의 치료를 받아야 한다.

본 단락은 정형외과질환, 유전질환 및 환경질환 등으로 나누어, 몇 개의 아동 질환에 대해서만 간단하게 설명할 것이다. 이 장의 후반부에서는 아동 물리치료사가 자주 접하는 두 가지 질환 사례를 제시할 것이다.

발달장애

자폐증(autism)은 전반적인 발달장애로 분류되는 심각한 질병이다. 전반적인 발달장애(pervasive developmental disorders, PDDs)는 다른 사람과의 상호작용 및 의사소통 기술에 문제를 보이는 특징이 있으며, 반복적인 행동, 상동성과 좋지 못한 놀이 기술에 관심을 보이고 비특이적 활동의 출현이 동반된다. 자폐증의 진단은 3세 이전에 증상이 나타났을 때 이루어지는데 정신장애 진단 및 통계 매뉴얼(diagnostic and statistical manual of mental disorders, DSM-Ⅳ) 12가지 중 6가지가 부합한 경우이다. 전반적인 발달장애는 뇌를 중심으로 다양한 기관에 문제가 있는 신경학적 질환으로 지적장애와 주의력결핍 과잉행동장애(ADHD)를 포함한 다른 발달장애가 동반된다. 비록 이러한 아동의 일차적인 상해는 의사소통, 사회성, 행동부분에서 발생하지만, 물리치료와 작업치료가 필요한 운동과 감각영역에서도 문제를 보인다. 예를 들어 감각통합 문제는 불협응, 균형능력 저하, 운동발달지연을 초래한다. 이러한 활동 제한은 집중력 결핍이 있거나 반복행동을 하는 자폐증 아동에서 나타날 수 있다. 물리 및 작업치료의 일차적인 목적은 나이에 맞는 활동을 최대한 접할 수 있는 기회를 제공하고 타인 및 환경과 의미 있는 상호작용을 할 수 있는 경험을 제공하는 것이다.

정형외과 질환

아동은 뼈, 근육, 근막 및 관절 등의 문제를 선천적으로 지니고 태어나거나 후천적으로 손상받을 수 있다. 가장 흔한 몇몇 질환을 소개하고자 한다.

선천성 근육성 사경

신생아는 자궁 내 환경에서 자세와 연관된 자세성 기형을 가지고 태어날 수 있다. 선천성 근육성 사경(congenital muscular tortocollis, CMT)는 자궁 내 제한과 연관된 하나의 상태이다. CMT는 신생아 목과 머리의 자세와 관련되는 데 하나의 목빗근이 짧아짐으로써 짧아진 근육으로부터 돌림되어 머리가 기울어진다. 만약 CMT가 자궁 자세성 제한의 결과라면 머리, 얼굴뼈대의 기형도 동반될 것이다. 이것은 쏠린머리증(사두증, plagiocephaly)으로 설명된다. CMT를 위한 가장 객관적인 치료는 머리 기형을 막거나 진행을 중지시키기 위해 가능한 한 빨리 목운동을 하는 것이다. 쏠린머리증은 평편해진 뒤통수머리뼈를 야기하는 바로누운자세를 지속한 결과일 수도 있다. 이것을 자세성 쏠린머리증이라고 부른다. 쏠린머리증의 발현은 4~6개월까지 지속되고 만약 머리의 평편함 때문에 아기가 자세를 자주 변화시키지 못한다면 다른 전문가에게 의뢰해야 한다.

유년기 류마티스 관절염

많은 류마티스 질환 중의 하나인, 유년기 류마티스 관절염(juvenile rheumatoid arthritis, JRA)은 관절에 통증이 발생하는 결합조직의 염증질환이다. JRA의 실제 원인은 알려져 있지 않고 유전적 성향에서 바이러스에 이르기까지 다양하다. 자가면역질환과 비슷하게, JRA는 유전과 환경적 요인이 복합적으로 작용해 나타난다. JRA는 각기 다른 특성을 가지는 여러 개의 아형(subtype)으로 나타날 수 있다. 이러한 아류형은 침범되는 관절의 수, 발생 연령, 남성:여성의 비율, 임상소견 및 예후 등에서 다른 양상을 띤다. 징후와 증상은 대개 관절 통증, 부종, 관절가동범위 감소, 강직(stiffness) 및 근위축 등이 나타난다. JRA라고 진단받은 대부분의 아동은 약물치료, 치료적 운동 및 특별 관리 프로그램을 통해 활동적인 삶을 영위할 수 있다. 아동의 관리가 전반적으로 잘 이루어지려면, 부모, 소아 류마티스 전문가, 간호사, 심리학자, 물리치료사, 작업치료사 등이 한 팀을 이루어 유기적으로 작용해야 한다.

물리치료사의 주된 역할은 기형을 예방하고 아동의 삶 전반을 향상시키는 것이다. 일반적으로 물리치료사가 가지는 주된 관심은 아동의 기능에 영향을 미칠 수 있는 근육뼈대계 문제이다. 또한 신체 적합 프로그램은 JRA의 악화 없이 기능을 향상시키기 때문에, 물리치료사는 운동처방에도 중요한 역할을 한다. 아동의 기능적 일상생활 내에서 자세, 근력, 이동성 및 관절 운동 등을 구체적으로 향상시키기 위해 개별화된 목표를 설정해야 한다. 대부분의 아동 목표가 가정에서 강화되기 때문에 부모와 아동의 협조, 교육 및 지시사항 등이 매우 중요하다.

휜발

휜발(곤봉발, clubfoot)이라는 용어는 침범된 발이 안쪽으로, 그리고 위쪽으로 비틀린 형태인 것이다. 이러한 발의 자세 때문에 특정 근육이 짧아져 발의 형태가 그 자세로 고정되어 버린다. 치료로는 출생 직후의 즉각적인 맨손교정과 점진적이고 장기간의 석고고정이 필요하다.

척주옆굽음증

척주옆굽음증(척추측만증, scoliosis)은 척추가 가쪽으로 휘어진 것이다. 척주옆굽음증은 경한(mild) 경우에서 매우 심한 경우까지 다양하다. 척주옆굽음증의 원인은 특발성(원인을 알지 못하는), 신경근육성 또는 선천성(태어날 때 존재하는)으로 분류한다. 척주옆굽음증은 대개 학교에서 실시되는 신체검사를 통해 발견되며, 어깨, 가슴 및 골반의 높이가 다르다는 점이 특징이다. 치료로는 주로 내 · 외적 고정이 가장 많이 사용되고, 경우에 따라 전기치료도 이용될 수 있다. 치료적 운동은 허리통증 감소와 관절가동범위 증가에 도움을 준다.

엉덩관절 발달형성이상

엉덩관절 발달형성이상(선천성 고관절 탈구, developmental dysplasia of the hip, DDH)은 엉덩관절을 둘러싸는 몇몇 구조물의 비정상적인 발달로 초래되며, 이것으로 인해 넙다리뼈머리(대퇴골두)가 관절구의 안쪽이나 바깥쪽으로 이동할 수 있다. DDH의 원인은 아직 정확히 알 수 없지만, 임신 동안의 모체 호르몬 변화, 출산 시 외상, 또는 출산 이후의 좋지 못한 자세와 같은 다양한 요소와 관련되는 것으로 예상된다. DDH의 발병률은 불분명하다. 왜냐하면 여기에 대한 분류와 검진에 대한 논쟁이 아직 있기 때문이다. 치료는 손상 정도나 아동의 연령에 따라 도수나 수술로 하는 정복술과 부목이나 석고로 하는 고정술이 있다. 그리고 완전관절가동범위, 근력 및 기능을 회복시키기 위해 수술 후 집중적인 운동 프로그램이 필요하다. 척추갈림증과 특정 형태의 뇌성마비가 있는 아동도 DDH가 발생하기 쉽기 때문에 정기적인 신체 검사가 필요하다.

불완전 뼈형성증

뼈 질환 중 가장 흔하고 심각한 유전질환인 불완전 뼈형성증(불완전 골형성증, osteogenesis imperfecta, OI)은 뼈가 발달하는 동안 아교질의 형성에 나쁜 영향을 주어 태아기나 신생아기 동안에 빈번한 골절을 초래한다. 태아기의 OI는 사망률이 높고, 신생아의 OI는 다소 덜 위험하다. 그리고 초기 아동기 동안에는 긴뼈(장골)에서 골절이 빈번하다. OI 아동은 팔다리형, 치아기형, 발육지연, 척주옆굽음증, 느슨한 인대 및 독특한 모양의 머리뼈(두개골) 등과 같은 특징이 있다. 주요 물리치료 부분은 자세 취하기와 관절가동범위운동을 통한 골절 치료와 변형 방지 및 수술 후의 부드러운 운동이다.

신경근 및 유전질환

신경근질환은 뇌 또는 중추신경계와 신체 근육 사이 조절능력 감소로 인해 발생하는 움직임에 어려움을 유발하는 모든 질환이다. 이러한 형태의 질환은 원인이 매우 다양한데, 외상, 유전요인, 조기출산, 환경요인, 또는 여러 요인의 상호작용에 의해 발생한다. 유전요인으로는 유전소질, 열성 또는 우성, 또는 돌연변이 등이 있다. 산모 또는 태아에 영향을 미치는 다양한 위험요인은 신생아의 건강을 위협하는 요인이 된다. 이러한 위험 요인에는 산모의 영양결핍(예: 비타민결핍), 방사선, 약물, 감염, 환경적 독소(예: 납), 태아 저산소증(출산 전 또는 동안 산소결핍) 및 외상이 있다. 임신기간 동안 위험요소의 속성과 노출시기에 따라 신생아는 다양한 발달장애를 보인다. 유전과 환경 사이 복잡한 상호작용은 많은 신경근 질환에 영향을 미친다.

뒤시엔느형 근육퇴행위축

뒤시엔느형 근육퇴행위축(Duchenne muscular dystrophy, DMD)은 남아에게만 증상이 발생하고, 여아에게는 발생하지 않는다. 그러나 여아는 질환 매개체로써 작용한다. DMD 남아는 대개 6~9세까지 정상적으로 발달하지만, 골반근육은 진행성의 근약증과 근위축을 동반한다. 넙다리근육도 약해지고, 발뒤꿈치근육도 단축된다. 합병증으로는 근구축, 척주옆굽음증(척추만곡)이 나타나며, 10~12세 시기에는 의자차 생활을 하게 된다. 그리고 진행성 근약증, 폐렴 및 심장 이상이 발생하여 결국 생명을 단축하는 원인이 된다. 야간에 호흡기를 사용하면 25세까지 수명을 늘릴 수 있다. 발달적인 측면에서 볼 때, DMD 아동은 경미한 정신지체나 학습장애, 낮은 근육긴장성, 운동발달지체 등을 동반할 수 있다. 근력과 인지 수준은 아동의 활동 제한과 연관이 있다.

척수 근위축증

척수 근위축증(spinal muscular atrophy, SMA)의 증상은 유아기에 심각한 근약증과 점진적인 호흡부전이다. 발달적인 측면에서 볼 때, 유아형 SMA 아동은 수명기간이 매우 짧지만, 유년형 SMA 아동은 수명기간이 길다(정상보다는 수명기간이 짧다). 유년형 SMA 아동은 집중적인 물리치료와 정형외과적 관리가 필요하다.

신경관결손

신경관결손(neural tube defect)은 제태기간의 첫 달 동안 신경관이 완전히 닫히지 않아 발생하는 것이다. 비록 원인은 불분명하지만, 일부 가설은 태아(산모)환경과 결합된 유전 발현일 수 있다는 것이다. 유기용매, 에탄올, 그리고 밸프로릭산(valproic acid) 같은 환경적 요인과 산모의 엽산결핍이 강력한 영향을 미치는 것으로 보고되고 있다. 연구에 의하면 1일 400㎍의 엽산보충은 신경관 결손의 발병을 50% 정도 감소시킨다. 최근에는 수술기법이 발달하여 유아가 출산하기 전에 자궁 내에서 신경관을 봉합하는 시도가 가능해졌다. 이러한 실험의 결과는 아직 진행 중이다. 다음은 신경관 결손의 여러 형태이다.

- **척추갈림증**

  척추갈림증(이분척추, spina bifida)은 가장 흔한 신경관 결손 형태로서, 약간의 정형외과적 기형과 심한 경우는 신경학적 기형이 나타난다(그림 10-5).

- **잠재 척추갈림증**

  흔한 척추뼈 손상(가시돌기가 갈라지는)으로 장애가 나타나지 않는 잠재 척추갈림증(잠재 이분척추, spina bifida occulta)은 방사선 촬영과 같은 진단검사를 통해서만 발견되고 있다.

- **수막탈출증**

  수막의 양성 탈출인 수막탈출증(수막류, meningocele)은 정상 척수 주위에 낭포

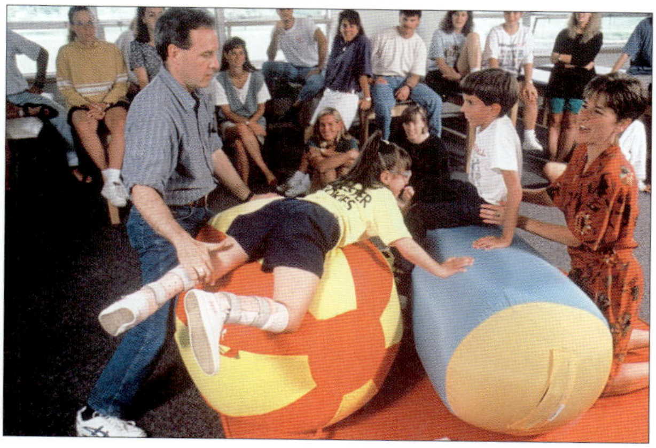

그림 10-5 ■ 척추갈림증을 가진 두 아동의 움직임 패턴을 돕기 위해 물리치료사는 상호작용적 놀이를 촉진한다. (Courtesy of Bruce Wang)

처럼 생겼으며, 신경학적 결손을 초래하지 않는다.

■ 수막척수탈출증

수막척수탈출증(수막척수류, meningomyelocele)는 개방성 병소로서, 심부의 신경근을 덮고 있는 피부가 없거나 약간 있는 것이다. 이 질환은 폐쇄성 결손 중 가장 심한 경우로 척수액의 누출, 수술 전과 치유기간 중 감염 가능성이 많다. 이 손상은 주로 척추의 하단에서 많이 발생하기 때문에 다리의 운동기능과 감각기능의 소실이 나타나고, 방광과 곧창자(직장)의 기능에도 문제를 일으킨다.

■ 무뇌증

무뇌증(anencephaly)은 신경관 결손의 한 형태로서, 머리 바닥 부분에서 신경관 닫힘이 부족하여 발생한다. 이 상태에서는 출산 직후 또는 태아기에 사망한다.

발달성 협응장애

발달성 협응장애(developmental coordination disorder, DCD) 아동은 다양한 기능이상을 보인다. 예를 들면 달리는 동작이 서툴고, 자주 넘어지며, 반응시간이 느리고, 균형반응이 미숙하며, 글 쓰는 동작이 서툴고, 옷 입기 같은 일상생활동작에서 어려움을 보인다. DCD 아동은 운동 기능이상뿐만 아니라 흔히 심리사회적 문제도 있다. DCD의 원인은 알려지지 않았지만, 출산 전 또는 출산 동안의 중추신경계 손상 또는 신경전달물질과 수용기의 손상과 관련이 있다. DCD로 진단되는 아동은 흔히 주의력결핍과잉행동장애와 학습장애를 동반한다. DCD를 치료하기 위해서는 어려움을 보이는 영역에 대한 포괄적인 관리가 필요하다.

다운증후군

다운증후군(Down syndrome)은 선천성 발달장애로서 21번 염색체의 결손으로 발생하기 때문에 21번 삼염색체(trisomy 21)라고도 부른다. 산전관리에는 대개 다운증후군을 위한 검진이 포함된다. 새로운 초음파 기술의 발달은 첫 3개월과 6개월 동안 출산 전 다운증후군 진단 능력을 향상시켰다. 다운증후군 아동은 근육의 긴장성이 낮고, 얼굴면이 편평하며, 눈꼬리가 위로 올라가고, 키가 작으며, 성장과 발달이 늦고, 코가 낮고, 정신지체가 있으며, 선천성 심장질환이 있다. 합병증으로는 목뼈(경추) 1번과 2번이 불안정하고, 인대가 느슨하며, 간질, 백혈병 및 조기 노쇠현상이 나타난다. 이러한 특징이 복합작용하여, 다양한 과제나 환경 속에서 균형, 안정성, 민첩성이 떨어지는 특성을 보인다. 발달적인 측면에서 볼 때, 다운증후군 아동은 연령 증가에 따라 근육 긴장도가 감소한다. 이런 증상은 느슨한 인대 때문에 발생하게 되고, 결국에는 과도한 관절가동범위를 초래하게 된다. 정신지체의 정도는 각기 다양하게 나타나며, 발달 진행의 속도는 연령 증가에 따라 감소한다.

뇌성마비

뇌성마비(cerebral palsy, CP)는 질환이기보다는 하나의 상태이며, 비진행성 뇌병변에 의해 발생한다. 뇌성마비는 대부분 태아기, 분만 시, 또는 분만 직후 등 태아나 신생아의 뇌에 산소 공급이 차단되어 발생한다. 다양한 환경 독소, 모체 및 태아 감염, 또는 초기 아동기 외상 등이 이러한 상태를 유발시킬 수 있다. CP의 핵심 문제는 신경과 근육의 활동을 조절하는 뇌의 능력 이상이다. CP의 증상은 원인, 시기(태아 또는 아동의 나이) 및 뇌의 선천적 손상 범위와 위치에 따라 다르다. CP의 초기 증상은 빨기 동작이 어렵거나(poor sucking), 매우 민감하거나, 근육긴장성이 높아져 있거나(hypertonia) 낮아져 있거나(hypotonia), 움직임의 질이 떨어진다. 후기 증상으로는 운동발달지연, 협응능력 저하, 운동이상증(dyskinesia), 느린 비틀림운동(무정위증, athetosis), 미숙한 시각 추적(물체를 따라 눈을 움직이는 능력), 언어발달 지연이 있다. CP 아동의 약 60~70%는 정신지체를 동반한다. CP 아동의 치료에는 물리치료사, 작업치료사 및 언어병리학자 등을 포함한 여러 전문가가 참여한다. 대부분의 경우 기형을 수정하고 개선하기 위해 신경학적 치료, 보조기, 보조장비, 약물치료 등이 필요하다(그림 10-6).

태아알코올증후군

알코올로 발생하는 장애 중 가장 심한 경우인, 태아알코올증후군(fetal alcohol syn-

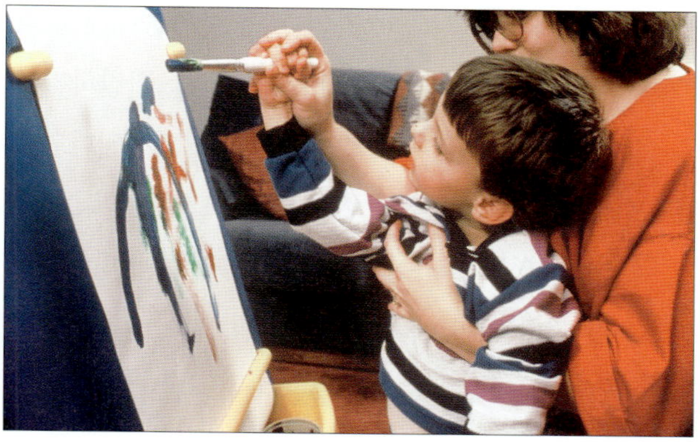

그림 10-6 ■ 그림 그리기는 뇌성마비 아동치료의 일부분으로써 아동이 항상 좋아하는 것이다. (Courtesy of Bruce Wang)

drome, FAS)은 임신기간 동안 어머니의 알코올 섭취 수준과 관련되는 것으로 추정된다. 최근 연구는 태아알코올증후군과 관련된 유전적 소인을 제시하고 있다. 이는 정신지체, 다운증후군, 척추갈림증의 주요 원인으로 알려져 있다. 대개 이러한 아동은 만삭으로 태어나지만, 체중과 신장이 정상 아동보다는 작다. FAS 아동은 독특한 신체적 특징이 나타난다. 합병증은 매우 다양하지만, 일반적으로 선천적 심장 기형, 관절 구축, 시각과 청각 손상, 엉덩관절 탈구 등의 발병률이 높다. 발달적인 측면에서 고려할 때, FAS 아동은 언어, 섬세한 운동 조절(fine motor control), 눈-손 협응, 말하기, 지능지수(IQ) 및 심리사회적 행동 등의 영역에서 지체를 보인다.

산전 코카인 노출

산전 코카인 노출(prenatal cocaine exposure)은 임신기간 동안 코카인을 복용한 모체로부터 태아가 코카인에 노출된 것과 관련된다. 1980년대에 임신기간 동안 코카인에 노출된 아동의 운동문제에 대해 수많은 연구가 진행되었다. 하지만 위험요인, 조산 같은 환경적인 사항을 조절하였을 때, 더 이상 이러한 소견을 지지하는 연구결과는 없었다.

낭성 섬유증

폐질병인 낭성 섬유증(낭포성 섬유증, cystic fibrosis, CF)은 백인 아동에게 많이 나타나는 유전적 만성질환이다. CF는 짙은 점액이 발생하는 진행성 폐 손상으로, CF 아동은 급성 호흡발작으로 자주 입원하게 된다. 다양한 약물과 치료로 질병의 부작용을 감소시킬 수 있다. 치유방법은 아직 찾지 못하고 있지만 유전자 연구를 통해 CF의 결손 유전자를 분리하는 데는 성공하였다. 과거 20년 동안 CF 아동의 생명은 길어지고 있다. 평균 수명은 40세로 추정된다.

검진 원리

아동에 대한 조사와 평가의 과정은 아동에게 물리치료 중재가 필요한지를 결정하기 위해, 또는 물리치료 후 아동의 경과를 관찰하기 위해 필수적이다. 만약 아동이 발달장애의 위험이 있거나 발달장애라고 의심된다면, 과거병력, 계통적 관찰, 선별조사, 그리고 검사와 측정을 포함하는 조사를 실시한다. 조사 후에 물리치료사는 조사로 수집한 임상적 · 사회적 정보를 통합하기 위해 임상적 판단을 사용하여 평가를 수행한다. 평가 동안 예후뿐만 아니라, 만약 필요하다면 아동의 목표와 목적 및 중재전략이 포함된 치료계획을 결정한다.

아동에 대한 초기 정보인 과거력은 대개 가족 구성원과의 상담과 의료정보를 통해 얻을 수 있다. 아동이 5세가 될 때까지 상담은 가족사정(family assessment)의 형태를 취한다. 가족사정은 가족체계의 환경 내에서 아동이 치료받기 때문에 기본적인 검사의 한 부분이다. 가족사정은 대개 가족을 위한 일차적 중재자가 될 팀 구성원에 의해 시행되며, 면담, 토론, 또는 표준화된 설문조사를 통해 진행된다. 가족평가의 양식에 상관없이, 가족사정의 목적은 아동에 대한 가족의 관점, 가족력, 관계, 만족도, 관심사, 요구, 자원을 포함한 모든 정보를 얻는 것이다. 과거병력은 각각의 아동 서비스 계획에 직접적인 영향을 미친다. 아동은 연령이 증가할수록 보다 직접적으로 참여하게 되고, 자신의 의견과 생각을 가지게 되므로 치료에 대한 관심사, 만족 영역과 자신에 대한 실제적 정보를 제공할 수 있다.

초기 검사와 지속적인 검사로 되어 있는 검사와 측정은 주로 두 가지 요소로 구성된다. 선별검사와 사정(screening and assessment), 각각의 구성 부분은 아동의 예후와 최종 관리 계획을 결정하는 데 중요하다(표 10-2).

의뢰 시 진단의 형태와 유용성에 따라, 선별검사(screening)가 초기 조사로써 필요할 수도 있고 필요하지 않을 수도 있다. 선별검사는 대개 아동이 발달지연이나 장애의 위험성이 있을 때 사용하고, 다른 진단적 서비스가 아동에게 필요한지를 결정하는 빠른 방법이다.

만약 아동에 대한 진단이 확정적이라면, 선별검사 대신 대개 포괄적인 평가가 바람직하다. 평가는 모든 발달영역에 있어 아동의 근력과 요구에 대한 더 많은 정보를 얻기 위해 행한다. 정형외과 질환의 경우에는 평가를 위해 방사선 검사와 같은 특별한 진단검사뿐만 아니라 자세와 운동을 검사하기도 한다. 발달장애아동에 대한 평가는 대개 표준화된 검사(standardized testing)를 통해 이루어지며, 이 검사방법은 다른 물리치료사가 행하거나 다른 검사 장소에서 행했을 때도 똑같은 절차로 이루어져

표 10-2
아동 물리치료에서 흔히 사용되는 검사와 측정도구

구성요소	내용	예제
선별 (screening)	같은 또래의 아동과 다른 행동을 하는 아동을 구별하며 비용이 저렴한 단기검사, 정밀검사의 필요성을 알려준다.	베이레이 유아 신경발달 선별도구 (Bayley infant neurodevelopmental screener) 덴버 II 발달 선별검사 (Denver II developmental screening test)
평가 (assessment)	치료적 서비스의 필요성뿐만 아니라 서비스 기간과 빈도를 결정하는 데 도움을 주기 위해 아동의 신체적, 인지적, 사회적, 감정적, 의사소통, 그리고 적응 능력에 대한 포괄적인 윤곽을 얻기 위해 사용되는 도구들 아동/가족의 선호 활동뿐만 아니라 장애와 관련한 보조 장비의 필요성을 결정한다.	베이레이 II 유아발달 척도(Bayley II scales of infant development) 대동작운동기능측정(Gross Motor Function Measure) 피바디 발달운동척도, 2판(Peabody developmental motor scales, ed 2nd) 학교기능평가(School function assessment) 유아운동수행력 검사(Test of infant motor performance) 브르이닌스-오세르스키 운동 숙련도 검사(Bruininks-Oseretsky test of motor proficiency) 소아장애목록평가(Pediatric Evaluation of Disability Inventory) 캐나다 작업수행력 측정(Canadian Occupational Performance Measure)

야 한다. 수많은 표준화된 검사법이 아동 검사로 사용되고 있으며, 이 방법들은 평가의 특수한 목적에 따라 선택된다(그림 10-7). 또한 많은 표준화된 검사는 준거참조(norm referenced)을 가지고 있다. 이는 평가를 위한 비교집단을 만들기 위해 수많은 아동을 평가한 값이다. 같은 또래아동의 기능과 활동 수준에 대한 준거참조와 평가를 받은 아동의 수준을 비교하기 위해 사용한다.

아동에게 적절한 평가도구의 선택뿐만 아니라, 다음 사항에 맞춰 각각의 검사법을 재조명할 필요가 있다. (1) 타당도(validity) 또는 검사법이 측정 영역이나 내용을 제대로 평가할 수 있는지(예: 가동성의 평가), (2) 신뢰도 또는 검사자나 실행자에 상관없는 일관된 검사가 이루어지는지, (3) 평가 대상 아동의 특수장애와 문화에 검사도구가 적절한지(표준집단) 확인한다. 객관적인 검사만큼 중요한 것은 아동 관찰을 통해 얻은 정보와 아동의 보호자가 제공하는 정보이다.

평가, 진단, 예후의 원리

조사 동안에 수행한 검사와 측정의 결과는 진단, 예후 및 관리 계획을 확정하고 개정하거나 설정하기 위한 평가 과정으로 이용한다. 평가는 아동, 가족 및 의료전문가에게 있어 매우 중요한 과정이다. 대부분의 경우, 진단과 예후는 물리치료사가 어떻게

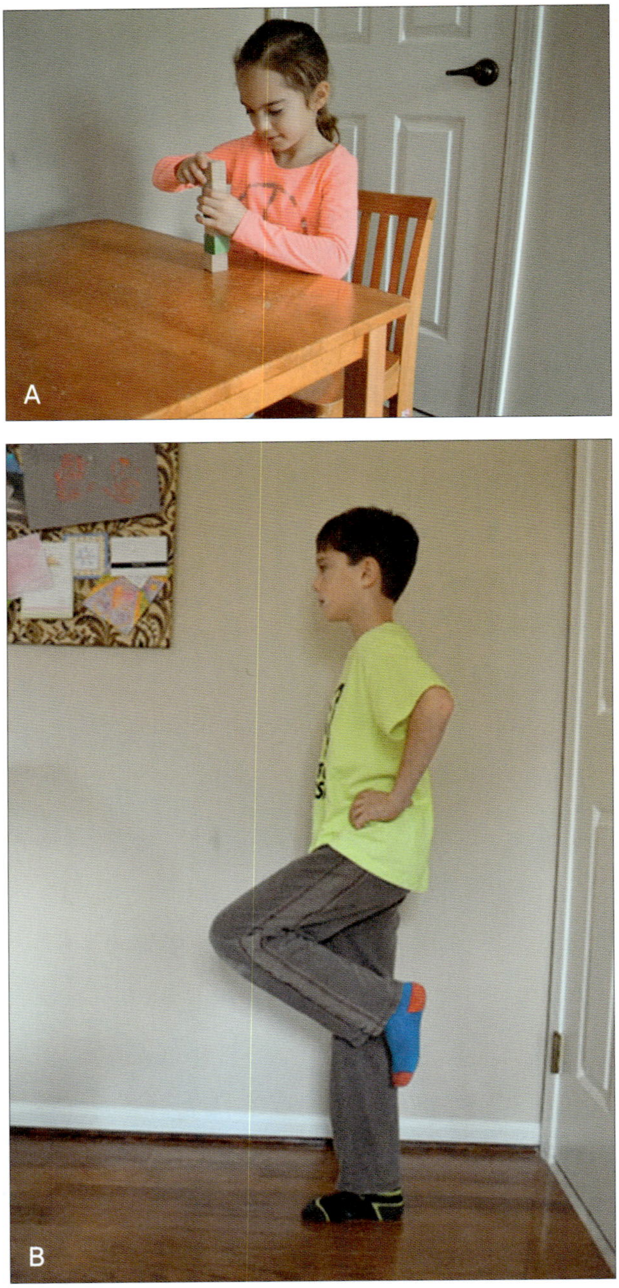

그림 10-7 ■ **표준화된 검사.** (Courtesy of Bruce Wang)
A: 눈-손의 협응과 섬세한 동작. B: 균형평가

치료해야 하고, 어떻게 치료계획을 설정해야 하는지를 알려 준다. 확연한 신체 문제가 있는 특정 질환이 있다면, 초기 치료는 부정적인 신체적 결과, 또는 근육구축 같은 장애의 이차적 상태(secondary condition)를 해결하는 방향으로 계획될 것이다. 또한 진단은 어떤 치료법이 금기증에 해당하는지를 결정하는 데 중요한 역할을 한다. 심리적 · 사회적 파급효과에서 부정적 치료결과만큼 긍정적 치료결과도 아동의 임상적 진단을 설정하는 데 도움을 준다(BOX 10-1). 모든 아동, 아동의 가족과 친구에게, 아동기 장애는 다양한 측면으로 영향을 미치며, 또 장애를 접하는 모든 사람은 지속적으로 슬픔과 수용의 단계를 경험하게 된다.

사정하는 동안 개별화된 목표와 목적은 조사(가족사정, 아동 관찰 및 표준화된 평가 측정)로부터 얻은 정보에서 출발한다. SOAP 노트 양식은 특정 병원이나 재활센터를 제외하고는 아동의 기록방법으로 거의 사용되지 않는 대신, 필요한 정보는 각각의 아동에 알맞도록 개발된 개별가족지원서비스 계획(individualized family service plan, IFSP)이나 또는 개별교육계획(individualized education plan, IEP)으로 문서화한다. 이들 계획은 치료의 틀로 사용되고, 진행상태를 관찰하는 기본 토대로 사용된다.

이름이 내포하듯이, IFSP는 가족단위 안에서 아동을 종합적으로 관리하는 계획을

BOX 10-1

아동 환자의 진단을 확정하는 결과

긍정적 결과

- 예후(미래)를 설정할 수 있다.
- 서비스/지지에 대한 요구를 정당하게 만든다.
- 유전 상담에 대한 요구가 필요할 수 있다.
- 이차 장애를 예방할 수 있다.
- 어떤 문제에 봉착한 가족을 도울 수 있다.
- 특정 문제를 해결할 수 있도록 적절한 도움을 줄 수 있다.

부정적 결과

- 부정적인 정형화를 초래할 수 있다.
- 특정 서비스를 얻음으로써 아동의 권리를 박탈할 수 있다.
- 우울이나 부정의 상태를 일으킬 수 있다.
- 가성-긍정 진단은 아동과 가족에게 일시적으로 부정적인 영향을 미칠 수 있다.
- 가성-부정 진단은 아동과 가족에게 오랫동안 영향을 미칠 수 있다.
- 개인보험보장 범위를 획득하는 데 어려움을 초래할 수 있다.

상세히 기술하고 있다. 출생부터 3세까지의 아동을 대상으로 설계된 이 계획은 항상 가족과 함께 결정하고, 치료 요구는 가족 요구와 우선사항에 따라 고려한다. 이 전략은 가족이 아동을 위한 최적의 치료를 제공하기 위한 상황에 있어야 한다는 것을 말한다. IFSP에는 특정 아기 돌보기 보조, 교통 준비, 또는 가정에서 전문적인 의료적 치료와 같은 서비스가 포함되어야 한다. 또한 IFSP에는 아동이 받을 수 있는 다른 치료적 서비스, 이들 서비스의 구체적인 빈도와 기간, 그리고 중재의 위치가 포함되어야 한다.

학교체계의 물리치료 목표는 교육서비스 지원체제에 속하여 IEP의 일부분이 된다. 이 모델을 통하여 물리치료사는 일반적으로 가족, 교육자 및 교실 내에서 직접적 중재를 제공하는 다른 건강관리팀 구성원과 교류를 한다. 물리치료사는 개별적으로 아동을 치료할 수 있고, 집단적으로도 치료할 수 있으며, 또한 직접적인 치료 제공자와 상담자로서의 서비스를 제공할 수 있다. 후자의 경우에서 물리치료사는 아동을 치료하는 사람을 직접 지도해야 한다. 지도에는 일상생활을 통해 치료적 이점을 제공할 수 있는 어떤 자세나 움직임 기술이 포함될 수 있다. 환경과 관계없이, 치료는 바람직한 움직임의 질과 방법을 획득할 수 있는 방향으로 제공되어야 한다.

어린 아동은 물리치료의 목적에 따라 다양한 장소에서 물리치료를 받을 수 있다. 일반적으로 치료 장소는 아동에게 가장 자연스러운 환경인 집, 학교, 또는 주간보호기관이 좋다. 물리치료사는 1:1 치료, 다른 아동과 함께 하는 집단치료 또는 부모님과 함께 치료를 선택할 수 있다. 치료 형태와 환경의 혼합은 아동에게 다양하고 유익한 치료를 제공할 것이다.

치료의 시작이 검사의 끝을 의미하지 않음을 반드시 기억해야 한다. 검사는 과거 병력과 함께 시작하는 지속적인 과정이고, 각각의 치료 회기를 통하여 지속된다. 아동의 능력과 요구를 평가해야 하고, 아동, 가족, 그리고 물리치료사가 적절한 치료적 활동을 제공하였는지를 측정하기 위해서 지속되어야 한다. 1년 또는 2년 주기의 재평가는 아동의 진행과정을 관찰하고, 만약 필요하다면 중재 방향을 수정하기 위해 매우 중요하다. 조사와 뒤이은 평가의 결과를 적용함에 있어서, 건강관리팀과 가족은 각각의 아동을 위한 잘 협응된 치료계획을 결정하기 위한 파트너로서의 역할을 해야 한다.

직접 중재의 원리

아동 물리치료의 중재는 각각의 아동이 가장 자연스러운 환경에서 스스로 일상적인 과업을 해결할 수 있도록 도와주어야 한다. 앞에서 언급하였듯이 가족과의 협력에서 물리치료사의 초기 과제는 아동의 개별적 능력과 요구에 대한 조사이다. 이 정보를 이용하여, 필요한 영역에서의 기술을 촉진하면서 아동의 능력을 지지할 수 있도록 치료계획을 수립하여야 한다. 아동의 요구 또는 진단에 따라 다양한 접근 방법을 사용할 수 있다.

정형외과 질환 아동 환자에 대한 초기 치료의 경우, 아동 정형외과의 영역에 대한 구체적인 지식을 갖추는 것이 좋다(BOX 10-2). 정형외과적인 조사와 중재는 상황에 따라 바뀔 수 있지만, 관절가동범위의 측정, 근육과 감각검사, 보행 평가 그리고 자세 평가와 같은 과정은 모든 정형외과 질환의 환자에게 공통으로 적용된다. 신경근계 질환뿐만 아니라 정형외과적인 문제도 단기 또는 장기간의 특별한 관리가 필요하다. 두 가지 경우 모두에서 중재는 특정 진단에 대한 지식과 관리 프로토콜이 필요하다. 예를 들어, 특정 수술법은 수술적 교정을 유지하기 위해서(예: positioning) 특정 수술 후 관리 프로토콜에 대한 지식을 물리치료사에게 요구한다. 흔히 물리치료사는 근육 신장, 관절 안정화, 또는 신체배열을 향상하기 위해서 아동 환자에게 부목이나 석고고정을 적용하는 경우가 있다(그림 10-8).

정형외과적인 기술뿐만 아니라 물리치료사는 재활 과정을 더 강화하기 위한 많은 치료적 기술을 사용한다. 다양한 신경운동 접근법은 신경학적 · 정형외과적 장애 아동을 치료하기 위해서 사용한다. 이들 접근법은 대부분이 1950년과 1980년 사이에 개발되었고, 그 배경은 이론, 문헌 및 환자 관찰에 근거하고 있다. 이들 접근법은 현재의 신경계 이론의 관점에서 재조명되고 있다. 경험이 많거나 적은 아동 물리치료

BOX 10-2 정형외과 질환 아동에 대한 평가와 치료의 기초 지식

- 정상 아동의 생체역학적 배열
- 특수한 정형외과적 평가 절차
- 자세와 움직임에 대한 수술 전 평가
- 전문적 수술 후 관리
- 맨손치료를 사용하기 위한 이론과 적응증/금기증
- 근골격계 비정상적 배열을 관리하거나 교정하기 위한 석고고정이나 보조기 적용
- 아동을 위한 적절한 치료기구와 운동 프로토콜의 사용

출처: From Journal of Pediatric Orthopaedics, 1992, Lippincott-Raven Publishers.

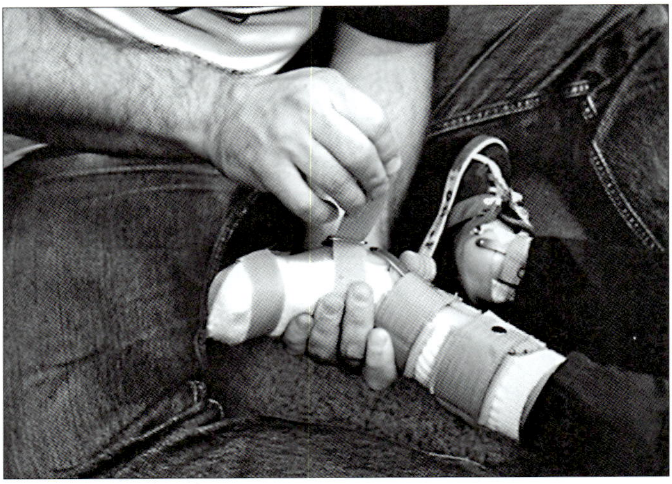

그림 10-8 ■ 발목-발 보조기는 정형외과적 문제를 도와주기 위해 사용한다.
(Courtesy of Bruce Wang)

사 모두를 위한 일차적인 과제는 각 접근법의 효과를 연구하고 다양한 환경에서 이들 접근법의 유용성을 평가하고 각 접근법이 추구하는 것처럼 신경운동 변화가 촉진되는지를 지속적으로 관찰하는 것이다. 설정된 목표를 아동이 성취하는 데 있어서 각 접근법이 얼마만큼 촉진 역할을 잘 하는지 평가하는 것은 물리치료사가 당연히 해야 할 일이다.

대부분의 아동 물리치료사는 치료를 제공할 때 여러 가지 치료방법을 절충하거나 각각의 치료원칙에 따르고 있다. 절충적 접근(eclectic approach)은 환자의 치료에 도움이 되리라 생각하는 치료적 전략을 물리치료사가 적절히 결합하여 사용하는 것이다. 비록 절충적 접근의 사용이 각 특정 접근법의 효과를 연구하거나 분리하는 데 어렵지만, 많은 연구는 논쟁적 속성과 다양한 신경운동 접근의 효과에 대해 토의해 왔다. 임상연구는 현재 사용되고 있는 많은 치료적 접근법의 효과를 입증하는 데 필요하다.

중재 형태에 관계없이, 아동치료는 각 아동의 건강과 삶의 질을 향상시키는 방향으로 진행되어야 한다. Campbell은 아동 중재의 평가를 위한 점검표 또는 전략을 제시하였다.

Campbell이 제시한 질문은 성공적인 아동 중재를 위해 고려해야 할 사항이다.

1. 중재가 적절한 영양, 운동, 체중조절 및 스트레스 관리를 포함한 아동의 피트니스 활동프로그램 시작을 독려하는가?

2. 중재가 상태에 대한 지식을 포함한 개인적인 건강을 위한 아동의 책무를 독려하는가? 아동이 재활과정 결정에 참여하도록 독려하고 있는가?
3. 중재가 자아감을 육성하고 아동에게 동기부여를 하는가?
4. 중재가 이차적인 상태의 예방하는 의미 있는 활동을 통해 근육뼈대계 건강과 심혈관 기능을 향상시키는가?

현재는 아동 환자를 재활시키기 위해 다양한 접근법을 지속적으로 사용하고 있다. 다음의 설명은 현재 사용하고 있는 좀 더 일반적인 신경운동 접근법의 객관적인 개요이다.

동적계통 이론

동적계통 이론(dynamic systems theory)에서 환자의 내적 요소와 과제의 외적 환경은 모두 중요하고 기능적 움직임에 영향을 미친다. 이 이론은 움직임 결과보다 움직임 과정을 강조한다. 제한되지는 않지만, 협력 계통에는 근육뼈대계통, 감각계통, 심호흡계통, 둘레계통(limbic system)이 있다. 환경과 함께 모든 계통이 상호작용하여 움직임을 촉진하거나 억제한다. 그러므로 치료사는 각 계통별로 접근하기보다 모든 계통을 고려하며 치료해야 한다. 독립적으로 움직이는 아동의 능력을 촉진하기 위해, 치료사는 아동의 근력, 지구력, 운동조절 능력을 향상시키기 위해 노력할 뿐만 아니라 과제와 환경(예: 지지면 재질 변경, 보조도구 활용)을 수정해야 한다.

신경발달치료

신경발달치료(neurodevelopmental treatment, NDT)는 거의 60년 전 영국에서 Berta Bobath와 Karel Bobath에 의해 시작되었고, 자세와 움직임의 신경학적 문제를 치료하고 분석하기 위해서 시작되었다. 동기를 유발하는 환경과 아동의 능동적 참여를 유도함과 동시에, 물리치료사는 아동이 정상 감각을 경험할 수 있도록 촉진기술과 억제기술을 손으로 적용한다. 이는 좀 더 기능적인 운동 반응을 촉진할 수 있다. 정상 발달기술에 대한 능동적인 반복은 아동이 좀 더 협응되고 효과적인 움직임 형태를 습득하도록 돕기 위해 이론화되었다. NDT 접근의 주요 핵심은 움직임의 질이고, 부모/제공자에 대한 훈련은 아동의 기능적인 일상에서 통합적인 움직임 개념을 강조하고 있다. 이 접근법을 사용하는 아동 물리치료사는 비록 몇몇 연구가 NDT의 효과를 증명해 왔지만, 많은 연구가 NDT의 유용성을 지지하지 않는다는 것을 알

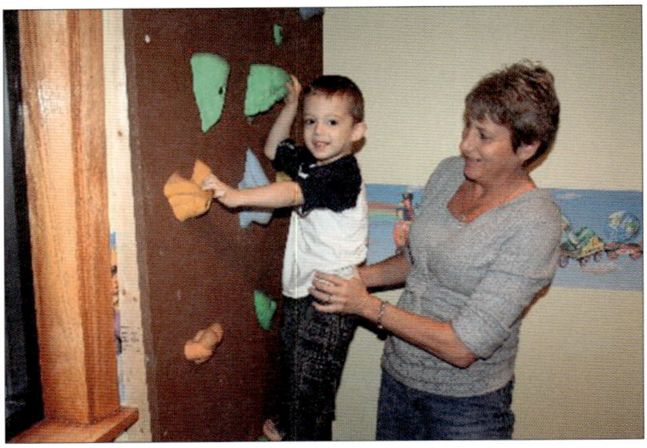

그림 10-9 ■ 근력, 지구력, 운동조절 능력 향상을 위해 환경을 이용

아야 한다. 많은 논란에도 불구하고 NDT는 가장 폭넓게 사용되는 치료법 중 하나이고 뇌성마비 아동과 같은 위운동신경세포 장애를 치료하기 위해 사용되고 있다(그림 10-9).

감각통합 이론

감각통합(sensory integration) 기술은 감각정보(예: 촉각 또는 시각 되먹임)에 대한 통합실패가 결국 운동수행(예: 걷기 또는 점프) 조직화를 방해한다는 이론에 기초를 둔 것이다. 감각통합 접근은 치료를 시작하기 전에, 감각경험 내의 한계성에 대한 임상적 관찰과 검사를 통해서 아동의 감각계통을 평가한다. 의미 있는 환경 내에서 조절된 안뜰계통과 몸감각계통에 대한 경험은 아동이 감각정보를 통합할 수 있고 자발

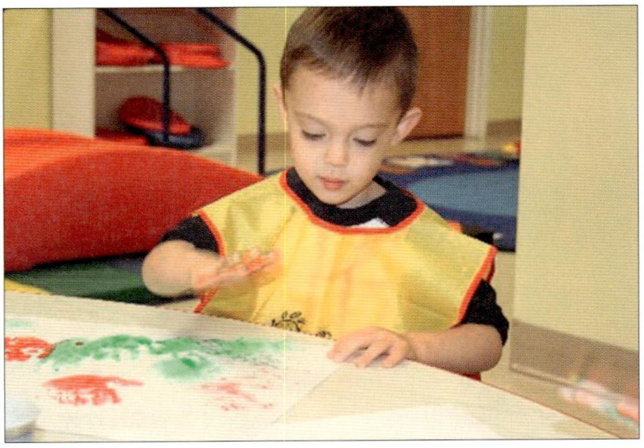

그림 10-10 ■ 감각통합치료는 신체 인식력을 높임

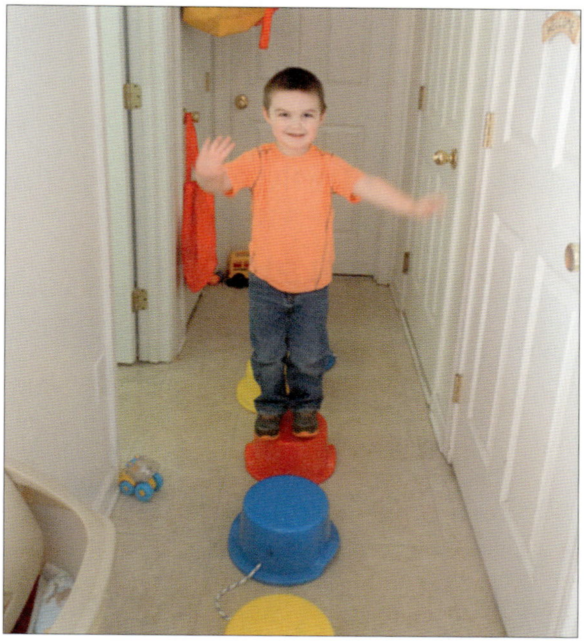

그림 10-11 ■ 감각통합과 자세 조절

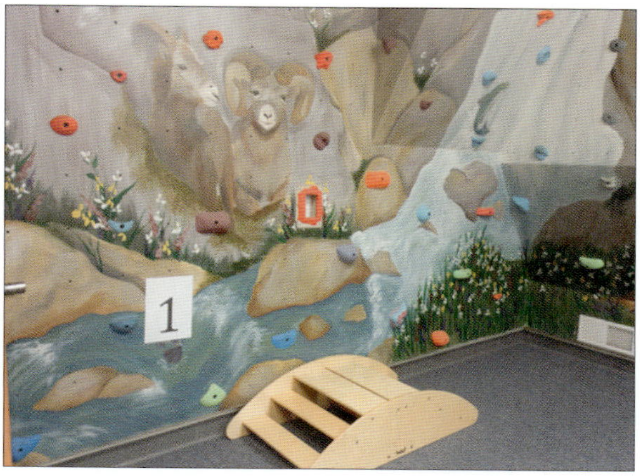

그림 10-12 ■ 재미있는 놀이를 이용한 감각통합훈련

적인 기능적 반응을 할 수 있도록 돕는다고 생각하고 있다(그림 10-10~12).

정상 발달 이론

치료 목표와 목적은 정상 운동발달(발달이정표)뿐만 아니라 발달 이론(예: 발달은 몸쪽에서 먼쪽으로 진행)의 과정에 맞추어 설계된다. 이 정상 발달 이론(normal developmental theory) 접근법은 고위 수준 겉질조절(higher-level cortical control) 모델에 근거를 둔다. 이 이론은 중추신경계 손상 아동은 정상적으로 발달하는 신경계를 가진 아동과 유사한 방법으로 운동 기술을 획득한다는 것이다. 오늘날 사용되는 많은 신경운동 치료는 이런 이론적 기초에 기반을 두고 있다.

과제 지향적 움직임 모델

Gentile의 연구에 기초하여 중재를 위한 목표-지향적 움직임 접근법(goal-directed movement approach)은 운동조절과 운동학습을 향상시키기 위한 자극으로써 환경적 과제 상황의 이용을 강조하는 Shepherd와 그의 동료들에 의해 만들어졌다. Gentile의 치료 틀에서, 목표지향 움직임은 환경과 아동이 상호작용함으로써 발생하는 탐험적 · 적응적 행동이다. 이와 같은 행동을 관찰함으로써, 아동 물리치료사는 아동의 수행능력 향상을 촉진할 수 있는 아동의 손상, 과제의 재구성, 그리고 환경 수정에 초점을 맞추어 치료를 구성해야 한다. 치료는 움직임 문제를 해결하기 위해서 아동의 발달을 촉진하는 방향으로 설계되어야 하고 아동의 상태에 맞는 특정 과제와 특정 환경을 제공해야 한다.

요약

아동 환자를 치료하는 아동 물리치료사는 아동 발달, 심리, 학습에 초점을 맞춘다. 그들은 장기간 또는 단기간 동안의 상담에 기초하여 환자에게 서비스를 제공할 것이다. 중재는 중심이 가족이고, 일반적으로 놀이에 적응되는 활동들을 사용한다. 미국의 경우 물리치료는 연방정부가 공식적으로 제공하는 프로그램에 따라 학교와 가정 내에서 제공하고 있다.

아동 물리치료사가 치료해야 할 공통적인 사항은 일반적으로 정형외과적 또는 신경근 질환으로 분류한다. 선별, 조사, 평가 기술은 IFSP 또는 IEP와 연계되는 기능적인 목표와 목적을 성취하기 위해 사용된다. 중재는 흔히 절충 접근법을 사용한다. 즉, 신경발달 치료, 감각통합, 정상 발달 이론, 과제 지향적 모델 등 다양한 접근법으로부터 구성요소를 혼합하여 접근한다. 아동을 위한 초기와 지속적인 중재 프로그램은 아동의 동기와 부합되게 설정하여야 하고 지역사회를 기초로 한 여가활동에 참여할 수 있도록 설정되어야 한다. 부모는 아동의 개별적인 관심을 평가하는 좋은 조언자가 되며, 아동의 흥미와 일치하면서 치료목표와 부합하는 적절한 환경을 설계하는 데 도움이 된다. 주의 깊은 관찰과 환경 적응과 보조도구의 사용을 통해, 아동의 특별한 요구에 맞는 지역사회 활동(예: 축구, 미술활동)을 진행할 수 있다.

사례연구

사례연구 1

Matthew는 3세이며, 유치원에 다니고 있는 다운증후군 아동이다. Matthew는 다른 유아나 아동과 함께 유치원에 다닌다. 그는 공놀이와 퍼즐놀이를 하며 수영을 좋아한다. 공식 평가의 결과, Matthew는 대운동과 소운동 영역에 대한 요구뿐만 아니라 많은 능력도 있음을 보이고 있다. Matthew는 심한 낮은 근육 긴장도(저긴장증)을 보였고, 달리기와 같은 활동을 할 때 잘 넘어진다. 이 문제는 공식 평가뿐만 아니라 Matthew의 부모님과 유치원 선생님의 관찰에서도 지적되었다. 균형을 잃었을 때 자동 반응은 지연됨을 보였고, 특히 여러 자세로 변경할 때 관찰되었다. Matthew는 다른 3세 아동에서 보이는 적절한 방법으로 물체를 잡을 수 있었고, 블록 쌓기를 하며, 그림 그리기를 즐겼다.

그는 씹기와 입 닫기에 사용하는 근육의 낮은 근육 긴장도 때문에 '먹기 동작'에 대해 지속적인 지도가 필요했다. 의학적 과거병력에서 Matthew는 선천성 심장 문제뿐만 아니라 다운증후군과 동반되는 여러 가지 다른 특징적 상태를 보였다.

연구자들은 다운증후군 아동을 위한 적절한 물리치료 중재를 위해 노력해 왔다. 이러한 연구의 결론은 다운증후군 아동이 변하는 과제 상황에 반응하기 위해 다른 자세로 변경하거나 움직임 형태를 변경하도록 유도하는 다양한 환경을 경험할 기회를 제공하는 것이 가장 중요하다는 것이다. 따라서 물리치료사는 각각의 아동의 개별 운동 학습 스타일을 관찰해야 하고 동기를 유발할 수 있고 학습상황에 도전할 수 있는 환경을 제시해야 한다.

Matthew의 경우처럼, 물리치료사는 아동의 IEP에 따라 학교에서 치료를 제공할 것이고 일상 학교생활에서 물리치료의 목표가 실행되도록 유치원 관계자를 지도하면서 협력해야 한다. 다양한 발달 능력을 가진 아동은 소속감과 개인적 성숙을 촉진하는 유치원에서 같은 환경에서 놀고 학습하는 것이 필요하다. 이러한 환경은 아동에게 자연스러운 상황을 제공한다.

Matthew의 개별화 교육 계획

Matthew는 선천성 심장병이 있기 때문에 과도한 운동과 피로를 피하는 것이 중요하다. 목뼈에 충격을 줄 수 있는 활동도 척추 불안정성 때문에 조심해야 한다. Matthew를 위한 계획수립에서 중요한 고려사항은 일차적으로 가족의 목표와 Matthew의 현 관심에 두어야 한다는 것이다. 여러 아동 평가 도구가 Matthew의 치료목표를 설정하고 확인하는 데 도움이 될 수 있다. Canadian Occupational Performance Measure는 아동과 가족의 치료목표를 측정하고 확인하기 위해서 고안된 측정 중 하나이다. 이는 설정되어야 할 치료목표와 목적들의 기준 틀에서 시작한다. 구체적인 목적에는 Matthew의 발달 능력뿐만 아니라 아동의 기능적 수준을 위해 적절한 과제를 수행하는 것이 포함될 것이다. 대부분의 구체적인 목표는 특정 기술, 수행 방법, 도움 방법, 그리고 이에 부합하는 기준에 맞추어질 것이다(BOX 10–3).

또한 Matthew가 항상 다른 측정에서 성공을 성취할 수 있도록 하기 위해서, 그리고 그의 개인 진행사항이 시간이 지남에 따라 관찰될 수 있도록 하기 위해 같은 기술을 점수화할 수 있다(BOX 10–4). 초기 치료목표는 중재에 대한 반응을 평가하기 위함만이 아니라 치료의 연속성을 유지하는 데에도 중요하다. 지속적인 평가과정을 통하여 Matthew의 진행사항이 관찰되고 만약 필요하다면 치료계획의 변경이 행해질 것이다.

BOX 10-3

Matthew를 위한 목표와 기준의 예

목표: Matthew는 좋아하는 장난감을 가져오기 위해 편평한 매트 위를 넘어지지 않고 달릴 수 있을 것이다.

기준: 4번의 놀이기간 동안 3~4회

BOX 10-4

목표 달성 점수화

- −2 Matthew는 좋아하는 장난감을 가져오기 위해 편평한 매트 위를 넘어지지 않고 걸을 수 있을 것이다.
- −1 Matthew는 좋아하는 장난감을 가져오기 위해 한 번 균형을 유지하기 위해 멈추지만(바닥에 손이 닿음) 편평한 매트 위를 달릴 수 있을 것이다.
- 0 Matthew는 좋아하는 장난감을 가져오기 위해 편평한 매트 위를 넘어지지 않고 뛸 수 있을 것이다.
- +1 Matthew는 좋아하는 장난감을 가져오기 위해 한 번 균형을 유지하기 위해 멈추지만(바닥에 손이 닿음) 10° 경사진 편평한 매트 위를 달릴 수 있을 것이다.
- +2 Matthew는 좋아하는 장난감을 갖기 위해 멈추거나 넘어짐 없이 10° 경사진 편평한 매트 위를 달릴 수 있을 것이다.

중재

물리치료 중재는 아동의 환경과의 관계를 발달시키기 위해 Matthew를 돕는 것을 우선적으로 포함할 것이다. Matthew는 초기에 너무 빠르거나 너무 늦게 움직일 수 있고, 고르지 않은 발걸음을 디딜 수 있고, 함께 걸으려 하는 시도에 저항할 수도 있다. 활동 동안에 물리치료사는 움직임을 돕기 위해서 NDT와 같은 치료 기술을 사용할 수 있다. 또 다른 전략은 학습을 강화하기 위한 동기를 부여하는 여가활동 동안에 인지적 그리고 구두 강화의 사용을 통하여 Matthew의 능동적인 참여를 유도할 수 있다. 앞에서 언급되었듯이 몇몇 기술의 결합은 과제를 성취하는 가장 좋은 방법이 될 수 있다. 만약 Matthew의 각 목표가 그의 움직임을 따라(예: 먹기 놀기, 여가) 수립된다면 치료적 접근과 기술은 좀 더 기능적이 될 것이고 더 잘 성공할 수 있을 것이다.

사례연구 2

Emmie는 신생아 집중치료실에 있었다. Emmie의 첫 번째 경험은 유아를 관찰하는 기계음이었다. Emmie의 첫 광경은 유리 때문에 방해받았으며, 촉각은 의료적 상태를 일상적으로 검사하는 사람을 통해서만 느낄 수 있었다. 가정의 소리와 친구와 형제자매의 품 안에서의 경험을 쌓는 다른 신생아와는 달리 Emmie는 척추갈림증(척수수막탈출증)을 가지고 태어났기 때문에 수술을 할 때까지 기다려야 할 것이다. 척추갈림증 아동과 가족은 병원 환경에서 삶을 시작해야 하는 것을 피할 수 없다. 병원 신생아 집중치료실과 아동치료실은 안락함과 친숙함을 향상시키기 위해서 부지런한 노력에도 불구하고 가족에게는 위협적이고 강요된 환경이 되고 있다.

관리

Emmie와 같은 척추갈림증 아동을 위한 물리치료 관리의 일반적인 목표는 다음과 같다. ㉠ 기능 제한의 원인이 되고 손상을 유발할 가능성이 있는 생리학적 손상의 예방(예: 배밀기를 할 수 없다), ㉡ 일상생활과 사회적 행사에 참여(예: 학교 댄스에 갈 수 없다)할 수 없어 나타날 수 있는 기능적인 제한을 예상하여 각각의 아동과 가족의 삶의 질 향상. 이러한 목표를 달성하기 위해서는 아동, 가족, 그리고 치료 팀이 포함된 협동적인 접근이 필요하다. 물리치료 조사는 포괄적이어야 하고 다른 치료 팀과 가족 구성원의 관찰과 검사를 많이 반영해야 한다. 평가와 지속적인 추적 평가(관찰)에는 다음의 구체적인 목적이 포함되어야 한다.

- 발달 수준의 일반적 여러 분야에 대한 판별과 평가
- 뇌압 증가의 증상을 관찰하는 것을 포함한 신경학적 검사
- 관절가동범위, 가동성, 척추뒤굽음증(후만증), 척추옆굽음증(측만증)

또는 탈골에 대한 정형외과적 검사

- 배설과 배뇨 기능 검사
- 피부 검사
- 일상생활활동
- 가동성 검사
- 여가활동의 촉진

Emmie의 개별화된 가족지원서비스 계획

활동은 일반적으로 각 아동의 개별화 계획에서 제시된 목표와 목적에 중심을 둔다. Emmie 나이의 아동에게 적용되는 형태는 아마도 IFSP가 될 것이다. 척추갈림증(이분척추) 아동은 넓은 범위의 인지 지체와 심리사회적 영역에서 기술의 지체를 보일 수 있다. 이러한 요소뿐만 아니라 신체적 · 환경적 요소의 고려는 치료계획을 수립할 때 기본적이다. 생후 1년 동안에 Emmie는 자발성과 자존심의 감각을 발달시킬 것이고 물리치료는 환경을 탐색하는 Emmie의 능력에 초점을 맞출 것이다.

물리치료사는 각 아동의 능력에 따라 가동성 목표를 성취하기 위한 선택을 할 것이다. 많은 척추갈림증 아동은 이동을 돕기 위해서 의수족이나 보조기를 사용한다. 어린 아동을 위한 보편적 선택은 파라포듐(parapodium)이다. 이 기립 보조기는 서 있는 자세를 아동이 유지할 수 있도록 할 것이고 아동이 환경을 탐색할 수 있게 한다. 치료 목표 또한 위치 이동, 근력, 그리고 자기관리활동과 같은 다른 기능적인 활동에 초점을 맞출 것이다. 수정된 컴퓨터 자판과 같은 보조기술도구는 특별히 학교에 입학하였을 때와 같이 Emmie의 접근성을 좀 더 높이는 환경을 만드는 데 필요할 것이다. Emmie가 청소년이 되었을 때 그녀는 아마도 일상생활에서 좀 더 빠른 속도와 효율성을 제공할 의자차 사용을 선택할 것이다. 의료전문팀은 Emmie가 일반적인 건강과 삶의 질을 향상시킬 수 있도록 할 것이고 동기를 부여하는 다양한 여가활동을 탐색할 수 있도록 도울 것이다. 그녀는 외래 클리닉 또는 개인병원 외래 치료를 통하여 지속적인 치료를 받을 것이다. 치료는 전환적 발달기간 동안에 발생하는 문제를 돕기 위한 여러 요구에 기초하여 지속될 것이다.

참고문헌

1. Cherry DB: Pediatric physical therapy: philosophy, science and techniques, Pediatr Phys Ther 3 (2):70–76, 1991.
2. Bottos M, Dalla Barba B, Stefani D, et al.: Locomotor strategies preceding independent walking: prospective study of neurological and language development in 424 cases, Dev Med Child Neurol 31:25–34, 1989.
3. Eagleton M, Iams A, McDowell J, et al.: The effects of strength training on gait in adolescents with cerebral palsy, Pediatr Phys Ther 16(1):22–30, 2004.
4. Linder TW: Transdisciplinary play-based assessment: a functional approach to working with young children, Baltimore, 1990, Brookes.
5. McPherson M, Arango P, Fox H, et al.: A new definition of children with special health care needs, Pediatrics 102:137–140, 1998.
6. Surgeon General's Report: Children with special health care needs, Rockville, MD, 1987, U.S. Department of Health and Human Services, Public Health Service.
7. National Maternal and Child Health Resource Center: Community-based service systems for children with special health care needs and their families, Washington, DC, 1988, U.S. Department of Health and Human Services.
8. Rodeghero JR, Denniger TR, Ross MD: Abdominal pain in physical therapy practice: 3 patient cases, J Orthop Sports Phys Ther 43(2):44–53, 2013.
9. World Health Organization (WHO): International classification of functioning, disability and health, Geneva, 2001, WHO.
10. Guide to Physical Therapist Practice 3.0 American Physical Therapy Association. http://guidetoptpractice.apta.org/. Accessed November 27, 2014.
11. National Advisory Board of Medical Rehabilitation Research: Research plan for the national center for medical rehabilitation, Bethesda, Md, 1993, National Institute of Child Health and Human Development, National Institutes of Health.
12. Education of All Handicapped Children Act of 1975, Public Law:94-142, 1975:20 USC 1401.
13. Individuals with Disabilities Education Act Amendments of 1991, Public Law:102-119, 1991:105 STAT.587.
14. Individuals with Disabilities Education Improvement Act of 2004, Public Law:108-443, 2004:STAT. 2647.
15. Fischer J: Physical therapy in education environments: moving through time with reflections and visions, Pediatr Phys Ther 6(3):144–147, 1994.
16. Individuals with Disability Education Act Amendments of 1997 [IDEA]. (1997) http://thomas.loc.gov/home/thomas.php. Accessed September 14, 2014.
17. Strain P: Least restrictive environments for preschool children with handicaps: what we know, what we should be doing, J Early Interv 14:291–296, 1990.
18. Bauer S: Autism and the pervasive developmental disorders, Pediatr Rev 16(130–136):168–176, 1995.
19. American Psychiatric Association (APA): Diagnostic and statistical manual of mental disorders, ed 4, Washington, DC, 1994, APA.
20. American Psychiatric Association (APA): Diagnostic and statistical manual of mental disorders, ed 5, Washington, DC, 2013, APA.
21. Mauk JE, Reber M, Batshaw ML: Autism and other pervasive developmental disorders. In Batshaw ML, editor: Children with disabilities, Baltimore, 1997, Brookes.
22. Miterski B, Drynda S, Boschow G, et al.: Complex genetic predisposition in adult and juvenile rheumatoid arthritis, BMC Genet 5:2, 2004.
23. Prahalad S: Genetics of juvenile idiopathic arthritis: an update, Curr Opin Rheumatol 16:588–594, 2004.
24. Thompson SD, Moroldo MB, Guyer L, et al.: A genome-wide scan for juvenile rheumatoid arthritis in affected sibpair families provides evidence of linkage, Arthritis Rheum 50(9):2920–2930, 2004.
25. Klepper SE: Effects of an eight-week physical conditioning program on disease signs and symptoms in children with chronic arthritis, Arthritis Care Res 12:52–60, 1999.
26. Klepper SE: Juvenile idiopathic arthritis. In Tecklin JS, editor: Pediatric physical therapy, Philadelphia, 2008, Wolters Kluwer, Lippincott, Williams and Wilkins.
27. Stokes OM, Lukes KDK: The current status of bracing for patients with adolescent idiopathic scoliosis, J Bone Joint Surg 95B:1308–1316, 2013.

28. Bertrand SL, Drvaric DM, Lange N, et al.: Electrical stimulation for idiopathic scoliosis, Clin Orthop Relat Res 276:176–181, 1992.
29. Omeroglu H, Koparal S: The role of clinical examination and risk factors in the diagnosis of developmental dysplasia of the hip: a prospective study in 188 referred young infants, Arch Orthop Trauma Surg 121:7–11, 2001.
30. Bialik V, Bialik GM, Blazer S, et al.: Developmental dysplasia of the hip: a new approach to incidence, Pediatrics 103:93–99, 1999.
31. Goldberg MJ: Early detection of developmental hip dysplasia: synopsis of the AAP clinical practice guideline, Pediatr Rev 22:131–134, 2001.
32. Patel H: Preventive health care, 2001 update: screening and management of developmental dysplasia of the hip in newborns, CMAJ 164:1669–1677, 2001.
33. Zeitlin L, Fassier F, Glorieux FH: Modern approach to children with osteogenesis imperfecta, J Pediatr Orthop B 12:77–87, 2003.
34. Binder H: Rehabilitation of infants with osteogenesis imperfecta, Connect Tissue Res 31:S37–S39, 1995.
35. Eagle M, Baudouin SV, Chandler C, et al.: Survival in Duchenne muscular dystrophy: Improvements in life expectancy since 1967 and the impact of home nocturnal ventilation, Neuromuscul Disord 12:926–929, 2002.
36. Biggar WD, Gingras M, Fehlings DL, et al.: Deflazacort treatment of Duchenne muscular dystrophy, J Pediatr 138:45–50, 2001.
37. Labbe A: New DMD care recommendations,
http://quest.mda.org/news/new-dmd-care-recommendations/, Accessed on July 22, 2010.
38. Manzur AY, Kinali M, Muntoni F: Update on the management of Duchenne muscular dystrophy, Arch Dis Child 93(11):986–990, 2008.
39. Hyser CL, Mendell JR: Recent advances in Duchenne and Becker muscular dystrophy, Neurol Clin 6:429–453, 1988.
40. Nair KP, Vasanth A, Gourie-Devi M, et al.: Disabilities in children with Duchenne muscular dystrophy: a profile, J Rehabil Med 33:147–149, 2001.
41. Uchikawa K, Liu M, Hanayama K, et al.: Functional status and muscle strength in people with Duchenne muscular dystrophy living in the community, J Rehabil Med 36:124–129, 2004.
42. Chung BH, Wong VC, Ip P: Spinal muscular atrophy: survival pattern and functional status, Pediatrics 114:e548–e553, 2004.
43. Wang CH, Finkel RS, Bertini ES, et al.: Consensus statement for standard of care in spinal muscular atrophy, J Child Neurol 22:1027–1049, 2007.
https://smaregistry.iu.edu/Links/Downloads/ICC_SMA_SoC_Consensus_Statement_ EN.pdf. Accessed on July 22, 2010.
44. Mitchell LE, Adzick NS, Melchionne J, et al.: Spina bifida, Lancet 364:1885–1895, 2004.
45. Blatter BM, Roeleveld N, Bermejo E, et al.: Spina bifida and parental occupation: results from three malformation monitoring programs in Europe, Eur J Epidemiol 16:343–351, 2000.
46. Cragan JD, Roberts HE, Edmonds LD, et al.: Surveillance for anencephaly and spina bifida and the impact of prenatal diagnosis—United States, 1985-1994, MMWR CDC Surveill Summ 44:1–13, 1995.
47. Shaw GM, Lammer EJ, Zhu H, et al.: Maternal periconceptional vitamin use, genetic variation of infant reduced folate carrier (A80G), and risk of spina bifida, Am J Med Genet 108:1–6, 2002.
48. Bruner JP, Tulipan N, Reed G, et al.: Intrauterine repair of spina bifida: Preoperative predictors of shunt-dependent hydrocephalus, Am J Obstet Gynecol 190:1305–1312, 2004.
49. Barnhart RC, Davenport MJ, Epps SB, Nordquist VM: Developmental coordination disorder, Phys Ther 83:722–731, 2003.
50. Dewey D, Wilson BN: Developmental coordination disorder: What is it? Phys Occup Ther Pediatr 20:5–27, 2001.
51. Dewey D, Kaplan BJ, Crawford SG, Wilson BN: Developmental coordination disorder: associated problems in attention, learning, and psychosocial adjustment, Hum Mov Sci 21:905–918, 2002.
52. Kane K, Bell A: A core stability group program for children with developmental coordination disorder: 3 clinical case reports, Pediatr Phys Ther 21(4):375–382, 2009.
53. Filkins K, Koos BJ: Ultrasound and fetal diagnosis, Curr Opin Obstet Gynecol 17:185–195, 2005.
54. Batshaw M, Perret Y, Shapiro B: Normal and abnormal development. In Batshaw M, Perret Y, editors: Children with disabilities: a medical primer, 4 ed., Baltimore, 1997, Brookes.

55. Roche AF: The cranium in mongolism, Acta Neurol 42:62–78, 1966.
56. Spicer RL: Cardiovascular disease in Down syndrome, Pediatr Clin North Am 31:1331–1343, 1984.
57. Agha MM, Williams JI, Marrett L, et al.: Congenital abnormalities and childhood cancer, Cancer 103:1939–1948, 2005.
58. American Academy of Pediatrics: Committee on sports medicine: atlantoaxial instability in down syndrome, Pediatrics 74:152–154, 1984.
59. Barden HS: Growth and development of selected hard tissues in Down syndrome: a review, Hum Biol 55:539–576, 1983.
60. Menendez M: Down syndrome, Alzheimer's disease and seizures, Brain Dev 27:246–252, 2005.
61. Pueschel SM: Clinical aspects of Down syndrome from infancy to adulthood, Am J Med Genet Suppl 7:52–56, 1990.
62. Zigman WB: Atypical aging in Down syndrome, Dev Disabil Res Rev 18(1):51–67, 2013.
63. Cooley WC, Graham JM Jr, : Common syndromes and management issues for primary care physicians: Down's syndrome: an update and review for the primary pediatrician, Clin Pediatr 30:233–253, 1991.
64. Galley R: Medical management of the adult patient with Down syndrome, JAAPA 18:45–46, 2005, 48, 51–52.
65. Murase M, Ishida A: Early hypocarbia of preterm infants: Its relationship to periventricular leukomalacia and cerebral palsy, and its perinatal risk factors, Acta Paediatr 94:85–91, 2005.
66. Scher MS, Belfar H, Martin J, Painter MJ: Destructive brain lesions of presumed fetal onset: antepartum causes of cerebral palsy, Pediatrics 88:898–906, 1991.
67. Einspieler C, Prechtl HF: Prechtl's assessment of general movements: a diagnostic tool for the functional assessment of the young nervous system, Ment Retard Dev Disabil Res Rev 11:61–67, 2005.
68. Allen MC, Capute AJ: Neonatal neurodevelopmental examination as a predictor of neuromotor outcome in premature infants, Pediatrics 83:498–506, 1989.
69. Pelligrino L: Cerebral palsy. In Batshaw ML, editor: Children with disabilities, Baltimore, 1997, Brookes.
70. Morton JF, Brownlee M, McFadyen AK: The effects of progressive resistance training for children with cerebral palsy, Clin Rehabil 19:283–289, 2005.
71. Styer-Acevedo J: The infant and child with cerebral palsy. In Tecklin JS, editor: Pediatric physical therapy, Baltimore, 2008, Lippincott Williams and Wilkins.
72. Kvigne VL, Leonardson GR, Neff-Smith M, et al.: Characteristics of children who have full or incomplete fetal alcohol syndrome, J Pediatr 145:635–640, 2004.
73. National Institute on Alcohol Abuse and Alcoholism (NIAA): Sixth special report to the U.S. congress on alcohol and health, Washington, DC, 1987, U.S. Department of Health and Human Services.
74. Stratton K, Howe C, Battaglia F: Fetal alcohol syndrome: diagnosis, epidemiology, prevention, and treatment, Washington, DC, 1996, National Academies Press.
75. Warren KR, Li TK: Genetic polymorphisms: impact on the risk of fetal alcohol spectrum disorders, Birth Defects Res A Clin Mol Teratol 73(4):195–203, 2005.
76. Batshaw ML, Conlon CJ: Substance abuse. A preventable threat to development. In Batshaw ML, editor: Children with disabilities, Baltimore, 1997, Brookes.
77. Graham JM Jr, Hanson JW, Darby BL, et al.: Independent dysmorphology evaluations at birth and 4 years of age for children exposed to varying amounts of alcohol in utero, Pediatrics 81:772–778, 1988.
78. Streissguth A: Fetal alcohol syndrome: a guide for families and communities, Baltimore, 1997, Brookes.
79. Faden VB, Graubard BI: Maternal substance use during pregnancy and developmental outcome at age three, J Subst Abuse 12:329–340, 2000.
80. Larkby C, Day N: The effects of prenatal alcohol exposure, Alcohol Health Res World 21:192–198, 1997.
81. Streissguth AP, Barr HM, Sampson PD, et al.: Attention, distraction and reaction time at age 7 years and prenatal alcohol exposure, Neurobehav Toxicol Teratol 8:717–725, 1986.
82. Chasnoff IJ, Burns KA, Burns WJ: Cocaine use in pregnancy: perinatal morbidity and mortality, Neurotoxicol Teratol 9:291–293, 1987.
83. Schneider JW, Griffith DR, Chasnoff IJ: Infants exposed to cocaine in utero: implications for developmental assessment and intervention, Infants Young Child 2(1):25–36, 1989.
84. Newald J: Cocaine infants: a new arrival at hospitals' step? Hospitals 60:96, 1986.

85. Doberczak TM, Shanzer S, Senie RT, Kandall SR: Neonatal neurologic and electroencephalographic effects of intrauterine cocaine exposure, J Pediatr 113:354–358, 1988.
86. Schneider JW, Chasnoff IJ: Cocaine abuse during pregnancy: its effects on infant motor development: a clinical perspective, Top Acute Care Trauma Rehabil 2:59–69, 1987.
87. Blanchard Y: Neurobehavioral and neuromotor long-term sequelae of prenatal exposure to cocaine and other drugs: an unresolved issue, Pediatr Phys Ther 11:140–146, 1999.
88. Rommens JM, Iannuzzi MC, Kerem B, et al.: Identification of the cystic fibrosis gene: chromosome walking and jumping, Science 245:1059–1065, 1989.
89. Kirkby S, Hayes D Jr, : Pediatric lung transplantation: indications and outcomes, J Thorac Dis 6 (8):1024–1031, 2014.
90. Frank DA, Augustyn M, Knight WG, et al.: Growth, development, and behavior in early childhood following prenatal cocaine exposure: a systematic review, JAMA 285:1613–1625, 2001.
91. Jaffe A, Bush A: Cystic fibrosis: review of the decade, Monaldi Arch Chest Dis 56:240–247, 2001.
92. Messinger DS, Bauer CR, Das A, et al.: The maternal lifestyle study: cognitive, motor, and behavioral outcomes of cocaine-exposed and opiate-exposed infants through three years of age, Pediatrics 113:1677–1685, 2004.
93. Bailey D, Simeonsson R: Family assessment in early intervention: rationale and model for family assessment in early intervention, Columbus, Ohio, 1988, Merrill.
94. Foster M, Phillips W: Family systems theory as a framework for problem solving in pediatric physical therapy, Pediatr Phys Ther 4(2):70–73, 1992.
95. Aylward G: Bayley infant neurodevelopmental screener (BINS), San Antonio, TX, 1995, Psychological Corporation.
96. Frankenburg WK: Denver Developmental Screening Test Manual II, Denver, 1992, LADOCA Project & Publishing Foundation.
97. Bayley N: Bayley Scales of Infant Development III, San Antonio, TX, 2006, PsychCorp.
98. Russell D, Rosenbaum P, Cadman D, et al.: The gross motor function measure: a means to evaluate the effects of physical therapy, Dev Med Child Neurol 31:341–352, 1989.
99. Folio RM, Fewell RR: Peabody developmental motor scales: examiner's manual, ed 2, Austin, Tx, 2000, Pro-Ed.
100. Campbell SK, Hedeker D: Validity of the test of infant motor performance for discriminating among infants with varying risk for poor motor outcome, J Pediatr 139:546–551, 2001.
101. Coster W, Deeney T, Haltiwanger J, Haley S: School function assessment, Austin, Tx, 1998, Pro-Ed.
102. Campbell SK, Kolobe TH, Wright BD, Linacre JM: Validity of the test of infant motor performance for prediction of 6-, 9- and 12-month scores on the Alberta infant motor scale, Dev Med Child Neurol 44:263–272, 2002.
103. Bruininks-Oseretsky Test of Motor Proficiency 2, Circle Pines, Minn, AGS, 2005.
104. Haley SM, Coster WJ, Ludlow LH, et al.: Pediatric evaluation of disability inventory (PEDI): development, standardization and administration manual, Boston, 1992, New England Medical Center Hospitals and PEDI Research Group.
105. Law M, Baptiste S, McColl M, et al.: The Canadian occupational performance measure: an outcome measure for occupational therapy, Can J Occup Ther 57(2):82–87, 1990.
106. American Academy of Pediatrics, Committee on Children with Disabilities: The pediatrician's role in development and implementation of an individual education plan (IEP) and/or an individual family service plan (IFSP), Pediatrics 104:124–127, 1999.
107. Bailey DB Jr, Hebbeler K, Scarborough A, et al.: First experiences with early intervention: a national perspective, Pediatrics 113:887–896, 2004.
108. McGonigel MJ, Garland CW: The individualized family service plan and the early intervention team: team and family issues and recommended practices, Infants Young Child 1(1):10–21, 1988.
109. Giangreco M: Delivery of therapeutic services in special education programs for learners with severe handicaps, Phys Occup Ther Pediatr 6(2):5–15, 1986.
110. Henry B: The role of physical therapists in development of individualized educational plans, Totline 12:13–15, 1986.
111. Krehbiel R, Munsick-Bruno G, Lowe JR: NICU infants born at developmental risk and the individualized family service plan/process (IFSP), Child Health Care 20:26–33, 1991.

112. American Physical Therapy Association: Pediatric orthopedics, Alexandria, VA, 1992, American Physical Therapy Association.
113. Kleim JA: Principles of experience-dependent neural plasticity: implications for rehabilitation after brain damage, J Speech Lang Hear Res 51(1):S225–S239, 2008.
114. Montgomery P: Neurodevelopmental treatment and sensory integrative theory. In Lister MJ, editor: Contemporary management and motor control problems: proceedings from the II step conference, Alexandria, Va, 1991, Foundation for Physical Therapy.
115. Umphred D: Merging neurophysiologic approaches with contemporary theories. In Lister MJ, editor: Contemporary Management of motor control problems: proceedings from the II step conference, Alexandria, Va, 1991, Foundation for Physical Therapy.
116. Campbell PH: Posture and movement. In Tingey C, editor: Implementing early intervention, Baltimore, 1989, Brookes.
117. Fetters L, Kluzik J: The effects of neurodevelopmental treatment versus practice on the reaching of children with spastic cerebral palsy, Phys Ther 76:346–358, 1996.
118. O'Flaherty S: International perspectives on paediatric rehabilitation—Australia, Pediatr Rehabil 7:267–270, 2004.
119. Stuberg W, Harbourne R: Theoretical practice in pediatric physical therapy: past, present, and future considerations, Pediatr Phys Ther 9(3):119–123, 1994.
120. Arndt SW, Chandler LS, Sweeney JK, et al.: Effects of a neurodevelopmental treatment-based trunk protocol for infants with posture and movement dysfunction, Pediatr Phys Ther 20(1):11–22, 2008.
121. Bartlett DJ, Palisano RJ: Physical therapists' perceptions of factors influencing the acquisition of motor abilities of children with cerebral palsy: Implications for clinical reasoning, Phys Ther 82:237–248, 2002.
122. Cotton E: Improvement in motor function with the use of conductive education, Dev Med Child Neurol 16:637–643, 1974.
123. DeGangi GA, Royeen CB: Current practice among NeuroDevelopmental treatment association members, Am J Occup Ther 48:803–809, 1994.
124. Golden GS: Nonstandard therapies in the developmental disabilities, Am J Dis Child 134:487–491, 1980.
125. Golden GS: Controversial therapies in developmental disabilities. In Gottlieb MI, Williams JE, editors: New York, 1990, PlenumDevelopmental behavioral disorders: selected topics, vol 3.
126. Goodgold-Edwards SA: Principles for guiding action during motor learning: a critical evaluation of neurodevelopmental treatment, Physiother Ther Pract 2(4):30–39, 1993.
127. Harris S: Early intervention: does developmental therapy make a difference? Topics Early Child Spec Educ 7:20–32, 1988.
128. Harris SR, Atwater SW, Crowe TK: Accepted and controversial neuromotor therapies for infants at high risk for cerebral palsy, J Perinatol 8:3–13, 1988.
129. Kaminker MK, Chiarello LA, O'Neil ME, Dichter CG: Decision making for physical therapy service delivery in schools: a nationwide survey of pediatric physical therapists, Phys Ther 84:919–933, 2004.
130. Ketelaar M, Hart Bermeer A, Beck E, et al.: Effects of a functional therapy program on motor abilities of children with cerebral palsy, Phys Ther 81:1534–1545, 2001.
131. Ottenbacher K: Sensory integration therapy: affect or effect, Am J Occup Ther 36:571–578, 1982.
132. Ottenbacher KJ, Biocca Z, DeCremer G, et al.: Quantitative analysis of the effectiveness of pediatric therapy: emphasis on the neurodevelopmental treatment approach, Phys Ther 66:1095–1101, 1986.
133. Palisano RJ, Haley SM, Brown DA: Goal attainment scaling as a measure of change in infants with motor delays, Phys Ther 72:432–437, 1992.
134. Thorpe DE, Valvano J: The effects of knowledge of performance and cognitive strategies on motor skill learning in children with cerebral palsy, Pediatr Phys Ther 14(1):2–15, 2002.
135. Campbell S: Physical therapy programs that last a lifetime, Phys Occup Ther Pediatr 17(1):115, 1997.
136. Kamm K, Thelen E, Jensen JL: A dynamical systems approach to motor development, Phys Ther 70:763–775, 1990.
137. Ulrich BD: Dynamic systems theory and skill development in infants and children, Clin Dev Med 143/144:318–345, 1997.
138. Bobath B: A neuro-developmental treatment of cerebral palsy, Physiotherapy 49:242–244, 1963.

139. Bobath K: A Neurophysiological basis for the treatment of cerebral palsy, Philadelphia, 1980, Lippincott.
140. Bobath K, Bobath B: The neuro-developmental treatment. In Scrutton D, editor: Management of motor disorders in children with cerebral palsy, Philadelphia, 1984, Lippincott.
141. Bly A: Historical and current view of the basis of NDT, Pediatr Phys Ther 3:131–135, 1991.
142. Bobath K, Bobath B: The facilitation of normal postural reactions and movements in the treatment of cerebral palsy, Physiotherapy 50:246–262, 1964.
143. Cammisa K, Calabrese D, Myers M, et al.: NDT theory has been updated, Am J Occup Ther 49:176, 1995.
144. Tsorlakis N, Evaggelinou C, Grouios G, Tsorbatzoudis C: Effect of intensive neurodevelopmental treatment in gross motor function of children with cerebral palsy, Dev Med Child Neurol 46:740–745, 2004.
145. Girolami GL, Campbell SK: Efficacy of a neuro-developmental treatment program to improve motor control in infants born prematurely, Pediatr Phys Ther 6(4):175–184, 1994.
146. Butler C, Darrah J: Effects of neurodevelopmental treatment (NDT) for cerebral palsy: an AACPDM evidence report, Dev Med Child Neurol 43(11):778–790, 2001.
147. Palisano R: Research on the effectiveness of neurodevelopmental treatment, Pediatr Phys Ther 3 (3):143–148, 1991.
148. Conner F, Williamson G, Sieff JA: Programming for the infants and toddlers with neuromotor and other developmental disabilities, New York, 1978, Teachers College Press.
149. Finnie N: Handling your young cerebral palsied child at home, Philadelphia, 1997, Elsevier.
150. Ayres AJ: Sensory integration and learning disorders, Los Angeles, 1972, Western Psychological Services.
151. Fisher AG, Bundy AC: Sensory integration theory, Med Sport Sci 36:16, 1992.
152. Miller LJ, Coll JR, Schoen SA: A randomized controlled pilot study of the effectiveness of occupational therapy for children with sensory modulation disorder, Am J Occup Ther 61 (2):228–238, 2007.
153. Olson LJ, Moulton HJ: Use of weighted vests in pediatric occupational therapy practice, Phys Occup Ther Pediatr 24:45–60, 2004.
154. Campbell PH, Finn D: Programming to influence acquisition of motor abilities in infants and young children, Pediatr Phys Ther 3(4):200–205, 1991.
155. Gentile AM: Skill acquisition: action, movement, and neuromotor processes. In Carr JA, Shepherd R, editors: Movement science: foundations for physical therapy in rehabilitation, Rockville, MD, 1987, Aspen.
156. Shepherd RB: Training motor control and optimizing motor learning. In Shepherd RB, editor: Physiotherapy in paediatrics, 3 ed., Oxford, 1995, Butterworth-Heinemann.
157. Shumway-Cook A, Woollacott M: Motor control: theory and practical applications, Baltimore, 1995, Williams and Wilkins.
158. Shea AM: Motor attainments in Down's syndrome. In Lister MJ, editor: Contemporary management of motor control problems: proceedings of the II Step conference, Alexandria, Va, 1991, Foundation for Physical Therapy.
159. Martin K: Effects of supramalleolar orthoses on postural stability in children with Down syndrome, Dev Med Child Neurol 46:406–411, 2004.
160. Law M, Narrah J, Pollock N, et al.: Family-centered functional therapy for children with cerebral palsy: an emerging practice model, Phys Occup Ther Pediatr 18(1):83–102, 1998.
161. Hirst M: Patterns of impairment and disability related to social handicap in young people with cerebral palsy and spina bifida, J Biosoc Sci 21:1–12, 1989.
162. Langone J, Malone MD, Kinsley T: Technology solutions for young children with developmental concerns, Infants Young Child 11(4):65–78, 1999.

CHAPTER 11

노인 물리치료

Physical Therapy for the Older Adult

주요개념

일반적 설명
- 인구학
- 환경
- 노인을 치료하는 물리치료사의 역할
- 노화와 관련된 변화

흔한 질환
- 뼈관절염
- 류마티스 관절염
- 뼈엉성증
- 엉덩관절 골절
- 당뇨

검진 원리
- 검진
- 병력
- 계통적 관찰
- 검사와 측정

평가, 진단, 예후의 원리

직접 중재의 원리
- 직접 중재
- 교육
- 수정
- 환경 수정/적응 장비
- 건강증진과 예방 교육
- 건강관리 팀의 다른 요원과 의사소통
- 환경

윤리적 고려사항

요약

사례연구

핵심용어

건강한 노인 well elderly

기능적 팔 뻗기 검사 functional reach test

노인성 난청 presbycusis

도구적 일상생활동작 instrumental activities of daily living, IADLs

동적 균형 dynamic balance

류마티스 관절염 rheumatoid arthritis

보조도구 assistive device

뼈관절염(골관절염) osteoarthritis

뼈엉성증(골다공증) osteoporosis

움직임 감소증(저운동증) hypokinesia

일상생활동작 activities of daily living, ADLs

적응 장비 adaptive equipment

정적 균형 static balance

허약한 노인 frail elderly

학습목표

이 장을 읽고 난 후, 여러분은 다음의 사항을 할 수 있다.

1. 물리치료사가 노인을 위한 중재를 수정해야 하는 특별한 3가지 이유를 알 수 있다.
2. 정적 균형과 동적 균형의 차이를 알 수 있다.
3. 이 장에서 언급되는 각각의 흔한 질환에 대한 물리치료사의 일차적인 역할을 알 수 있다.
4. 노인에 대한 보호계획을 세울 때, 여러 팀의 협력이 필요한 이유에 대해 알 수 있다.

노인학, 노인, 나이 든 사람 같은 단어를 듣거나 보게 되면 여러분은 어떤 생각이 떠오르는가? 보행기를 가지고 긴 복도를 힘겹게 걸어가는 백발의 신사가 생각나는가? 수영장에서 수영을 하는 은발의 여성이 생각나는가? 이들 모두가 머리에 떠오를 수도 있고, 셀 수 없이 많은 다른 겉모습, 능력과 도전에 대해 생각할 수도 있다. 건강관리 측면에서, 전문가는 노인이 가지고 있는 많은 다양한 의학적 문제점을 우선적으로 생각하는 경향이 있다. 하지만 물리치료사와 보조물리치료사는 치료뿐만 아니라 예방의 역할도 하고 있기 때문에, 70대 뇌졸중 환자와 85세의 건강한 노인을 위해서도 중재를 해야 할 것이다. 나이 든 사람과 노인이라는 이 그룹의 사람들을 칭할 때, 그들이 현재 갖고 있는 기능의 큰 다양성을 염두에 두어야 한다. 노인의 다양성을 고려하면서 우리도 모두 노인이 되어가고 있다는 것을 인식하여야 한다.

일반적 설명

인구학

수십 년간 물리치료사는 65세 이상 노인의 상태에 맞는 서비스를 제공하여 왔는데, 최근 10여 년 동안 노인을 위해 일하는 물리치료사가 급증하고 있다. 건강관리와 생명연장에서의 최근 경향은 그것이 재활이든 또는 예방이든 그 목적에 상관없이 물리치료서비스가 필요한 노인의 수를 급속히 증가시켰다. 2004년에 65세 이상의 노인은 미국 전체 인구의 12.5%를 차지하였다. 2000년과 2050년 사이 147% 증가할 것으로 예상된다. 1997년에 태어난 사람의 기대수명은 남성 76.4세, 여성 81.2세로 가장 높다(그림 11-1).

사람의 수명이 연장됨에 따라, 일상생활동작에서 최대 기능을 유지하거나 다시 회복하기 위해서 물리치료사의 도움이 필요한 신체적·의료적 요구가 더욱 늘어날 것이다. 개개인의 요구에 맞는 중재를 통해 물리치료의 혜택을 받을 수 있지만, 대다수에 대한 중재목적은 목욕하기, 요리하기, 옷입기, 쇼핑하기와 같은 동작을 독립적으로 수행하는 기술을 교육하는 것이다. 이와 같은 동작을 일상생활동작(activities of daily living, ADLs)이라 하고, 사회생활과 관계가 있는 좀 더 복잡한 동작을 도구적 일상생활동작(instrumental activities of daily living, IADLs)이라 한다.

이것은 노인이 보호자에게 덜 의존하게 하는 기술이다. 예를 들어, 쇼핑은 신체적 결함이 있는 노인에게 어려운 기술이다. 만일 물리치료사가 균형을 증진하고 적절한 보조도구를 제공하여 노인을 돕는다면, 많은 노인이 더 적은 도움으로 쇼핑을 마칠 수 있을 것이다.

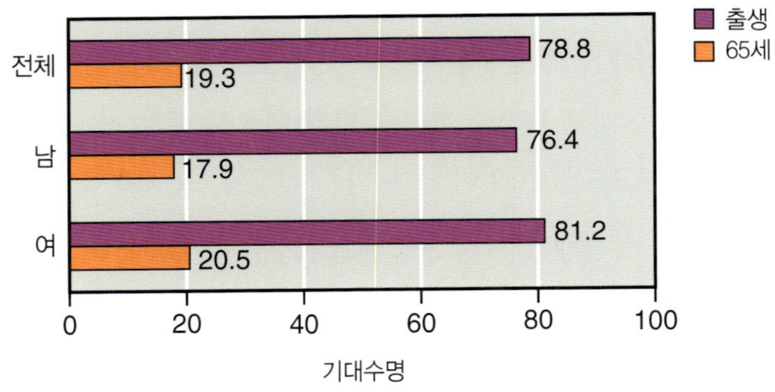

그림 11-1 ■ 2012년 출생과 65세 노인의 향후 기대수명. (From Mortality in the United States, 2012. NCHS data brief, no. 168. October 2014.)

개인차가 있지만, 노인은 노화과정에 따라 변화가 있는 것이 일반적이다. 때로 전문가는 '건강한 노인'과 '허약한 노인'을 구별해야 한다. 왜냐하면 이들 각 집단은 요구하는 것이 다르기 때문이다. 건강한 노인(well elderly)이란 65세 이상이고 신체적인 제한이 없거나 노화와 관련된 변화는 있지만 기능에는 거의 영향을 받지 않는 사람을 말한다. 그림 11-2에 나오는 86세 여성은 "건강한 노인"의 좋은 예로써 약간의 의학적 문제가 있지만 그 문제가 일상생활에 두드러지게 영향을 미치지 않는다. 이러한 사람에 대한 물리치료의 일차적 목적은 좋은 신체적 기능을 잘 유지하고 이 수준을 유지하는 능력을 제한하는 요소를 방지하는 것이다. 그림 11-3처럼 걷기 같은 신체적 활동은 신체 기능을 유지하는 데 도움이 된다. 반대로, 허약한 노인(frail elderly)이란 의료적 중재가 자주 필요하거나, 일상기능이 현저하게 저하되어 있는 65세 이상의 사람을 말하는 용어이다.

환경

노인의 능력과 장애는 그들이 살고 있는 환경에 따라 매우 다양하다. 물리치료사는 다양한 환경에 거주하고 있는 노인을 위해 서비스를 제공한다. 폐렴, 심혈관질환, 또는 엉덩관절 골절과 같은 급성 의학적 문제가 있는 사람은 병원에서 치료를 받을 것이다. 뇌혈관질환(뇌졸중), 파킨슨병, 또는 절단 노인은 의학적 문제가 해결되면 재활센터에서 물리치료를 받을 것이다. 급성질환은 없으나, 기능적 활동에서의 도움이나 간호서비스가 필요한 노인은 다양한 형태의 요양기관(숙련된 간호시설, 각종 보호시설, 기타 등)에서 치료를 받는다. 장기요양 환경에서 물리치료사는 일반적으로

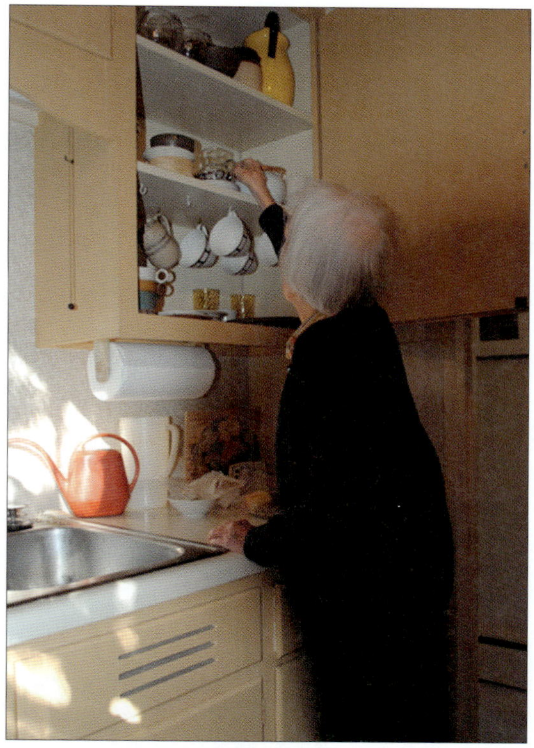

그림 11-2 ■ 가정에서 독립적 삶을 유지하는 노인의 예. (Courtesy Terri Hoppenrath.)

두 가지 형태의 서비스를 제공한다. 재활을 위한 서비스는 노인이 집으로 되돌아가기 위한 기술을 향상시키거나 요양기관 내에서 보호자에게 덜 의존적으로 만드는 것이다. 기능 유지를 위한 프로그램은 현재 노인이 가지고 있는 기술을 유지하고 더 나아가 장애와 제한을 예방한다.

기능적 제한이 있는 많은 노인은 집에서 독립적으로 살아갈 만큼 충분히 건강하거나 그들을 돌보는 가족이 있다. 개인의 의학적 상태와 적절한 이동방법의 이용에 따라, 물리치료가 필요한 가정 거주 노인은 성인 주간보호시설(adult day care facility), 외래클리닉, 또는 가정 건강관리기관을 통해서 서비스를 제공받을 수 있다.

최적의 신체적 상태를 유지하기 원하는 건강한 노인은 노인복지관의 운동프로그램에 참여할 수 있다. 그림 11-4는 특별한 장비 없이 가정에서 할 수 있는 다양한 운동들을 보여주는 것이다. 전통적 운동 또는 수중운동프로그램은 물리치료사에 의해 수행되고 관찰되거나 개선되어야 할 것이다. 이런 모든 환경에서 물리치료의 공통 목적은 도달할 수 있는 최상의 독립적 기능을 성취하도록 도움을 주기 위한 것이다.

노인을 치료하는 물리치료사의 역할

노인에게 직접적인 중재를 제공하는 물리치료사를 상상하는 것은 쉬운 일이다. 그러나 앞서 언급된 각각의 환경에서, 물리치료사는 교육자이기도 하다. 생리적인 노화과정에 대한 지식을 갖춘 물리치료사는 장애와 기능적 제한을 최소화하고 예방하는 다른 전문가와 가족, 환자를 교육하는 이상적인 전문가이다. 이런 사실 때문에, 노인은 좀 더 적절하게 운동을 하고, 기술을 유지하거나 획득하는 것이 가능할 것이다. 예를 들어, 그림 11-5의 여성은 비스듬히 기댄 자세에서 좀 더 쉽게 일어나기 위해 팔을 어떻게 사용하는지를 배우기 시작했다. 물리치료사는 노인에게 최적의 자세에서 적절하게 설계된 프로그램을 이용하여 근력과 지구력을 증가시킬 수 있다.

물리치료사는 각 개인에 대해 그리고 프로그램에 대해 상담가로서 역할을 할 수 있다. 또한 물리치료사는 모든 환경에 대해 적응하도록 도와주고, 활동프로그램을

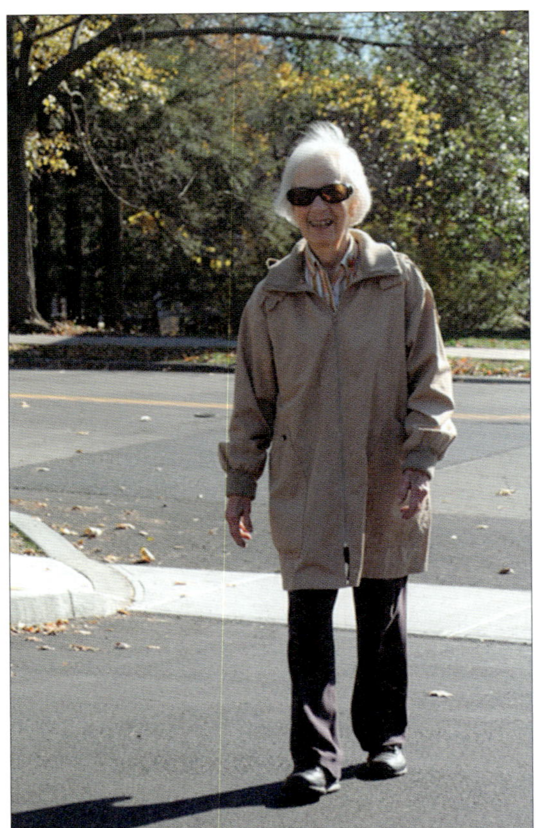

그림 11-3 ■ 매일 걷기와 같은 신체적 활동은 체력을 유지 또는 증진시킨다.
(Courtesy Terri Hoppenrath.)

적절하게 개선함으로써 노인에게 효과적인 조언자가 될 수 있다. 물리치료사는 각 개인에게 안정과 편리를 제공하는 보조도구 또는 적응장비를 선택하는 데 필요한 지식을 제공한다.

적응장비(adaptive equipment)는 기능적 과제를 더 쉽게 또는 독립적으로 수행할 수 있게 해준다. 예를 들면, 화장실 벽에 설치된 손잡이는 노인이 보호자의 도움 없이 일상생활을 안전하게 수행할 수 있게 한다. 보조도구(assistive device)는 움직이는 동안 보조를 제공한다. 예를 들어, 지팡이(보조도구)는 안전하게 계단을 오르는 데 도움을 줄 수 있다. 프로그램 상담가로서, 물리치료사는 근력과 지구력을 유지하기 위해 집단 활동을 권장한다. 또한 물리치료사는 일상 프로그램의 다른 요소에 움직임과 관계된 목표를 어떻게 통합할 것인가를 결정하기 위해 다른 치료진 구성원에 대해 자원으로서 활동한다.

노인과 관련된 물리치료사의 다른 역할은 관리자와 연구자이다. 물리치료사는 재활서비스 관리자 또는 개별 관리자로서 역할을 맡을 준비가 되어 있어야 한다. 물리치료사의 교육적 배경은 노화에 대한 지식과 관리기술이 통합할 수 있게 한다. 노화과정, 노화와 관련된 장애 예방, 그리고 노인에 대한 효과적인 중재에 대한 연구는 건강보호 영역에서 우선적인 과제이다. 물리치료사는 노화와 관계 있는 모든 건강보호전문가의 지식을 확장하기 위한 여러 학문 분야 연구에 기여할 수 있다.

노화와 관련된 변화

물리치료사는 '정상적인' 노화에서 발생하는 변화를 잘 알고, 병리적 변화와 구분할 수 있어야 한다. 개인에 따라 다양한 이러한 변화는 65세 이상의 노인을 위한 평가, 프로그램 설계 및 목표설정을 할 때 고려하여야 한다. 몇몇 특징적인 생물학적 변화는 노화와 관련이 있다고 생각되는 반면, 현재 노화와 필수불가결하다고 생각되는 많은 변화는 감소된 활동과 앉아서만 생활하는 양식과 관련이 있다고 생각된다. 건강관리 팀의 일원으로서 물리치료사는 물리치료를 통해 다루어야 할 노인의 손상과 제한을 결정하기 위한 평가를 하는 데 중요한 역할을 한다. 개선이 어려운 변화는 보상 또는 조절을 통하여 처리될 것이다.

근육뼈대계(뼈, 근육, 결합조직)에 영향을 미치는 신체적 변화는 결국 근력 감소, 유연성 감소, 나쁜 자세를 유발한다. 근력 감소는 흔히 움직임 감소증(hypokinesia, 활동이나 움직임의 저하)과 관련이 있고, 노인에게 보이는 전형적인 근육질량의 감소와 관련된다. 근육질량의 감소는 근섬유 수의 감소 때문이다. 근섬유 수의 감소는 운동신경원(근육을 지배하는 신경)과 활성운동단위(운동신경원이 지배하는 단일운동신경원과 모든 근섬유)의 소실과 관련이 있다.

나이에 따른 유연성의 변화는 움직임 감소증과 결합조직의 생물학적 변화와 관련이 있다. 노인은 결합조직의 수분이 감소하고 딱딱해지는 경향이 있다. 노인이 덜 움직이고, 오래 앉아 있을수록 근육은 늘어나지 않으며 실제적으로 시간이 지남에 따라 짧아진다. 근육이 짧아지면 더 구부러진 자세를 취하게 되고 결국 자세 변화가 발생한다.

노화가 진행됨에 따라 뼈도 변한다. 척추체에 대한 연구에서, 골밀도는 20대에 비해 80대에서 35~40%까지 감소하며, 이는 노인의 뼈가 약해지는 것을 뜻한다. 이 변화는 결국 뼈엉성증(골다공증)으로 진행될 것이다.

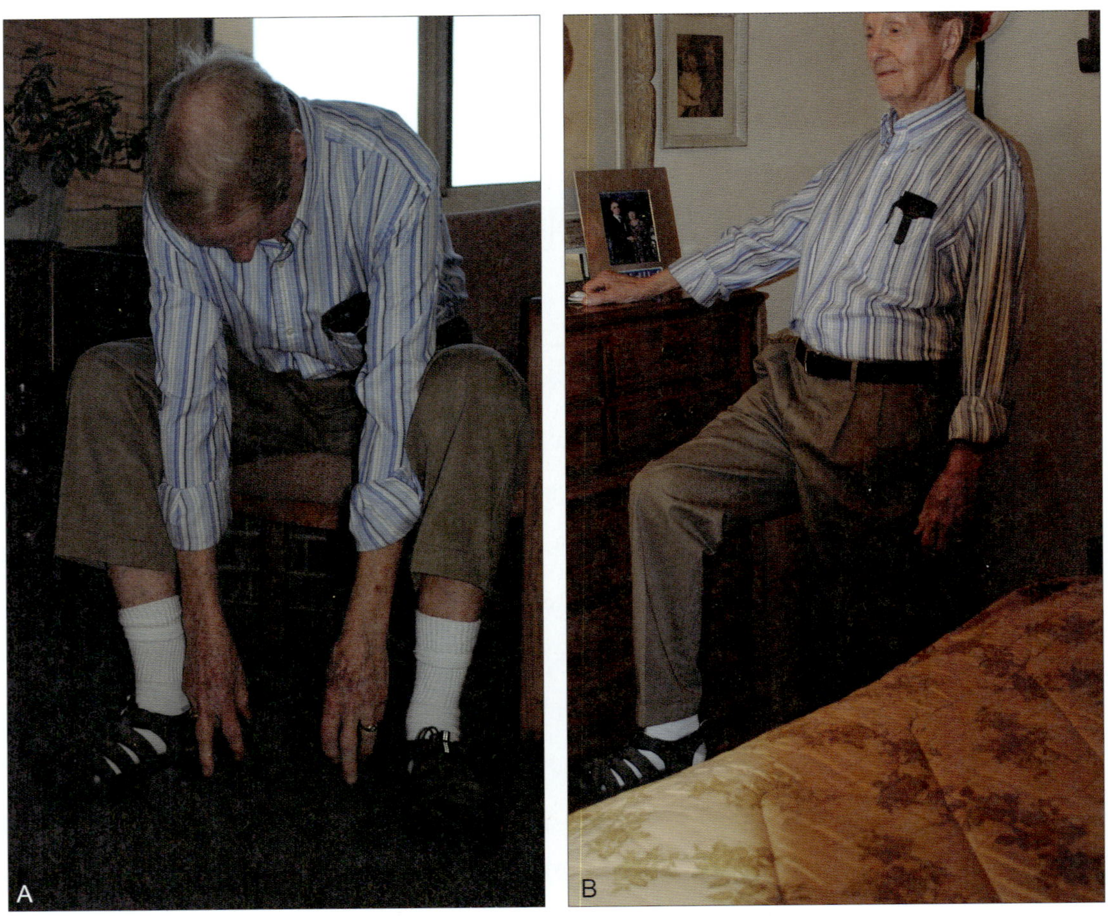

그림 11-4 ■ 치료사는 가정에서 쉽게 할 수 있는 운동을 교육한다. A: 스트레칭, B: 균형 및 굽힘근 강화

중추신경계의 신경전도속도는 연령 증가에 따라 떨어진다. 이러한 저하된 속도는 신호를 전달하는 능력에 영향을 미친다. 이러한 변화는 노인의 움직임 반응을 느리게 만들어서 말년에 흔히 보이는 느린 보행패턴에 대한 설명을 가능하게 한다.

감각계에서 보이는 다양한 변화는 움직임에 중요한 영향을 미친다. 특히 자신이 처한 환경에서 안전하게 움직이는 능력이 변한다. 시각계는 환경과 관련된 정확한 정보를 노인에게 제공하는 역할을 한다. 수정체는 탄력성이 줄어들고, 수정체 주변에 있는 근육은 먼 거리와 가까운 거리에 있는 사물을 보기 위해 수정체를 빠르게 조절하는 능력이 감소한다. 시력 역시 떨어진다. 이러한 변화는 사물이나 바닥에 대한 많은 단서를 제공하는 데 중요한 빛과 색 대비를 변화시켜 안전하게 움직이는 능력을 방해할 것이다.

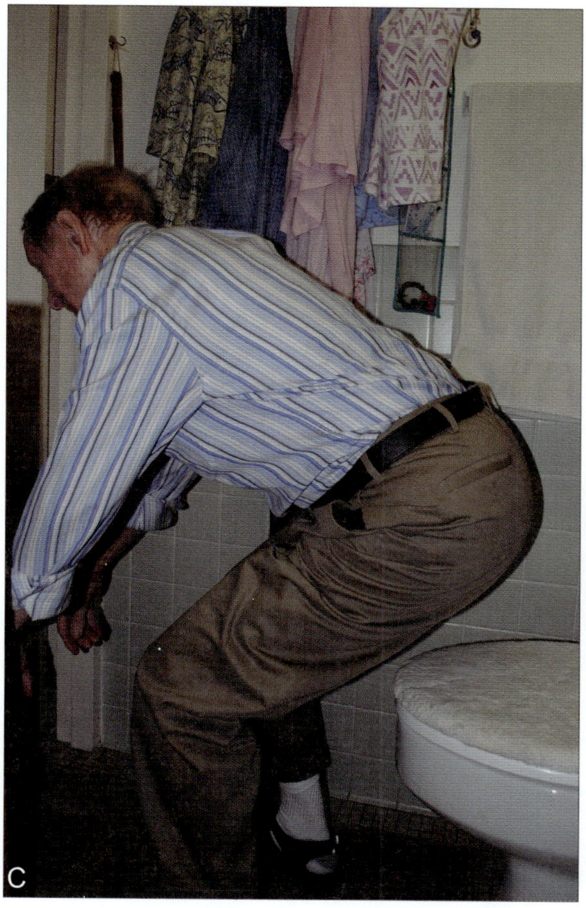

그림 11-4 ■ C: 손잡이 사용하지 않고 변기에서 일어서기(다리 근력 강화). (Courtesy Terri Hoppenrath.)

노인은 노인성 난청(presbycusis)이라 불리는 집단 특성을 보인다. 이 용어는 고음에 대한 지각이 떨어지고 비슷한 소리를 구별하지 못하는 것을 말한다. 청력 역시 저하된다. 이 변화는 노인을 교육하거나 훈련시킬 때, 매우 중요하게 고려해야 하는 사항이다.

감각계의 일종인 촉각 변화는 운동성에 영향을 미친다. 촉각은 보행하는 바닥의 재질과 변화에 대한 중요한 정보를 제공한다. 노화와 관련된 촉각 변화는 환경으로부터 받는 정보의 양이 감소하는 것이다. 만약 노인이 발을 통해 바닥에 대한 정확한 정보를 받지 못한다면, 보행은 힘들어질 것이다.

노화와 관련된 심혈관계의 변화는 노령에 발생하는 특징적인 심혈관질환에 의해 악화된다. 예를 들어, 65~74세 노인 64%는 고혈압이 있다. 휴식 시의 모든 심장능력은 같은 연령대의 건강한 사람에 비해 차이가 없지만 스트레스가 가해질 때는 다르다. 이러한 노화에 따른 변화는 최대 심폐기능과 작업 용량의 감소로 알 수 있다. 가슴우리 벽의 강직이 증가하는 것은 호흡계에 중요하게 영향을 미치는데, 다시 말해서 심폐기능의 효율성이 감소되는 것이다. 이러한 변화는 노인(65세 이상)을 위한 운동프로그램을 설계할 때 신중하게 고려하여야 한다.

균형은 일상기능을 위해 필수적인 기술이다. 균형의 제한과 낙상 위험의 증가는 노인에게 흔히 나타나는 문제이다. 75세 이상의 노인 중 35% 이상은 낙상을 경험한 것으로 보고되었다. 정적 및 동적 균형은 이미 언급된 노화에 따른 잠재적 변화에 대한 각 계통의 복합적인 상호작용의 결과이다. 만일 이러한 계통 중 어떤 것이 변하게 되면, 균형 역시 변하게 된다. 균형 소실로 인한 낙상은 골절 또는 다른 외상, 폐렴, 욕창, 그리고 근력 또는 관절가동범위의 감소와 같은 결과를 초래한다. 게다가 낙상의 정신사회적 후유증은 다양하며 공포, 소외감, 독립적 생활의 상실과 같은 문제는 낙상 후 노인이 겪는 흔한 문제이다.

수년 동안 노화에 대한 가장 흔한 믿음 중 하나는 나이가 들수록 인지기능이 감소한다는 것이다. 사실 사람들은 치매가 불가피한 것이라고 생각하는 것처럼 보인다. 치매의 특징인 인지기능의 퇴화는 노화 자체에 의한 것이 아니라 알츠하이머병(Alzheimer's disease) 또는 일부 다른 병리적 상황과 관련된 것이라고 알려져 있다. 보고에 의하면 65세 이상의 일반 노인에서 10%, 85세 이상의 경우 20%가 치매를 보인다. 노인 건강전문가는 치매를 가진 사람과 상호작용하는 기술에 대해 인식하고 있어야 한다. 그러나 치매의 특성은 65세 이상 심지어는 85세 이상의 사람에게조차도 보편적인 것은 아니다.

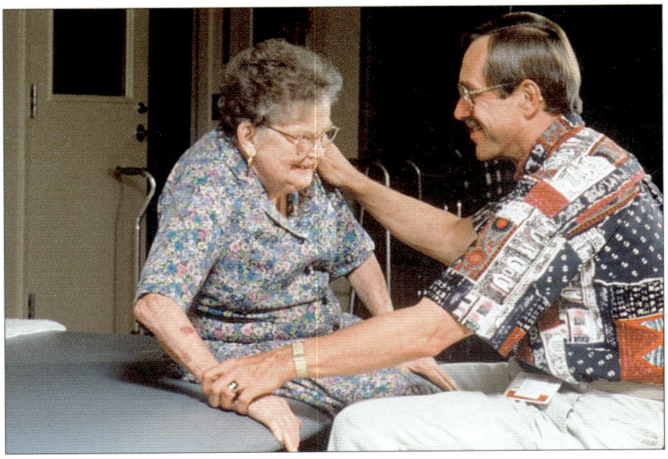

그림 11-5 ■ 교육은 물리치료의 주요 요소이다. 이 그림에서 여성은 기울어진 자세에서 앉기 위해 팔을 어떻게 사용하는지에 대해 교육을 받고 있다. (Courtesy of Bruce Wang)

정상 노화의 분류 중 뚜렷한 인지변화는 기억력과 개념화(추상적 생각을 필요로 하는 과제)에 있다. 특히 기억 속에 새로운 정보를 저장하는(부호화하는) 방법이 바뀐다. 이는 새로운 정보를 검색하는 것을 어렵게 한다. 연구결과, 목록을 조직화하는 것과 같은 기억기술훈련이 노인의 기억력을 증진시킬 수 있는 것으로 보인다.

마지막으로 노인은 정신사회적 변화가 있을 수 있다. 이러한 변화는 매우 다양한데 개인, 가족, 환경, 그리고 다른 변화나 실질적인 질환의 존재와 같은 것에 따라 달라진다. 물리치료사가 기억해야 할 중요한 것은 정신사회적인 문제가 일부 재활 프로그램에서는 매우 중요하다는 것이다. 은퇴에 대한 적응, 삶의 역할 축소(일꾼, 부모, 가장, 건강한 사람 등), 삶의 환경, 건강보험의 유무와 같은 사회적 고려사항은 노인의 삶에 엄청난 충격을 준다. 심리적으로 노인은 배우자, 친구, 형제를 잃는 것에 대해 적응해야 한다. 우울증, 기분변조(dysthymia, 기분장애), 불안 같은 정신과적 문제의 출현은 사회생활이 가능한 노인보다 집에 있는 노인에게서 더욱 높다. 물리치료사는 다른 건강관리팀이 심리적 문제의 징후에 주의를 기울여야 할 의무가 있다.

흔한 질환

노인에게서 더욱 빈번한 손상은 물리치료 중재를 통해 이익을 얻을 수 있다.

치료사는 기능적 제한에서 회복하는 능력이 의학적 상태에 따라 달라질 수 있음을 인식해야 한다. 65세 이상의 노인 1,000명에 대한 후향조사에 따르면, 두 가지 이상의 의학적 문제가 있는 노인은 옷 입기 또는 5kg의 물건을 나르기와 같은 기능에서 회복하기가 힘든 것으로 나타났다. 당뇨, 뇌졸중, 우울, 그리고 엉덩관절 골절은 회복에 가장 크게 영향을 미친다.

뼈관절염

노인에서 가장 흔한 문제 중 하나가 관절염(arthritis)이라 불리는 관절질환이다. 1990년, 65세 이상의 미국인구 중 거의 50%가 임상의로부터 관절염 진단을 받았다. 관절염은 두 가지 형태로 인식된다. 뼈관절염(골관절염, osteoarthritis)은 연골의 퇴행이 특징이다. 손 · 척추 · 무릎 · 엉덩 관절은 흔히 침범되는 부위이다. 뼈관절염은 관절을 오랫동안 사용한 결과 연골이 파괴되는 것이다. 이 질환은 움직일 때 통증을 동반한다. 이 질환을 가진 사람에게 중요한 것은 관절을 보호하면서 적어도 중등도의 활동을 유지하는 것이다. 물리치료사는 관절에 과도하게 스트레스를 가하지 않으면서 유연성을 유지하는 적절한 운동을 노인에게 교육할 수 있다.

무릎과 엉덩 관절의 전치환술(total joint replacement)은 관절염과 관련된 통증을 줄이고 기능을 증진하기 위해 노인에게 행하는 대표적 수술이다. 만약 관절염을 가진 노인에게 관절전치환술이 시행되면, 물리치료사는 수술 전과 수술 후의 재활을 위해 환자와 함께 참여한다. 수술 전, 물리치료사는 노인에게 근력과 유연성에 대한 교육을 통하여 수술을 위한 최적의 상태를 유지할 것이다. 또한 물리치료사는 수술 후 따라야 할 중요한 지침을 제공하고, 보조장비를 준비하며, 재활과 운동의 중요성을 교육할 것이다. 관절전치환술 후에는 근력, 관절 움직임, 그리고 일상생활동작을 회복하기 위한 중재를 제공할 것이다.

류마티스 관절염

류마티스 관절염(rheumatoid arthritis)은 면역계 질환으로, 관절의 만성적인 염증이 있다. 남성보다는 여성에게 흔하고 40~60세 사이에서 호발한다. 관절이 굵어지는 것이 특징이며, 열감과 발적을 보이는 경우도 있다. 손상된 관절은 통증이 있고, 보통 아침에 자주 뻣뻣해지는 증상이 보이고 진행이 되면 활동이 없을 때에도 통증이 발생한다. 이 질환은 관절가동범위가 제한되고 관절의 변형이 나타나면 결국에는 관절이 점차 파괴된다. 전통적인 물리치료의 목표는 통증 감소, 관절 운동 증가, 보조장비 그리고 관절 수술 시의 재활 등이다.

통증 감소를 위해서는 온습포 또는 파라핀욕 같은 온열 치료방법을 사용한다. 물리치료사는 휴식 자세에서 통증을 줄이는 환자의 자세유지원칙에 대하여 교육해야 한다. 능동관절운동이 개선될 것이다. 지팡이(cane), 보행기(walker) 같은 보조장비는 보행을 하는 동안 통증을 줄이는 데 도움이 될 것이다.

뼈엉성증

뼈엉성증(골다공증, osteoporosis) 역시 노인에게 흔한 질환이며, 뼈 흡수의 증가와 새로운 뼈세포의 생성이 감소한 결과로 뼈의 광화작용(mineralization)이 감소하는 것이 특징이다. 이것은 이중에너지 X-선 흡수계측으로 측정하며, 뼈밀도로 제시된다. 남성보다 여성에서 흔하다. 자료 분석에 의하면, 50세 이상의 여성 56%가 뼈밀도가 감소하고, 이 중 16%가 뼈엉성증을 가지고 있다. 80세 이상 여성에서 87%가 뼈밀도가 감소한 것으로 드러났다. 뼈엉성증이 잘 발생하는 다른 요인은 폐경기 후, 가족력, 비활동, 흡연, 투약 등이다. 뼈엉성증과 관련된 가장 중요한 문제는 골절이다. 손목과 엉덩관절의 골절은 노인에게 자주 발생한다. 물리치료사의 일차적인 역할은 예방이다. 이 역할은 다음 절의 엉덩관절 골절에서 논의할 것이다.

엉덩관절 골절

뼈엉성증이 있는 환자가 사고로 넘어지면 엉덩관절 골절(hip fracture)을 초래하는데, 노인에서의 건강 관련 주제 중 가장 중요한 것이다. 미국에서, 엉덩관절 골절로 인해 입원한 65세 이상의 인구는 30만 명 이상이며, 사망률은 거의 25%에 달한다. 65세 이상의 인구가 많아질수록, 이 숫자는 증가할 것이다. 그러므로 엉덩관절 골절은 공중 보건문제로 다루어야 한다. 보스턴에서 행해진 연구에서 엉덩관절 골절은 엉덩관절의 회복을 위한 수술 후 기능적 능력에 큰 영향을 미친다고 설명하였다. 이 연구에 참여했던 환자의 33%만이 골절 1년 후에 다섯 가지 기본적인 일상생활에서 골절 전 상태를 회복했다. 퇴원 후 2개월을 관찰한 다른 연구에서는 40%가 일상생활동작을 할 수 있었지만, 단 18%만이 도구적 일상생활동작에서 예전 수준으로 돌아갈 수 있었다.

물리치료사는 엉덩관절 골절 환자의 재활에 중요한 역할을 한다. 병원에서, 환자는 물리치료사로부터 옮겨가기 기술(transfer skill), 보행(ambulation), 보조장비 사용방법에 대한 교육을 받는다. 이러한 기술은 재활센터, 전문적 요양기관, 또는 개인의 가정에서 지속적으로 수행된다(그림 11-6). 기본적인 기술이 습득되면, 물리치료사는 환자 각자가 처한 주거상황에 맞는 기능적인 기술을 회복하기 위한 훈련을 시행

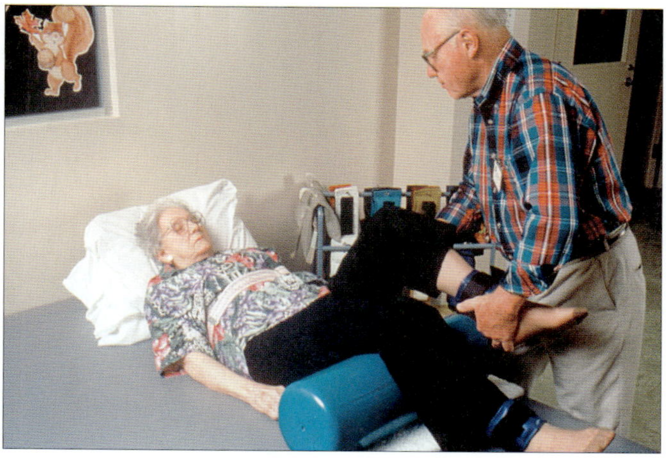

그림 11-6 ■ 물리치료사에게 교육을 받은 후, 자원봉사자가 골절회복 수술 후 엉덩관절과 무릎관절의 근력을 회복하기 위한 운동프로그램에 도움을 주고 있다. (Courtesy of Bruce Wang)

표 11-1
낙상에 영향을 주는 내적 및 외적 요인

내적 요인	외적 요인
나이	불량한 조명
이전의 낙상 경험	고르지 않거나 미끄러운 바닥
인지변화	부적절한 보조장비/기구 사용
감각문제(시각 또는 어지러움)	부적절한 신발
여러 약물 복용	손잡이 부착 부족
근력약화	
체위성 저혈압	

할 것이다.

물리치료사는 엉덩관절 골절과 뼈엉성증을 예방하는 데 중요한 역할을 한다. 가장 효율적인 프로그램은 활동 수준을 유지하고, 체중부하 능력과 근력, 유연성을 보존하며, 안전한 신체적 환경에 대한 교육을 하는 것이다. 낙상 예방은 다른 모든 건강관리

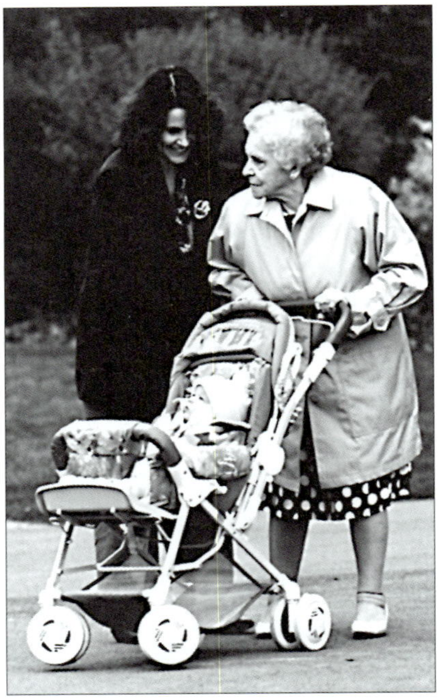

그림 11–7 ■ 가정방문 물리치료사는 노인의 근력과 지구력을 증진하기 위한 의미 있는 접근 방법으로 가족(어린아이)을 활용하고 있다. (Courtesy of Bruce Wang)

팀이 함께 고려해야 한다. 낙상은 약물 사용, 근육뼈대계 또는 신경계 변화, 약물 부작용, 인지상태, 환경 또는 이러한 요소가 혼합되어 발생할 수 있다(표 11-1). 건강관리 팀은 이러한 내용을 알고 있어야 하고 노인과 그들의 가족에게 예방의 중요성을 교육해야 한다. 체중부하와 보행에 대한 일상적인 기회는 예방전략에 있어서 중요하다(그림 11-7).

당뇨

60세 이상 미국인구의 10~20%는 당뇨(diabetes)가 있으며, 당뇨는 신체 여러 부분에 영향을 미치는 만성질환이다. 이것은 인슐린 작용이 불충분한 것으로 포도당을 근육, 지방조직, 간세포에 전달하는 효율성이 떨어지는 것이다. 포도당은 이러한 세포로 전달되지 않고 혈액 속에 축적된다. 당뇨병의 흔한 합병증에는 신장부전(renal failure), 신경학적 병변(당뇨성 신경병), 신경병적 피부 궤양, 동맥경화 혈관질환(당뇨를 가진 사람에게서 더욱 일반적인 심장마비와 뇌졸중을 유발) 그리고 실명을 유발할 수도 있는 망막증이 있다. 이런 합병증 중 상당수는 물리치료가 필요한 특정 문제를 초래한다. 예를 들어, 발궤양을 위한 물리치료는 수치료, 손상조직 제거, 기타 상처관리 기술, 그리고 적합한 신발 처방이다. 만약 치료가 되지 않으면, 발의 궤양은 괴저(gangrene)로 발전하고 절단까지 이를 수도 있다. 절단 후 재활과정은 남은 절단지의 관리, 의족 훈련, 보행 훈련을 위한 물리치료이다.

인슐린-비의존성 당뇨환자에게는 운동과 식이요법을 통한 관리가 중요하다. 물리치료사는 당뇨병과 관련된 문제를 고려하여 운동프로그램을 개발하는 데 중요한 역할을 한다.

검진 원리

검진

노인을 대상으로 한 물리치료는 평가와 조사로부터 시작한다. 물리치료사의 조사는 팀 평가의 한 부분일 뿐이고, 노인을 임상적으로 평가하기 위해 다양한 분야의 전문가가 필요하다. 만일 그들 모두가 효과적으로 정보를 나눈다면, 각 전문가는 노인에게 보다 나은 서비스를 제공할 수 있을 것이다.

앞에서 설명하였듯이, 노인은 지속적으로 다양한 변화가 일어나고, 다양한 분야에서 서비스를 제공받는다. 만일 모든 변화를 고려하고, 서비스 제공자가 다른 중재를 고려한다면 최적의 건강관리를 할 수 있을 것이다. 그러나 많은 거주환경이 노인이 이용 가능한 모든 건강관리 항목을 가지고 있지는 않다. 이러한 상황에서, 물리치료사는 근육뼈대계, 신경계뿐만 아니라 인지 상태, 사회적 상황, 의사소통능력에 대한 기본적인 정보까지 관찰할 수 있어야 한다.

검사와 평가는 최대한의 독립을 위해 최대 필요 기술과 능력을 중심으로 수행해야 한다. 이러한 능력은 사람에 따라 다르다. 예를 들어, 55세에 은퇴한 후 비활동적인 70세의 노인은 매일 하루 4시간씩 레크리에이션 프로그램에서 자원봉사를 하고 2km를 걷는 78세의 노인과는 매우 다른 기능회복 과정이 필요할 것이다. 각각의 경우에서 건강관리 팀은 치료가 필요한 상태 이전에 가지고 있던 개인의 기능을 고려해야 한다. 면밀한 검사에는 개인의 전형적 일상생활 기능과 관련된 정보가 포함되어야 한다.

병력

앞서 말한 정보는 환자/의뢰인의 병력(history)을 수집하는 과정의 일부로서, 대개 환자와 가족 면담을 통하여 수집된다. 면담을 할 때, 물리치료사는 현재 문제에 대해 노인 자신이 어떻게 생각하는지를 확인해야 한다. 문제의 심각성에 대한 개인적 지각과 관리에 대한 기대는 치료와 중재를 계획하는 데 중요하게 고려해야 한다. 또한 질환, 장애, 건강에 대해 문화적 환경에 근거한 개인적 소신에 대한 정보를 수집하는 것도 중요하다. 물리치료사는 노인이 그들의 믿음을 매우 오랫동안 가지고 있었다는 것을 고려해야 한다.

물리치료사는 노인과의 면담을 통해 더 자세한 인지 검사를 시행해야 하는지에 대한 정보를 파악할 수 있을 것이다. 또한 면담을 통해 가족의 지원, 전형적인 활동 수준, 직업 또는 이전 직업, 그리고 주거환경에 대한 정보를 얻을 수 있다.

가족과 간병인에게 얻는 정보는 환자의 병력을 아는 데 중요하다. 이 정보는 도움의 양을 결정하는 데 유용한 자료가 된다. 그림 11-8은 환자와 배우자가 물리치료사에게 부가적으로 필요한 정보를 제공하고 있는 상황이다. 의료차트는 병력에 대한 정보를 얻을 수 있는 또 다른 요소이다. 환자차트, 보고서, 의무기록을 통해 객관적 정보를 얻을 수 있다. 차트와 기타 문서는 의학적 진단, 입원 날짜, 검사보고서, 그리고 현재의 질환과 주 증상 및 치료계획에 영향을 미치는 과거 문제들에 대한 정보를 제공한다.

계통적 관찰

검사는 노인의 일반적 건강상태를 포함한 정보를 물리치료사에게 제공하기 위한 신체계통의 간단한 검사를 수반한 신체계통 관찰과 함께 시작된다. 간단한 검사를 통해 얻은 자료는 물리치료사가 환자에게 적절한 검사와 측정을 선택하는 데 도움이 된다.

검사와 측정

노인에 대한 검사는 물리치료사가 노인의 연령집단에서 발생하는 흔한 문제에 대해 주의를 집중하는 경우를 제외하고는, 다른 연령대의 환자에 대한 물리치료검사와 같이 진행된다. 물리치료사는 때에 따라 노인에게 더욱 적절한 검사 과정을 위해 특정 검사를 적용할 수 있다. 노인에게 주어지는 과제는 기능과 관련되어야 한다. 예를 들어, 노인은 바닥에서 기기 또는 무릎을 꿇는 자세를 싫어할 수 있다. 이러한 자세에 두려움을 가지거나 어리석다는 생각이 들 수 있기 때문이다. 그러나 만일 낙상이 발생했을 때 일어설 수 있는지를 알아보기 위해 필요한 활동이라고 물리치료사가 설명한다면, 노인은 기꺼이 이러한 행동에 참여할 것이다.

노인의 근육뼈대계 검사에서 물리치료사는 이전에 언급된 나이에 따른 변화에 대한, 가능성에 대한 생각을 기억하고 있어야 한다. 물리치료사는 노인이 원하거나 과제수행을 하는 데 필요한 활동과 관계된 근력을 검사할 필요가 있다. 즉, 근력은 기능과 관련되어 표현되어야 한다. 65세 이상 인구의 관절가동범위에 대한 표준 자료

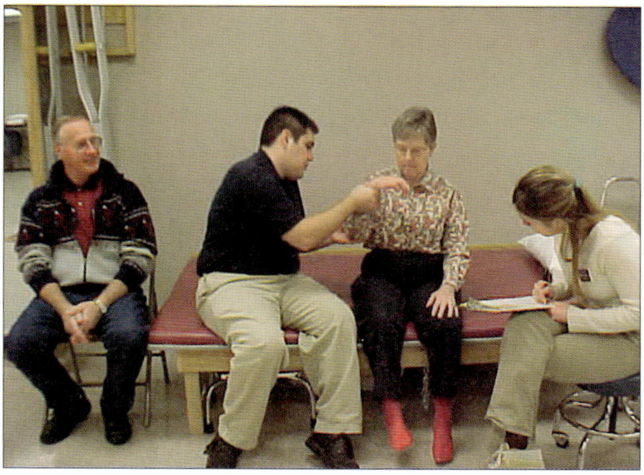

그림 11-8 ■ 검사 중 병력에 대한 정보 수집에서 배우자가 부가적인 중요한 정보를 제공하고 있다.

는 과학적으로 확립되지 않았고, 일반적으로 사용되는 것도 없으며, 일부 결손(deficit)을 제외하고는 개인의 활동 수준에 따라 달라질 수 있다. 물리치료사와 노인은 움직임의 많은 제한에 대해 관절이 어떻게 적응하는지를 측정할 수 있다. 노인의 자세에 대한 검사도 다른 환자집단과 같은 방법으로 이루어질 수 있다. 물리치료사는 관찰된 자세가 실제적 구조변화 때문인지 아니면 습관 또는 기능적 결과인지를 측정해야 한다. 만일 변화가 구조적인 것이 아니라면, 교육과 운동은 비정상적 자세를 교정하는 데 중요하게 작용할 것이다.

노인에 대한 신경학적 검사는 다른 연령집단과 비슷하다. 이전에 언급한 것처럼, 느린 반응을 보일 수 있다. 이는 손상에 관한 것이긴 하지만 이러한 느린 반응은 그 개인의 삶의 질에 대한 것이다. 신경학적 검사에는 특수한 감각검사가 포함된다. 감각검사에는 두점식별(two-point discrimination), 고유감각, 그리고 다른 건강관리팀에 의해 수행되는 시각 및 청각 검사가 있다. 감각 결손은 균형과 같은 기능적 과제에 영향을 미친다. 이전에 언급했듯이, 균형은 시각, 지각 그리고 운동 기술이 복잡하게 상호 작용한 결과이다. 물리치료사는 균형 문제를 유발하는 요소를 알기 위해 각 요소에 대해 검사를 해야 한다.

정적(서 있는 동안) 및 동적(움직이는 동안) 균형 모두를 검사해야 한다. 정적 균형(static balance)을 평가하기 위한 검사와 측정에는 눈을 감은 상태와 눈을 뜬 상태로 서 있는 자세를 관찰하기, 한 발로 서 있는 시간, 그리고 자세 흔들림 정도가 포함된다. 기능적 팔 뻗기 검사(functional reach test)는 낙상의 가능성을 예견할 수 있는 특수한 균형검사로서, 낙상과 같은 상황이 주어졌을 때 신체의 앞으로 팔을 얼마나 멀리 뻗는가를 검사하는 간단한 방법이다.

동적 균형(dynamic balance)은 다양한 방법으로 평가될 수 있다. 보행은 동적 균형 측면에서 중요하고 기능적인 운동성이다. 물리치료사는 Timed Up and Go(TUG) 검사와 같은 주어진 거리를 걷는 데에 시간이 얼마나 걸리는지를 측정할 수 있다. 다른 검사에는 Berg Balance Scale, Performance Oriented Mobility Assessment(POMA), Dynamic Gait Index가 있다. Gait Abnormality Rating Scale은 보행의 다양한 요소와 균형과의 관계를 볼 수 있다. 이러한 도구들은 균형을 평가하기에 적합한 많은 도구 중 일부이다. 물리치료사는 지시에 따를 수 있는 능력, 개인의 생활환경, 그리고 검사 도구의 특징을 고려하여 환자에게 적절한 도구를 선택해야 한다. 개인에 대한 보행조사에는 항상 걷는 데 필요한 보조장비와 환자가 사용했던 신발에 대한 고려점과 처방정보가 포함되어야 한다. 바닥의 형태와 신발의 무게도 보행에 영향을 미칠 수 있다. 그림 11-9에서, 물리치료사는 뇌졸중 후 퇴원한 지 거의 1개월이 된 사람에 대한 보행검사를 시작하고 있다. 동적 균형을 위해 환자는 네발 지팡이(quadruped care)를 사용하고 있다.

균형과 낙상 가능성에 대한 정보는 노인 관련 팀 작업에 매우 유용하다. 낙상효율성척도(fall efficacy scale, FES) 같은 측정도구는 자기-효율성에 대한 유용한 정보를 팀원들에게 제공하는 또 다른 균형평가도구이다. 이 도구는 균형에 대한 자신의 신뢰에 초점을 두며, 프로그램을 계획하는 데 유용한 정보를 제공한다. 환경수정에서부터 낙상 예방기술을 교육하는 것까지, 그리고 운동 등 낙상을 예방하기 위한 전략을 개발할 수 있을 것이다.

심폐기능에 대한 표준검사는 노인에게 적용될 수 있다. 물리치료를 받는 노인은 보통 쉽게 피로하고 지구력 저하를 보이는 경우가 있다. 물리치료사는 운동 프로그램을 수정해야 하는지를 결정하기 위해 개개인을 평가하고 검사해야 한다. 심폐기능에 대한 측정은 지구력 증진을 위한 목표가 현실적이고 타당한지를 물리치료사가 결정하는 데 도움이 된다.

노인에 대한 검사 과정에서의 또 다른 중요한 부분은 움직임과 관련된 통증이 있는지를 알아내는 것이다. 통증의 위치와 강도, 그리고 통증이 심해지거나 약해지는

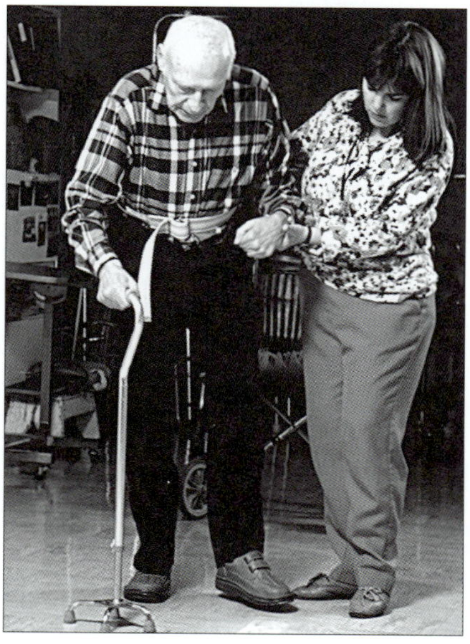

그림 11-9 ■ 뇌졸중 발병 후 네발 지팡이를 이용한 보행 평가. (Courtesy of Bruce Wang)

상황에 대한 정보를 얻는 것이 중요하다. 통증이 만성인지 또는 급성인지를 알아야 하며, 매일 통증이 증가하는지 감소하는지를 알아야 한다. 개인에 따라 통증에 대한 지각이 다르기 때문에, 기능적 활동 동안 개인이 참을 수 있는 통증의 범위를 파악하는 것이 중요하다.

통증을 측정하는 간단한 방법 하나는 시각적 아날로그 비율 척도(visual analog rating scale)이다. 대상자는 10cm 길이 척도에 자신이 경험한 통증 정도를 표시한다(그림 6-2). 만일 이와 같은 객관적인 통증 지수를 사용한다면, 측정된 한 지점에서 다른 지점으로의 통증 감소가 노인에게 적합한 목표일 것이다. 다른 접근법은 참을 수 있는 범위 내에서 수행할 수 있는 기능적 과제로 목표를 세우는 것이다.

검사와 측정은 특정 손상이나 기능과 연관하여 기술해야 한다. 노인의 전반적인 기능에 대하여 평가하는 것은 물리치료사에게 중요하다. 물리치료사는 오랫동안 환자가 특정 과제를 수행할 수 있는지를 알아보기 위해 점검표(checklist)를 사용해왔다. 최근 표준화된 측정법이 여러 개 개발되었다. 표준화된 측정법들은 점수를 비교함으로써 변화를 측정할 수 있게 한다. 이런 비교는 특정 시간 사이를 기준으로 이루어질 수 있거나 환자의 상황에 변화가 있을 때 사용할 수 있다. 기능적 상태 설문지(functional status questionnaire)와 기능 상태 지수(functional status index) 등의 표준화된 자가-기입 측정법 같은 예는 기능적인 활동수행능력에 대하여 자신 또는 간병인이 기록하는 것이다. 표준화된 측정법은 신체적 수행능력검사(physical performance test)와 같은 방법이 물리치료사에 의해 수행되는데, 물리치료사가 과제를 수행하는 사람을 관찰하고, 특정 도구에 대한 사용설명서에 따라 노인이 수행하는 능력을 점수화한 것이다.

노인이 살고 있는 환경에 대한 정보는 필수적인 것이다. 노인이 요양기관에 있는지, 혼자 거주하는지, 아는 사람과 사는지에 대한 환경적 요소를 고려해야 한다. 주거 지역의 물리적 설계, 주거 지역에 대한 접근, 그리고 외부 서비스를 받을 수 있는가에 대한 사항은 중요한 문제이다. 다른 사람을 통한 보고보다는 물리치료사가 거주지를 직접 방문하여 평가하는 것이 이상적이다.

치료사는 개인의 특정 능력과 제한점을 토대로 거주지역에 대한 접근능력을 조사할 필요가 있다. 다음의 항목은 노인이 각자의 주거환경에서 가능한 한 독립적으로 살기 위해 얼마나 많은 도움이 필요한지를 결정하는 데 중요한 항목이다.

- 지표면-자갈, 포장도로, 잔디, 보도

- 보도 턱
- 경사로 또는 집 밖의 계단
- 집 안의 계단
- 손잡이 유무
- 여는 문의 크기
- 문의 빗장, 손잡이
- 바닥재와 가구의 비치
- 흔히 사용하는 방 사이 거리
- 주방과 욕실 비품의 배열

위의 것에 더하여 조명, 출입구, 바닥 면, 가구 및 보조장비를 위한 적절한 공간 같은 항목이 포함되어야 한다. 많은 항목을 고려해야 하기 때문에, 물리치료사는 점검표를 이용하여 평가하는 것이 효율적이다.

환경에 대한 검사는 노인이 개인 집 또는 장기요양기관에 있어도 중요하다. 장기요양기관은 거주자에게 실제적인 자유를 보장할 의무가 있다. 의자차의 좌석 벨트, 침상에서의 가슴 또는 손을 묶는 끈 같은 항목은 가능한 한 자제되어야 한다. 이러한 환경에서 물리치료사는 안정성과 운동 기술을 평가할 의무와 만일 어떤 장비가 필요하다면 다른 팀에게 알려줄 의무가 있다. 팀은 안전을 위해 억제 수단을 사용하기 전에 개인에게 요구되는 신체적 환경을 수정하는 것을 먼저 고려하여야 한다. 다른 수단을 다 이용했을 때만 억제수단의 사용을 권장해야 한다.

앞에서 언급했듯이, 약간의 인지 변화는 단지 노화의 결과인 경우가 있다. 그러나 노인에게서 일반적인 많은 상태가 치매로 발전할 가능성을 가지고 있다. 이런 이유 때문에 물리치료사는 다른 팀으로부터 정보를 얻어야 하고, 인지능력에 대한 물리치료평가 시 잘 관찰해야 한다. 인지능력은 물리치료사가 어떻게 교육해야 하는지와 과제를 줄 때, 요구되는 반복의 양, 그리고 새로운 기술을 교육할 때 얼마나 많은 연습이 필요한가에 큰 영향을 미친다. 간이-정신상태(mini-mental state) 검사와 같은 표준화되고 빠른 인지평가는 광범위한 훈련 없이 물리치료사가 쉽게 이용할 수 있는 것이다.

모든 환자와 마찬가지로, 노인에 대한 전체 평가의 일부로서 정신 사회적인 정보를 포함시키는 것은 필수적이다. 현재 장애에 어떻게 적응하고 있는지에 대해 아는 것도 중요하다. 이런 지식은 개개인의 동기 수준을 결정하는 것과 동기 수준을 높이기 위해 특별한 전략이 필요한가를 결정하는 데 도움이 된다. 노인은 뇌졸중과 심장병 같은 문제를 "죽음의 시작(beginning of the end)"으로 생각하고 우울증에 빠질 수 있다. 물리치료사가 환자의 삶에 중요한 사람(배우자, 가족, 친구 또는 간병인)을 아는 것은 유익한 일이다.

사람이 다시 복귀하는 환경을 아는 것 또한 매우 중요하므로, 이용 가능한 사회적 지원을 결정할 수 있다. 사회복지사나 사례관리자는 재활서비스에 영향을 미치는 각 환자의 보험 상태와 재정에 대한 것을 물리치료사에게 제공할 수 있다. 건강관리팀은 검사 소견뿐만 아니라 사회적 지원에 기초하여 각 개인의 중재와 우선순위에 대한 계획을 세울 것이다.

평가, 진단, 예후의 원리

환자/의뢰인에 대한 정보가 수집된 후, 노인에게 제공되는 물리치료 중재의 방향을 결정지은 다음 단계는 검사 소견을 평가하는 것이다. 이 평가로부터, 물리치료사는 재활 과정의 방향을 결정지을 진단을 결정한다. 진단은 개인에 대하여 수집된 소견을 분류하거나 이름을 붙이는 것이다. 노인은 일반적으로 여러 의학적 진단을 가지고 있다는 것을 주의해야 하고, 이때 물리치료사의 역할은 이러한 의학적 상태, 손상, 그리고 기능적 제한을 고려하고, 이것이 개인의 능력에 어떤 영향을 주는지를 평가하는 것이다. 물리치료 진단은 이러한 평가과정의 결과를 반영하는 것이다.

마찬가지로, 앞에서 언급한 모든 변수는 노인에 대한 목표설정 과정과 치료계획의 방향을 결정짓는 예후에 도달하는 데 신중하게 고려되어야 한다. 동일한 의학적 진단을 받은 80세의 두 노인은 같은 예후를 가질 수 없고, 그러므로 같은 물리치료 계획이 수립될 수 없을 것이다. 사회적 요소, 환경적 요소, 인지 기능과 같은 내적 요소, 그리고 모든 다른 변수가 예후에 영향을 미친다.

직접 중재의 원리

각 개인의 진단과 예후는 물리치료 계획을 수립하는 데 기초가 된다. 일부 환자에 대한 물리치료는 평가로부터 알게 된 문제에 중점을 두어야 하지만, 노인 환자에 대한 관리는 다음에 나오는 중재의 어떤 측면을 강조할 필요가 있다.

1. 기능 증진을 위한 직접 중재 기술
2. 교육

3. 노화에 영향을 미칠 수 있는 적응 중재 기술의 수정
4. 환경의 수정을 위한 권고
5. 적합한 보조장비 사용을 위한 훈련
6. 건강증진과 예방에 대한 교육
7. 건강관리 팀의 다른 요원과 의사소통하기
8. 환경

직접 중재

노인에 대한 직접 중재의 목표 수립 시 먼저 고려할 사항은 개인에게 의미 있는 목표를 설정하고 일상적인 기능에 중점을 두는 것이다. 다시 말해서, 만일 개인이 머리 위로 팔을 올릴 필요가 없을 경우, 팔의 정상적인 또는 완전한 가동범위(180°까지 팔을 올리는 것)를 목표로 설정하는 것은 의미가 없다. 만일 집 안의 찬장과 옷걸이가 낮게 설치되어 있다면, 정상적인 팔의 가동범위를 달성하기 위해 노력하기보다는 다른 기능적인 활동을 위한 치료를 하는 것이 효과적이다. 그러나 만일 대상자가 직장을 다니거나 팔을 머리 위로 올려야 하는 경우에는 어깨관절의 완전한 굽힘이 중요할 것이다.

의미 있고 기능적인 목표를 설정하기 위해, 노인이 과정에 참여할 필요가 있다. 이러한 참여는 특히 환자가 건강관리전문가의 역할이 방향을 제시하고 환자가 승낙하기를 기다리는 것이라고 믿는 경우에는 전문가로부터의 약간의 격려가 필요하다. 많은 노인은 치료를 결정하는 것이 환자의 역할이 아니라고 생각한다. 전문가는 관리를 위한 의사결정에 노인을 좀 더 참여시켜 그들을 돕도록 해야 한다.

목표를 설정할 때, 다른 전문가와 협력하는 것이 중요하다고 이미 언급하였다. 노인은 다양한 의학적 문제와 재활서비스가 필요하다. 환자와 가족을 포함한 중재 팀은 모든 필요한 것을 평가해야 하고, 단기와 장기 치료의 우선순위를 결정해야 한다.

교육

노인에 대한 교육은 일반적인 것과 특별한 것 모두를 포함해야 한다. 일반적으로, 다양한 신체계통에 나타나는 노화의 영향에 대한 실제적 정보는 노인이 경험하게 될 변화를 알게 함으로써 좋은 본보기와 배경을 제공할 것이다. 이러한 정보는 비활동성과 관련된 변화를 방지하기 위해 활동적 생활양식을 유지하는 것과 회복의 중요성을

노인이 알고 받아들일 수 있게 한다. 노인이 경험하고 있는 특정 문제와 관계된 정보는 더욱 중요하다. 손상, 병리적 현상, 기능 및 장애 사이의 상호관계를 포함한 장애과정에 대한 기본적 이해는 왜 물리치료사가 특정 중재를 선택하는지를 노인이 이해하는 데 도움이 될 것이다. 질환의 전형적 진행, 예상되는 치료 소요시간과 형태, 가정 프로그램의 기대치, 기능의 손상 같은 주제는 명확하게 제시되어야 한다.

교육은 노인의 동기를 북돋는 역할을 하지만, 다른 기술도 교육만큼이나 동기에 도움을 줄 수 있다. 치료과정에서 발생된 사회적 교류가 노인의 치료를 즐겁게 해주는 경우도 있다. 비슷한 운동능력을 가진 노인이 치료과정을 함께 한다면 매우 재미있고 유익할 것이다. 경쟁과 같은 방법으로 중재를 설정하는 것은 동기를 북돋는 데 큰 역할을 할 것이다.

일부 사람에게 동기는 전혀 문제가 되지 않는다. 이런 사람은 동기는 매우 좋지만, 집에서 혼자 프로그램을 수행한다든지 물리치료사가 다른 사람을 치료 중일 때 프로그램을 수행하기 위한 자신의 능력에 대하여 확신을 갖지 못한다. 활동 목록, 도표, 체크할 공간이 있는 차트, 공책 같은 것은 이런 종류의 사람을 조절하고 돕는 데 매우 유용하다.

수정

노인을 위한 중재는 개개인의 기능 증진에 초점을 두어야 한다. 각 개인의 일상생활 동안 일어날 수 있는 움직임 형태를 통합한 프로그램을 개발하는 것이 중요하다. 예를 들어, 균형 문제의 치료는 이동 동작 중에 일어나는 균형활동(의자에서 일어나고 앉기, 침상으로 들어가고 나오기)과 평탄치 않은 바닥에서의 균형활동이 포함될 때 유익하다. 반대로, 한 발로 서기 같은 균형 운동은 노인에게 의미 없는 치료일 수 있다. 대부분의 경우, 직접 중재는 단순히 노화요소에 기초하여 수정될 필요는 없다. 건강한 노인은 근력, 관절가동범위, 지구력, 모든 수행능력을 전통적 접근법으로 증진할 수 있다. 예를 들어, 요양기관에 거주하는 86~96세까지의 노인이 운동 프로그램(저항 운동)을 통하여 넙다리네갈래근의 근력을 강화할 수 있음이 보고되었다. 그림 11-10에서 무릎과 엉덩관절의 근력을 높이기 위해 여성이 저항운동을 시행하고 있다. 수정은 필요하지만, 의학적 상태에 따라 다르다. 심혈관과 심폐 상태, 관절염, 그리고 당뇨병은 노인에게서 적응된 접근법의 수정이 필요한 일반적 예이다. 물리치료사는 이런 예를 잘 인식하고 있어야 하며 상태에 따라 적절하게 수정할 준비를 해

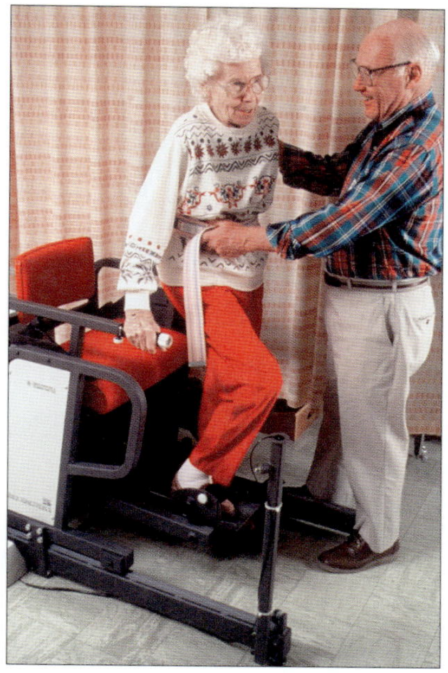

그림 11-10 ■ 엉덩관절과 무릎관절의 근력을 높이기 위한 저항운동은 노인에게 효과적이다. (Courtesy of Bruce Wang)

야 한다.

또한 물리치료사는 중재 프로그램의 수정이 필요한 각 개인의 약물에 대하여 인지하고 있어야 한다. 어떤 약물은 신체적 활동을 수행하는 능력에 영향을 미친다. 흔히 노인은 여러 약물을 복용하고 있으므로, 물리치료사는 약물의 부작용, 약물 간의 상호작용에 대하여 인식하고 있어야 한다. 예를 들어, 많은 약물은 부작용으로 어지러움을 유발한다. 만일 물리치료사가 노인에게 침상에서 일어나기, 바닥에서 일어나기, 또는 좀 더 어려운 균형 활동을 훈련하고 있다면, 어지러움의 징후를 아는 것이 필수적이다. 만일 노인이 어지러움을 유발하는 약물을 복용하고 있다면, 물리치료사는 과제 수행 동안 안전성에 특히 주의해야 한다. 의학적 상태와 약물과 관련된 정보를 위해, 물리치료사는 임상의 그리고 다른 팀원과 항상 긴밀한 접촉을 유지해야 한다.

환경 수정/적응 장비

노인에게 서비스를 제공할 때, 물리치료사는 적응 장비와 환경수정의 필요성을 생각하고 있어야 한다. 환경의 간단한 변화[빛을 밝게 하거나 가구를 재배치하는 것 또는 미끄러운 카펫(바닥)의 제거]는 주거환경 내에서 노인을 좀 더 안정적이고 기능적으로 만든다. 적절한 적응장비의 사용과 훈련은 노인을 좀 더 독립적으로 만든다. 적응

11

장비에 대한 훈련은 시범과 실제 상황을 위한 반복적 기회를 포함해야 한다.

건강증진과 예방 교육

관리계획에서 물리치료의 중요 요소 중 하나는 의뢰인에게 어떻게 자신의 건강을 증진시키고 신체적 기능을 제한하는 상태를 예방하는지에 대한 정보를 제공하는 것이다. 연령에 관계없이, 노인은 운동의 이점에 대해 교육을 받아야 한다. 균형 증진 또는 안전을 위한 환경 수정의 전략은 넘어짐과 골절을 예방하기 위한 교육의 예이다. 그림 11-11은 건강증진프로그램의 일환으로 계단을 이용하고 있는 부부이다.

건강관리 팀의 다른 요원과 의사소통

다른 팀원과 의사소통하는 것은 물리치료 중재를 위해 중요하다. 팀원은 가장 적절한 전략을 설정하는 데 도움이 되는 정보를 치료사에게 제공한다.

환경

노인에 대한 가장 적절한 중재를 결정하는 데 고려해야 할 마지막은 환경과 관계된

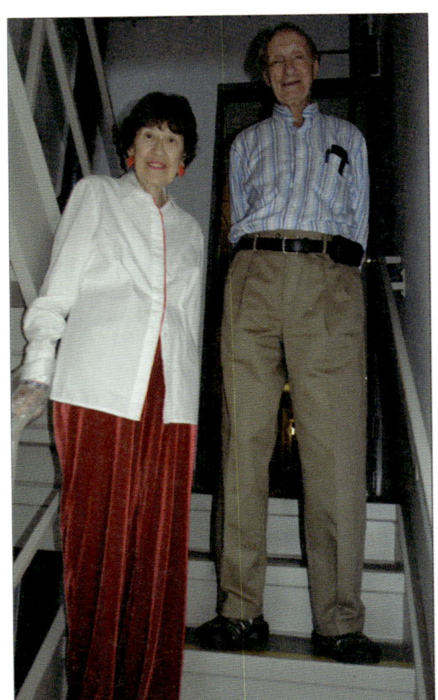

그림 11-11 ■ 엘리베이터 대신 계단을 이용하는 것은 건강을 위해 유익하다.
(Courtesy Terri Hoppenrath)

것이다. 건강관리기관 내의 물리치료실에서, 여러 종류의 장비가 근력과 지구력 증강 및 통증 감소의 성취를 돕는 데 유용하지만, 가정환경과 가장 비슷한 환경에서 일상기능의 개선을 실제적으로 이루어, 객관적 검진에서의 향상된 수행능력을 보장하려면 물리치료사가 창조적이어야 할 것이다. 가정환경에서의 물리치료는 정반대의 도전 기회를 제공한다. 가정에서 기능적 기술을 증진시킬 기회가 많이 있지만, 근력을 증가시키거나 장거리에서의 지구력 증가는 어려운 일이다. 물리치료사는 중재 계획을 설정할 때 이런 단점과 장점을 생각해야 한다. 그림 11-12에서, 평행봉은 보행훈련을 보조하기 위해 사용되고 있다. 여성이 가정환경으로 되돌아갔을 때, 보행기 같은 다른 이동 또는 보행장비가 보행능력과 먼 거리 이동을 위해 필요할 수 있다.

윤리적 고려사항

치료사는 노인학대를 인지할 수 있는 위치에 있을 수 있다. 나이, 인지장애/치매, 낮은 기능수준, 사회경제적 상태, 인종 등은 학대를 유발할 수 있는 위험요인이다. 학대는 무시(감정적, 심리적 또는 신체적) 또는 경제적 착취로 나타날 수 있다. 학대는 대부분 가정 또는 장기요양시설에서 이루어진다. 또한 학대는 가족구성원에 의해 발생할 수 있기 때문에 치료사는 학대를 인지한 경우 노인관련 기관에 이 상황을 보고해야 한다.

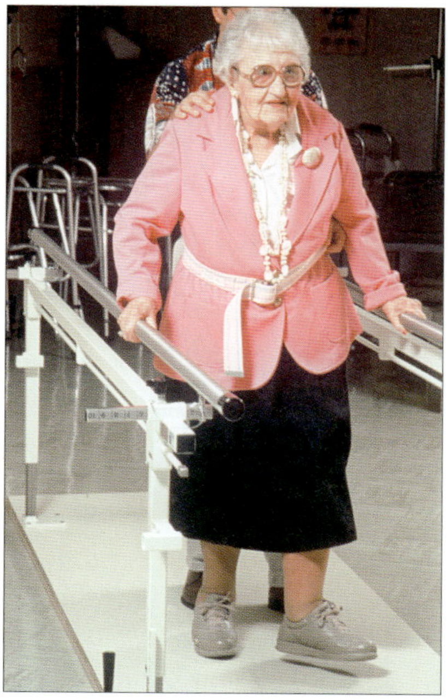

그림 11-12 ■ 임상 환경에서 평행봉을 이용한 보행훈련을 격려하고 있다.
(Courtesy of Bruce Wang)

요약

우리는 지금 21세기로 나아가고 있다. 노인인구의 비율과 특히 85세 이상의 노인은 점차 증가할 것이다. 물리치료사는 장기요양기관뿐만 아니라 모든 치료 환경에서 서비스를 제공하고 있다. 현재는 일부 물리치료사가 노인을 특별히 선호하지만, 어느 시점이 되면 거의 대부분의 물리치료사가 노인을 접하게 될 것이다. 질적 서비스를 제공하기 위해 물리치료사는 노인과 물리치료가 필요한 다른 연령집단 사이의 유사성과 차이점을 인식하고 있어야 한다. 물리치료사는 나이와 관련된 변화에 따른 중재 방법을 수정할 준비가 되어 있어야 한다. 물리치료사는 서비스가 필요한 노인과 기능 증진을 원하는 사람을 위한 모든 관련된 방법을 교육할 수 있다. 마지막으로, 물리치료사는 의미 있고 성공적인 중재 계획을 설정하기 위해 노인, 그들의 가족, 그리고 팀원과 협력하고 교류할 수 있어야 한다.

사례연구

사례연구 1

이 예는 노인과 그들의 가족과 함께 치료과정에 참여하는 건강관리전문가가 겪게 되는 복잡한 의학적 · 인지적 · 정신 사회적 · 윤리적 문제를 보여주기 위한 목적으로 제공된다.

Margaret Evans는 81세의 여성으로 엉덩관절전치환술 후 7일간 입원하고 있다. 그녀는 고혈압, 뼈엉성증, 류마티스 관절염 같은 다양한 의학적 진단명을 가지고 있다. 또한 청력에도 문제가 있다. 관절염은 엉덩관절, 무릎, 손의 지속적인 통증 원인을 제공하고 있다. 통증이 심한 오른쪽 엉덩관절의 통증을 제거하기 위해 수술받았다. 그녀는 혼자서 40년간 살아왔다. 그녀의 아들은 400km 떨어진 곳에 살고, 딸은 출가하여 16km 떨어진 곳에 살고 있다. Mrs. Evans의 수입은 제한적이고(사회보장보험), 의료보험은 medicare(노인을 위한 미국의 의료보험제도)이다.

Mrs. Evans는 의학적으로 퇴원 준비가 고려되고 있다. 그녀는 하루에 한 번 다음의 물리치료를 받고 있다. (1) 엉덩관절과 무릎관절을 중심으로 한 모든 팔다리의 관절가동범위운동, (2) 이동 훈련(의자차에서 변기, 침상에서 서기 등), (3) 보행기를 이용한 보행훈련. 물리치료사는 가정을 방문한 후 다음의 사항을 기록했다. (1) 집 안으로 들어가기 위해 4개의 계단을 지나야 한다. (2) 침상은 2층에 있다(13계단). (3) 많은 깔개가 딱딱한 나무바닥 위에 놓여 있다. (4) 욕실에는 샤워기와 욕조가 있다. (5) 세탁실은 지하에 있다.

Mrs. Evans는 가능한 한 빨리 집으로 가기를 원한다. 그녀는 집을 3일 이상 떠난 적이 없다. 가끔 밤에 깨어났을 때 자신이 어디에 있는지를 모르고 혼란스러워 한다. 직업을 가지고 있는 그녀의 딸은 어머니의 안전을 걱정하고 있고 혼자 집에 거주할 수 있는지에 대해 의문을 가지고 있다. 딸은 이 기회에 어머니가 완전한 재활을 하기를 원하고, 매일 물리치료를 받기를 원한다.

Mrs. Evans와 딸을 포함한 치료 팀은 퇴원 계획을 논의하기 위해 모임을 가졌다. 이 계획에서, Mrs. Evans는 매일 물리치료가 제공되는 전문요양기관으로 퇴원하기로 하였다. 비록 딸이 이 계획이 좋다고 설득하였지만, Mrs. Evans는 반대하였다. 집으로의 퇴원을 사회복지사가 제안했고, 집에서 그녀의 성공을 보장하기 위해서 다른 지원 서비스가 필요하다고 팀원에게 말하였다. 물리치료사는 Mrs. Evans가 목발을 이용하여 안전하게 계단을 다니는 방법을 배워야 하고, 변기 높이를 올리고 목욕 의자 같은 적응 장비를 확보하고, 가정환경을 수정해야 한다고 제안했다. 물리치료는 가정 건강관리중개사(home health care agency)를 통해 1주일에 2~3회 제공될 것이다. 사회복지사는 세탁, 집안일, 개인적 관리를 돕는 보조자가 필요하다고 하였다.

Mrs. Evans는 만족했지만, 그녀의 딸은 아직 어머니의 안전에 대해 걱정한다. 재활간호사는 긴급 상황이나 낙상 시 도움을 요청하는 응급구조 요청벨(emergency call button)을 제의했다. 과도한 계단 이용을 피하기 위해 침상은 1층으로 이동되어야 한다. 팀은 이 계획에 동의했고, 사회복지사는 매주 서비스를 점검할 것이다.

참고문헌

1. State and County Quick Facts. U.S. Census Bureau. http://quickfacts.census.gov/qfd/states/00000.html. Accessed September 2, 2014.
2. The Older Population in the United States: 2010–2050, U.S. Census Bureau. www.census/gov/prod/2010pubs/p25-1138.pdf. Accessed September 2, 2014.
3. Xu JQ, Kochanek KD, Murphy SL, Arias E. Mortality in the United States, 2012. NCHS data brief, no 168. Hyattsville, MD, National Center for Health Statistics. 2014.
4. Health United States: with Health and Aging Chartbook, Hyattsville, MD, 1999, National Center for Health Statistics.
5. Essential Competencies. www.geriatricspt.org/pdfs/Section-On-Geriatrics-Essential-Competencies-2011.pdf. Accessed September 15, 2014.
6. Guide to Physical Therapist Practice 3.0. American Physical Therapy Association. http://guidetoptpractice.apta.org/. Accessed September 15, 2014.
7. Fiatarone MA, Marks EC, Ryan ND, et al.: High intensity strength training on nonagenerians: effects on skeletal muscle, JAMA 263:3029–3034, 1990.
8. Doherty TJ, Vandervoort AA, Taylor AW, et al.: Effects of motor unit losses on strength in older men and women, J Appl Physiol 74(2):868–881, 1993.
9. Mosekilde L: Normal age-related changes in bone mass, structure, and strength consequences of the remodeling process, Dan Med Bull 40(1):65–83, 1993.
10. Christensen R, Astrup A, Bliddal H: Weight loss: the treatment of choice for knee osteoarthritis? A randomized trial, Osteoarthr Cartil 13:20–27, 2005.
11. Lewis CB, Bottomly JM: Geriatric Rehabilitation: A Clinical Approach, ed 3, Upper Saddle River, NJ, 2008, Pearson Prentice Hall.
12. Fear of Falling in Age-related Macular Degeneration. http://www.biomedcentral.com/1471-2415/14/10. Accessed September 17, 2014.
13. Older Persons Health, CDC. http://www.cdc.gov/nchs/fastats/older-american-health.htm. Accessed October 7, 2014.
14. High Blood Pressure Facts, CDC. http://www.cdc.gov/bloodpressure/facts.htm. Accessed September 19, 2014.
15. Older Persons Health: Hypertension, CDC. http://www.cdc.gov/nchs/fastats/older-american-health.htm. Accessed September 17, 2014.
16. Schneider EL, Rowe JW, editors: Handbook of the Biology of Aging, New York, 1990, Academic Press.
17. Tromp AM, Pluijm SMF, Smit JH, et al.: Fall-risk screening test: a prospective study on predictors for falls in community-dwelling elderly, J Clin Epidemiol 54:837–844, 2001.
18. Tinetti ME: Prevention of falls and fall injuries in elderly persons: a research agenda, Prev Med 23:756–762, 1994.
19. Alzheimer's Disease, CDC. http://www.cdc.gov/aging/aginginfo/alzheimers.htm. Accessed September 22, 2014.
20. Hebert LE, Weuve J, Scherr PA, et al.: Alzheimer disease in the United States (2010–2050) estimated using the 2010 census, Neurology 80:1778–1783, 2013.
21. Salthouse TA: Age related changes in basic cognitive processes. In Storundt M, VandeBos G, editors: The Adult Years: Continuity and Change, Washington, DC, 1989, American Psychiatric Association.
22. Norris MP, West RL: Activity memory and aging: the role of motor retrieval and strategic processing, Psychol Aging 8(1):81–86, 1993.
23. LGBT Older Adults: Facts at a Glance. http://issuu.com/lgbtagingcenter/docs/lgbtolderadultsfactsataglance?e=2766558/ 5287055#search. Accessed September 22, 2014.
24. Bruce ML, McNamara R: Psychiatric status among the homebound elderly: an epidemiological perspective, J Am Geriatr Soc 40:561–566, 1992.
25. Miller R, Zhang Y, Silliman RA, et al.: Effect of medical conditions on improvement in self-reported and observed functional performance of elders, J Am Geriatr Soc 52(2):217–223, 2004.
26. Barbour KE, Helmick CG, Theis KA, et al.: Prevalence of doctor-diagnosed arthritis and arthritis- attributable activity limitation-United States, 2010–2012, MMWR 6:869–873, 2013.
27. Centers for Disease Control and Prevention: Prevalence of Arthritis-United States, 1997, MMWR Morb Mortal Wkly Rep 50:334–336, 2001.

28. Metsios GS, Stavropoulos-Kalinoglou A, Veldhuijzen van Zanten JJCS, et al.: Rheumatoid arthritis, cardiovascular disease and physical exercise: a systematic review, Rheumatology 47:239–248, 2008.
29. America's Bone Health: The State of Osteoporosis and Low Bone Mass. National Osteoporosis Foundation. www.nof.org/advocacy/prevalence/. Accessed September 29, 2014.
30. Kanis JA, Melton LJ III, Christiansen C, et al.: The diagnosis of osteoporosis, J Bone Miner Res 9:1137–1141, 1994.
31. Meier D, Luckey M, Wallenstein S, et al.: Racial differences in pre- and postmenopausal bone homeostasis: association with bone density, J Bone Miner Res 7:1181–1189, 1992.
32. Palombara KM, Black JD, Buchbinder R, et al.: Effectiveness of exercise for managing osteoporosis in women postmenopause, Phys Ther 93:1021–1025, 2013.
33. Home and Recreational Safety, CDC.
http://www.cdc.gov/homeandrecreationalsafety/falls/adulthipfx.html. Accessed September 29, 2014.
34. Injury Prevention and Control, CDC.
http://www.cdc.gov/HomeandRecreationalSafety/falls/data/cost-estimates.html. Accessed September 29, 2014.
35. Jette AM, Harris BA, Cleary PD, et al.: Functional recovery after hip fracture, Arch Phys Med Rehabil 68:735–740, 1987.
36. Panula J, Pihlajamäki H, Mattila VM, et al.: Mortality and cause of death in hip fracture patients aged 65 or older: a population-based study, BMC Musculoskelet Disord 12:105, 2011.
37. STEADI Tool Kit, CDC.
http://www.cdc.gov/homeandrecreationalsafety/Falls/steadi/about.html. Accessed September 29, 2014.
38. National Diabetes Statistics Report, 2014.
http://www.cdc.gov/diabetes/pubs/statsreport14/national-diabetes-report-web.pdf. Accessed September 30, 2014.
39. Tuttle LJ, Sinacore DR, Cade WT, et al.: Lower physical activity is associated with higher intermuscular adipose tissue in people with type 2 diabetes and peripheral neuropathy, Phys Ther 91:923–930, 2011.
40. Kruse RL, Lemaster JW, Madsen RW: Fall and balance outcomes after an intervention to promote leg strength, balance, and walking in people with diabetic peripheral neuropathy: "feet first" randomized controlled trial, Phys Ther 90:1568–1579, 2010.
41. Springer BA, Marin R, Cyhan T, et al.: Normative values for the unipedal stance test with eyes open and closed, J Geriatr Phys Ther 30:8–15, 2007.
42. Duncan PW, Weiner DK, Chandler J, et al.: Clinical measure of balance, J Gerontol 45(6):M192–M197, 1990.
43. Podsiadlo D, Richardson S: The Timed "Up & Go": a test of basic functional mobility for frail elderly persons, J Am Geriatr Soc 39:142–148, 1991.
44. Berg KO, Wood-Dauphinee SL, Williams JI, et al.: Measuring balance in the elderly: validation of an instrument, Can J Public Health 83(Suppl 2):S7–S11, 1992.
45. Tinnetti M: Performance oriented assessment of mobility problems in elderly patients, J Am Geriatr Soc 34(2):119–126, 1986.
46. Shumway-Cook A, Woolacott MH: Motor Control: Theory and Practical Applications, Baltimore, 1995, Williams and Wilkins.
47. Wolfson L, Whipple R, Amerman P, et al.: Gait assessment in the elderly: a gait abnormality rating scale and its relation to falls, J Gerontol 45(1):M12–M19, 1990.
48. Tinetti ME, Richman D, Powell L: Falls efficacy as a measure of fear of falling, J Gerontol 45(6): P239–P243, 1990.
49. Scott J, Huskisson EC: Graphic representation of pain, Pain 2:175–184, 1976.
50. Jette AM, Davies AR, Cleary PD, et al.: The functional status questionnaire, J Gen Intern Med 1:143–149, 1986.
51. Jette AM: The functional status index: reliability and validity of a self-report functional disability measure, J Rheumatol 14:15–19, 1987.
52. Reuben DB, Sui AL: An objective measure of physical function of elderly outpatients: the Physical Performance Test, J Am Geriatr Soc 38:1105–1112, 1990.
53. SLUMS Examination.
http://aging.slu.edu/index.php?page=saint-louis-university-mental-status-slums-exam</ url>. Accessed October 7, 2014.

54. Physical Therapy for Older Adults, APTA HOD. http://www.apta.org/uploadedFiles/APTAorg/About_Us/Policies/HOD/Practice/ OlderAdults.pdf. Accessed October 7, 2014.
55. Academy of Geriatric Physical Therapy. https://www.geriatricspt.org/. Accessed October 7, 2014.
56. Marshall CE, Benton D, Brazier JM: Elder abuse. Using clinical tools to identify clues of mistreatment, Geriatrics 55:42–53, 2000.
57. Wiglesworth A, Mosqueda L, Mulnard R, et al.: Screening for abuse and neglect of people with dementia, J Am Geriatr Soc 58:493–500, 2010.
58. Collins KA, Bennett AT, Hanzlick R: Elder abuse and neglect. Autopsy committee of the college of American pathologists, Arch Intern Med 160:1567–1568, 2000.
59. National Center on Elder Abuse. http://www.ncea.aoa.gov/Library/Data/#abuser. Accessed October 7, 2014.
60. Elder Abuse State Laws. http://www.ncea.aoa.gov/Library/Policy/Law/State/index.aspx. Accessed October 7, 2014.

용어 해설

Glossary

가슴조임증(angina). 허혈로 가슴에 통증이 있는 상태

가족사정(family assessment). 특히 아동을 포함한 가족에 대한 가족의 관찰정보를 수집하기 위해 사용되는 면접, 설문조사 또는 토론

각도기(goniometer). 관절가동범위를 측정하기 위한 도구

각도측정법(goniometry). 관절가동범위를 측정하고 기록하는 방법

감정영역(affective domain). 모든 전문 기술에 영향을 주며 태도, 가치 그리고 성격발달을 다루는 학습 영역

강직(경직, rigidity). 수동적 움직임에 대한 근육긴장도 증가

개발수준 전문가 행위(developmental professional behavior). 교육프로그램의 일환으로 임상실습 동안 형성되는 전문가적 행위

개별교육계획(individualized education plan; IEP). 학교환경에서 치료사, 가족, 교육자, 그 외 건강전문가가 협조하여 직접적인 중재를 제공하는 모형

객관적 검진(objective examination). 장비를 이용하거나 치료사에 의해 수행되는 양적 및 질적인 측정

검사와 측정(test and measure). 환자의 기능적 및 신체적 상태를 정량화하기 위해 수행되는 특수 방법

검진(examination). 환자/의뢰인의 과거 및 현재 상태에 대한 정보를 수집하는 과정

계통적 관찰(systems review). 생리적, 해부적 그리고 인지상태를 포함한 환자의 일반적인 건강상태에 대한 정보를 제공하기 위해 수행되는 간단한 검진

고유감각(proprioception). 자신의 위치와 움직임을 인식하는 것

곤봉발(clubfoot). 발이 안쪽으로 돌아가고 위쪽으로 기운 질환

관절가동술과 관절조작술(joint mobilization and manipulation). 관절 저운동성 또는 과운동성으로 인한 기능이상이 있을 때 수행되는 방법. 관절에 수동적인 진동 또는 견인이 적용됨

근거중심치료(evidence-based practice). 신뢰성과 타당성이 제시된 연구에 기초하여 물리치료에서 적용되는 중재

근력(muscle strength). 1회 반복으로 최대로 낼 수 있는 힘

근막이완술(myofascial release). 근막층에 대한 도수적 신장

근위축성 가쪽경화증(근위축성 축삭경화증, amyotrophic lateral sclerosis). 루게릭병으로 알려져 있으며, 운동신경세포의 퇴행을 동반하는 진행성 신경학적인 질환

근육지구력(muscle endurance). 장시간 동안 일정한 장력을 유지하고 생성할 수 있는 능력

근전도(electromyography). 안정 시와 수의적인 움직임 시 근육의 전기적 활동성을 기록하는 방법

기능이상(dysfunction). 기능적인 장애

기능적 능력 평가(functional capacity evaluation). 과제를 수행하는 작업자의 신체적 능력에 대한 평가

기능적 운동(functional exercise). 기능적인 움직임과 활동을 흉내 내는 운동

기능적 제한(functional limitation). 환경 또는 정황에 관계없이 과제를 수행하는 능력의 손상

기능적 팔 뻗기 검사(functional reach test). 낙상 등을 예측하기 위해 사용되는 균형검사

날숨(호기, expiration). 숨을 내쉬기

낭포성 섬유증(cystic fibrosis). 대부분 백인 아동에서 발생하는 만성 호흡계 질환으로, 짙은 가래와 점진적인 폐조직 손상이 특징

냉치료(cryotherapy). 혈액흐름과 신진대사를 떨어트려 결국 부종과 통증을 줄이기 위해 냉 인자를 사용하는 것

뇌성마비(cerebral palsy). 뇌의 비진행성 병변에 의해 유발되는 상태. 태아 또는 신생아의 뇌에 산소전달이 방해를 받아 발생하는 대부분의 뇌성마비는 출산 전, 출산 동안, 그리고 출산 직후에 발생함

뇌없음증(anencephaly). 뇌의 바닥부분에서 신경관 닫힘이 부족하여 발생하는 신경관 결손의 한 형태. 출생 직후 또는 태아시기에 사망

뇌파검사(electroencephalography). 두피에 전극을 배치하여 뇌의 활동/활동전위를 기록하는 방법

느린움직임증(bradykinesia). 움직임이 느림

능동 관절가동범위(active range of motion). 움직임 범위를 수의적으로 움직이는 환자의 능력

능동 자유 관절가동범위(active free range of motion). 환자가 저항이나 보조를 받지 않고 움직임 범위를 움직이는 관절 움직임

능동 저항운동(active resisted exercise). 외력에 저항하여 움직이는 능력

능동 보조관절가동범위(active assisted range of motion). 치료사의 손 또는 기계의 보조하에 움직임 범위를 내에서 환자가 움직이는 관절 움직임

능력 과정(enablement process). 연령대별 움직임 패턴과 활동을 비교해 개인의 신체 구조와 능력에 중점을 두고 시행되는 검진과정

다리마비(paraplegia). 척수손상으로 몸통과 다리의 감각 또는 운동기능이 없는 것

다운증후군(Down syndrome). 21번 염색체 결함으로 인한 선천성 발달장애

닫힌 사슬운동(closed kinetic chain exercise). 팔다리분절의 끝이 고정된 상태에서 여러 관절을 통해 여러 근육이 참여하는 운동

도구적 일상생활동작(instrumental activities of daily living; IADLs). 지역사회 내에서 개인이 수행해야 하는 활동(예: 쇼핑, 운전 등)

동맥경화증(arteriosclerosis). 동맥이 굳어짐

동맥 기능이상(arterial insufficiency). 동맥에서 혈액 흐름의 결핍 또는 제한

동적 균형(dynamic balance). 움직임 동안 신체 균형을 유지하는 것

동적체계이론(dynamic systems theory). 움직임을 촉진하거나 억제하기 위해 환경과 더불어 신체 모든 계통의 조화를 중심으로 치료하는 이론. 움직임 결과보다 움직임 과정을 중시

뒤시엔느형 근육퇴행위축(Duchenne muscular dystrophy). 남자 아이에서 점진적인 골반 근육 위축, 허벅지 근육약화, 장딴지 근육 단축이 발생하는 선천성 유전질환

들숨(흡기, inspiration). 숨을 들이마셔 대기권의 공기가 폐로 들어오는 것

만성 폐쇄성 폐질환(chronic obstructive pulmonary disease). 만성 기침, 과도한 가래, 공기가 기관을 통과할 때 발생하는 소리의 변화, 그리고 호흡곤란을 포함한 특이한 신체적 증상을 유발하는 질환군

만성염증(chronic inflammation). 저강도로 오래 지속되는 염증 과정

목표(goal). 환자의 문제와 관련하여 측정 가능한 기능적인 목적

목표-지향적 움직임접근법(goal-directed movement approach). 움직임에 영향을 주는 일차적인 요소로서 과제와 환경 특성을 강조하는 치료법

문화적 연속성(cultural continuum). 파괴, 불수용, 무시, 유능 전, 유능, 그리고 숙달을 포함한 행위와 관련하여 문화적으로 6단계로 구분된 이론적 모델

물리치료(physical therapy). 손상, 장애, 질병, 또는 다른 건강관련 문제로 인한 신체적 장애, 움직임 기능이상, 그리고 통증을 평가하고 치료하고 예방하는 전문영역

물리치료사(physical therapist). 손상, 장애, 질병, 또는 다른 건강관련 문제로 인한 신체적 장애, 움직임 기능이상, 그리고 통증을 평가하고 치료하고 예방하는 전문가

바드 래거즈 방법(Bad Ragaz method). 물에서 링을 이용하여 지지하면서 고유수용성 신경근 촉진법을 사용하는 수중 치료법

발달성 협응장애(developmental coordination disorder). 서툰 달리기, 느린 반응, 미성숙한 균형반응 같은 대동작 및 소동작에 기능이상을 보이는 아동 상태

발달이정표(developmental milestone). 성장과 발달의 특정 단계에서 보이는 움직임 형태

발달지연(developmental delay). 같은 연령대의 아동에서 예상되는 움직임 형태나 행동을 습득하지 못하는 것

병력(history). 환자/의뢰인의 과거 및 현재의 건강상태에 대한 기술

보조 도구(assistive device). 움직임 동안 과제를 수행하는 데 도움이 되는 도구(예: 지팡이)

부수적 움직임(accessory motion). 관절 각 면이 미끄러지고, 구르고, 회전하는 능력

브룸스트롬 접근법(Brunnstrom's approach). 뇌졸중 후 자연스러운 회복순서에 기초한 신경학적인 기법

비대흉터(hypertrophic scar). 치유된 조직에 과도한 아교질이 축적되는 것

사정(assessment). 치료사의 임상적 결정에 기초가 되는 측정 또는 부여된 가치

상위-맥락(high-context). 개인보다 집단이 중요하다는 문화에서 발견되는 가정으로, 의사소통이 간접적이고 함축적인 의미가 있음. 비언어적 측면에 몸짓, 눈맞춤, 자세 같은 것이 포함됨

상해(impairment). 세포, 조직, 기관, 또는 계통수준에서 기능의 상실 또는 비정상

색전(embolus). 다른 부위에서 흘러 온 물질에 의해 혈괴가 형성되는 것

선별(screening). 정밀검사가 필요한지를 결정하기 위해 수행되는 절차

성숙단계(maturation phase). 상처 부위에서 아교질 합성과 분해뿐만 아니라 재배열이 발생하는 조직치유 단계

수동 관절가동범위(passive range of motion). 치료사에 의해 수행되는 한 관절의 움직임량

수용성 말못함증(수용성 실어증, receptive aphasia). 타인의 말을 이해하고 해석하는 능력 감소

수중 물리치료(aquatic physical therapy). 재활 또는 손상 방지를 위해 물을 치료적으로 사용하는 것

수치료(hydrotherapy). 신체 전부 또는 일부를 침수시켜 물의 치료적 효과를 이용하는 것

신경관 결함(neural tube defect). 제태기간 1개월 안에 신경관이 완전히 닫히지 않는 상태

신경발달치료(neurodevelopmental treatment). 움직임과 자세에 대한 분석과 치료를 수

행하는 접근법. 기능적인 움직임 반응을 촉진하기 위해 환자가 정상적인 경험을 할 수 있도록 치료사에 의해 촉진 또는 억제 기술이 적용됨

신경전도속도(nerve conduction velocity). 말초신경을 따라 흐르는 전기적 신호 속도를 기록하는 검사

신경포착(nerve entrapment). 신경압박

심장근육 기능이상(cardiac muscle dysfunction). 심장부전과 관련된 다양한 병리적 상태

심장 기능부전(heart failure). 심장근육의 펌프 기능 저하

심장도관술(cardiac catheterization). 팔 또는 다리 동맥 속으로 카테터(유연한 관)를 삽입한 후 심장에 도달하여 압력을 측정하거나, 염료를 주입하거나, 조직 샘플을 채취하는 방법

심장동맥 우회술(coronary artery bypass grafting). 막혀 있는 지점을 우회하여 다리의 정맥혈관 또는 작은 동맥을 이식하는 것으로 막힌 곳을 우회하여 혈액이 흐르게 함

심장동맥질환(coronary heart disease). 동맥경화증, 또는 동맥이 굳어지는 것으로, 심장동맥에 영향을 줌

심장박동조절기(cardiac pacemaker). 심장 탈분극을 조절하기 위해 전기를 생성하는 전기장비

심장초음파검사(echocardiography). 심장움직임, 심장구조를 알아보기 위해 초음파를 이용하는 방법

심전도(electrocardiogram). 심장수축과 탈분극을 기록하기 위해 가슴 앞쪽에 전극을 배치하여 자료를 얻는 장치; 심장박동과 리듬을 평가

아교질(collagen). 강한 섬유성 결합조직으로, 진피, 힘줄, 연골, 근막, 인대, 그리고 뼈에서 발견됨

어지러움(vertigo). 핑핑 도는 느낌으로, 균형상실을 초래

엉덩관절 발달형성 이상(developmental dysplasia of the hip). 엉덩관절 주변의 조직의 비정상적인 발달로 인한 탈골

엔트리 수준 전문가 행위(entry level professional behavior). 임상 인턴십 동안 발달하는 전문가적 행위

열린 사슬운동(open kinetic chain exercise). 팔다리의 끝이 자유로운 운동

염증단계(inflammatory phase). 혈관복원과 혈액상실을 줄이는 혈관 반응과 조직복원을 위해 산소를 제공하고, 감염원과 싸우고, 혈액상실을 조절하기 위한 세포반응이 있는 상처치유의 단계

예후(prognosis). 도달수준까지 걸리는 시간과 도달수준을 예측하는 것

운동못함증(akinesia). 움직임 결핍

운동발달(motor development). 나이에 따른 운동 행위의 변화과정

운동부하검사(exercise stress testing). 조절된 운동 동안 심폐의 반응을 결정하는 비침습적인 방법; 심혈관 질환이 의심되는 환자에게 흔히 적용

운동조절(motor control). 근육뼈대계의 움직임 및 비-움직임 요소를 조절할 수 있는 능력

운동학습(motor learning). 수의적인 운동조절을 습득하는 신체 기전

울혈성 심장기능부전(congestive heart failure). 심장근육이 혈액을 효과적으로 이동시키지 못하는 상태

유산소 훈련(aerobic training). 주요 에너지 자원으로 산소를 이용하는 운동프로그램

유연성 운동(flexibility exercise). 근육 같은 소성조직의 길이와 탄력성을 높이기 위해 수행되는 운동

유연성(flexibility). 관절가동범위를 통해 팔다리분절을 움직일 수 있는 능력

윤활주머니염(bursitis). 조직 사이 마찰을 줄이기 위해 신체 내에 존재하는 윤활주머니의 염증

의뢰인(client). 건강 유지를 위해 물리치료사의 서비스를 요구하는 개인 또는 상담사로서 물리치료사를 고용하기를 원하는 사업체

의학 문화(culture of medicine). 의료행위에 대한 특유의 태도, 신념, 행위

인간공학(ergonomics). 작업, 과제, 그리고 작업환경 사이의 관련성

일상생활동작(activities of daily living). 자신의 기본적인 요구(예: 목욕, 옷 입기, 먹기)에 맞추어 개인이 참여하는 활동

자율적인 행위(autonomous practice). 자신의 행위 범위 내에서 독립적이고, 전문적인 판단을 이용하여 물리치료사에 의해 제공되는 서비스

장애(disability). 특정 환경이나 상황에서 과제를 수행할 수 없는 것

장애과정(disablement process). 활동을 제한하는 개인적 손상, 기능적 제한, 장애에 초점을 두는 조사과정

장애모델(disablement model). 의학적 상태를 환자/의뢰인의 기능적 능력에 기초한 건강관리의 개념적 접근. 물리치료에서는 손상, 기능적 제한, 장애로 분류하여 접근

적응 장비(adaptive equipment). 더욱 쉽게 또는 독립적으로 개인이 기능적 과제를 하도록 도와주는 장비

전도기도(conducting airway). 공기가 폐로 들어가고 나오도록 하는 통로

절충 접근법(electric approach). 의뢰인에게 유용한 여러 치료방법을 혼용하여 치료하는 접근법

주관적 검진(subjective examination). 손상 속성과 범위에 대한 환자와의 면담

중재(intervention). 원하는 결과를 성취하기 위해 환자/의뢰인이 수행해야 하는 절차

직접적인 접근(direct access). 다른 건강전문가의 의뢰 없이 필요에 따라 물리치료서비스를 이용

진단(diagnosis). 조사에 기초한 소견에 대한 최종적인 해석

진피(dermis). 표피 밑에 있는 피부 부분으로, 섬유성 결합조직으로 구성되며 땀샘, 신경, 기름샘 등을 지탱하고 있음

체위배출법(postural drainage). 기관지가지에서 과도한 분비물을 제거하기 위해 적절한 자세를 통한 중력 이용과 가슴 타진을 수행하는 것

초보수준 전문가 행위(beginning professional behavior). 물리치료 교과과정 동안 성숙되는 전문가적인 행동

치료계획(plane of care). 목표, 중재(기간과 빈도 포함), 기대 결과 그리고 퇴원 기준

켈로이드 흉터(keloid scar). 치유된 조직에 과도한 아교질의 침착; 원래 상처부위를 넘어서서 아교질이 축적됨

태아알코올증후군(fetal alcohol syndrome). 임신 중 산모의 음주와 관련된 알코올-유발 장애 중 가장 심한 상태

특수검사(special test). 특정 문제 여부를 결정하기 위해 특정 관절의 검진을 위한 검사

팔다리마비(quadriplegia). 척수손상으로 인해 몸통과 팔다리의 감각 또는 운동기능의 소실

평가(evaluation). 검진에 기초한 판단

폐활량계(spirometer). 정상 수치와 비교하기 위해 다양한 공기량과 흐름율을 측정하는 도구

표피(epidermis). 피부의 바깥층

표현성 말못함증(표현성 실어증, expressive aphasia). 자신을 표현하는 능력의 소실

피부염(dermatitis). 적색, 홍진, 가려움, 과민 등을 유발하는 피부 염증

하위-맥락(low-contexture). 집단보다 개인이 중요하다는 문화에서 발견된 가정. 의사소통이 직접적임. 의미보다 직설적으로 표현함

허약한 노인(frail elderly). 일상생활기능이 현저하게 저하되어 있는 65세 이상의 사람

허혈(ischemia). 혈관 폐쇄로 인한 불충분한 산소전달 상태

혈관성형술(angioplasty). 기계적으로 혈관을 확장하는 수술

혈관조영술(angiography). 혈관의 막힌 곳, 동맥류 그리고 혈관기형과 같은 문제를 더 잘 확인하고 시각화하기 위해 혈관에 방사선 비투과성의 물질을 주입하는 기술

혈액가스분석(blood gas analysis). 산소와 이산화탄소의 농도를 확인하기 위한 혈액검사(일반적으로 동맥)

호흡곤란(dyspnea). 숨쉬기가 힘듦

흉터수축(scar contraction). 서로를 향한 흉터 가장자리 부위의 동적인 움직임

부록

Appendix

부록 1. 요양기관종별 본인부담액

기관종별	소재지	요양급여비용 총액에 관한 조건(*)	본인부담액
종합전문요양기관	전지역		진찰료총액 +(요양급여비용총액 −진찰료총액)×50%
종합병원	동지역		요양급여비율총액×50%
	읍 · 면지역	1만 5천원(1만7천원)을 초과하는 경우	요양급여비율총액×45%
		1만 5천원(1만7천원)을 초과하지 아니하는 경우	4,600원
병 원 치과병원 한방병원 요양병원	동지역		요양급여비용총액×40%
	읍 · 면지역	1만 5천원(1만7천원)을 초과하는 경우	요양급여비용총액×35%
		1만 5천원(1만7천원)을 초과하지 아니하는 경우	4,100원
의원 한의원 보건의료원 (외과 · 한방과)	전지역	1만 5천원을 초과하는 경우	요양급여비용총액×30%
		1만 5천원을 초과하지 아니하는 경우	65세 이상 1,500원
			65세 미만 3,000원
치과의원 보건의료원 (치과)	전지역	1만 5천원(1만7천원)을 초과하지 아니하는 경우	요양급여비용총액×30%
			65세 미만 3,500원
		1만 5천원(1만7천원)을 초과하지 아니하는 경우	65세 미만 3,500원
약국	처방전 조제	1만원을 초과하는 경우	요양급여비용총액×30%
		1만원을 초과하지 아니하는 경우	65세 이상 1,200원
			65세 미만 1,500원
	처방전에 의하지 아니하고 조제	4천원을 초과하는 경우	요양급여비용총액×40%
		4천원을 초과하지 아니하는 경우	1일 투약: 1,400원
			2일 투약: 1,600원
			3일 이상 투약: 2,000원

부록 2. 물리치료 관련 요양급여수가 항목

제1절 기본물리치료료

분류번호	코드	분류	점수	의원	병원
		주: 1. 해당 항목의 물리치료를 실시할 수 있는 일정한 면적의 해당 치료실과 실제 사용할 수 있는 장비를 보유하고 있는 요양기관에서 의사의 처방에 따라 상근하는 물리치료사가 실시하고 그 결과를 진료기록부에 기록한 경우에 산정한다. 2. 표층열치료, 한냉치료, 경피적전기신경자극치료, 간섭파전류치료는 1일 2회 이상 실시한 경우에도 외래는 1일 1회, 입원은 1일 2회만 산정한다.			
시-101	MM010 MM015	표층열치료 Superficial Heat Theraphy 주: 1. 온습포, 적외선치료 등을 포함한다. 2. 같은날 「사-102」와 동시에 실시한 경우에는 소정 점수의 50%를 산정한다.	10.32	790	730
시-101-1		한냉치료 Cold Therapy 주: 1. 한냉치료와 온열치료를 동시에 실시한 경우에는 한 가지만 산정한다. 2. 장비에 불문하고 소정점수를 산정한다.			
	MM011 MM012	가. 냉습포 Cold Pack 나. 냉동치료 Cryotherapy	10.32 15.11	790 1,160	730 1,070
시-102	MM020	심층열치료 [1일당] Deep Heat Therapy 주: 초음파치료, 극초단파치료, 초단파치료 등을 포함한다.	13.98	1,070	990
시-103	MM030	자외선치료 [1일당] UV Ray Irradiation	5.83	450	410
시-104	MM070	경피적 전기신경자극치료 Transcutaneous Electrical Nerve Stimulation	41.79	3,200	2,970
	MM080	주: 간섭파전류치료(Interferential Current Therapy)를 실시한 경우에도 소정점수를 산정한다.			
시-105	MM090	마사지치료 [1일당] Massage Therapy 주: 근마비로 인한 연부조직 위축, 감염 및 외상으로 인한 연부조직 유착을 개선하기 위하여 수기로 20분 이상 실시한 경우에 산정한다.	52.40	4,010	3,720
시-106	MM101	단순운동치료 [1일당] Simple Therapeutic Exercise 주: 1. 근육기능장애와 관절기능장애에 대해 각종 운동, 자세교정운동 등을 포함하여 10분 이상 실시한 경우에 산정한다. 2. 제2절에 분류된 운동치료 또는 제3절에 분류된 재활기능치료와 동시에 실시하는 경우에는 주된 항목의 소정 점수만 산정한다.	55.57	4,260	3,950

제2절 단순재활치료료

분류번호	코드	분류	점수	의원	병원
		주: 1. 해당 항목의 물리치료를 실시할 수 있는 일정한 면적의 해당 치료실과 실제 사용할 수 있는 장비를 보유하고 있는 요양기관에서 재활의학과, 정형외과, 신경외과, 신경과, 외과, 흉부외과, 또는 마취통증의학과 전문의가 상근하여야 하며, 해당 전문의 또는 전공의의 처방에 따라 상근하는 물리치료사가 실시하고 그 결과를 진료기록부에 기록한 경우에 산정한다. 2. 간헐적 견인치료, 전기자극치료는 1일 2회 이상 실시한 경우에도 외래는 1일 1회, 입원은 1일 2회만 산정한다.			
시-110	MM042	파라핀욕 [1인당] Paraffin Bath 주: 한센병전문요양기관에서 의사의 처방에 따라 물리치료사가 실시하고 그 결과를 진료기록부에 기록한 경우에도 산정한다.	34.40	2,640	2,440
시-111		수치료 [1일당] Hydrotherapy			
	MM041	가. 증기욕치료 Steam Bathing	42.97	3,290	3,050
	MM043	나. 정규욕조치료 Regular Tub 주: 20분 이상 전신욕을 실시한 경우에 산정한다.	79.19	6,070	5,620
	MM049	다. 대조욕치료 Contrast Bath	74.65	5,720	5,300
		라. 회전욕치료 Whirl Pool Bath			
	MM044	(1) 수, 족, 지 Extremities	72.53	5,560	5,150
	MM045	(2) 전신 Whole Body	91.37	7,000	6,490
	MM046	마. 하버드탱크 치료 Hubbard Tank	121.66	9,320	8,640
시-111-1	MM170	유속치료 [1일당] Fluidotherapy	39.69	3,040	2,820
시-112		간헐적 견인치료 Intermittent Traction Therapy			
	MM051	가. 목뼈견인 Cervical	75.45	5,780	5,360
	MM052	나. 골반견인 Pelvic	75.14	5,760	5,330
시-113	MM060	전기자극치료 Electrical Stimulation Therapy 주: 마비근자극치료 목적으로 실시한 경우 산정한다.	66.23	5,070	4,700
시-115	MM085	재활저출력레이저치료 [1일당] Laser Therapy	67.47	5,170	4,790
		운동치료 [1일당] Therapeutic Excercise 주: 「가」, 「나」 및 제1절에 분류된 단순운동치료, 제3절에 분류된 재활기능치료와 동시에 실시하는 경우에는 주된 항목의 소정점수만 산정한다.			
	MM102	가. 복합운동치료 Complex 주: 전산화된 등속성운동기구를 제외한 기계(기구)를 사용한 근력강화운동과 기능훈련 등 30분 이상 실시한 경우에 산정한다.	94.56	7,240	6,710
	MM103	나. 등속성 운동치료 Isokinetic 주: 전산화된 평가 및 치료가 가능한 등속성운동기구를 사용하여 근력운동을 30분 이상 실시한 경우에 산정한다.	99.58	7,630	7,070

분류번호	코드	분류	점수	의원	병원
시-117	MM161	운동점차단술 [근육당] Motor Point Block 주: 동 시술 시 사용된 약제, 신경파괴제 등은 소정점수에 포함되어 있으므로 별도 산정하지 아니한다.	227.20	17,400	16,130
시-119	MM190	압박치료 [1일당] Pneumatic Compression	63.81	4,890	4,530
시-120	MM200	복합림프물리치료 [1일당] Complex Decongestive Physical Therapy 주: 제1절에 분류된 마사지치료, 단순운동치료 또는 제2절에 분류된 운동치료와 동시에 실시하는 경우에는 주된 항목의 소정점수만 산정한다.	103.02	7,890	7,310
시-121	MX121	이온삼투요법 [1일당] Iontophoresis 주: 사용한 스테로이드 약제는 "약제 급여 목록 및 급여 상한금액표"에 따라 실사용량으로 산정하며, 사용된 재료대 등은 소정점수에 포함되므로 별도 산정하지 아니한다.	47.71	3,650	3,390

제3절 전문재활치료료

분류번호	코드	분류	점수	의원	병원
		주: 1. 해당 항목의 물리치료를 실시할 수 있는 일정한 면적의 해당 치료실과 실제 사용할 수 있는 장비를 보유하고 있는 요양기관에서 재활의학과 전문의가 상근하고, 해당 전문의 또는 전공의의 처방에 따라 상근하는 물리치료사(작업치료, 일상생활동작 훈련치료, 재활사회사업, 연하장애재활치료, 연하재활 기능적전기자극치료 제외) 또는 해당분야 전문치료사(작업치료사는 작업치료, 일상생활동작 훈련치료, 연하장애재활치료, 연하재활 기능적전기자극치료에 한하고, 사회복지사는 재활사회사업에 한함)가 실시하고 그 결과를 진료기록부에 기록한 경우에 산정한다. 2. 중추신경계발달재활치료, 작업치료, 신경인성방광훈련치료, 기능적전기자극치료, 재활기능치료는 1일 2회 이상 실시한 경우에도 외래는 1일 1회, 입원은 1일 2회만 산정한다. 3. 위 "1"의 규정에도 불구하고 단순작업치료와 복합작업치료는 정형외과 또는 신경외과 전문의가 상근하고, 해당 전문의 또는 전공의의 처방에 따라 작업치료사가 실시하고 그 결과를 진료기록부에 기록한 경우에도 산정할 수 있다.			

분류번호	코드	분류	점수	의원	병원
		4. 위 "1"의 규정에도 불구하고 근막동통유발점 주사자극치료는 재활의학과 전문의 또는 동통재활분야 교육을 이수한 의사가 직접 실시한 경우에 산정한다.			
사-121		풀치료 [1일당] Pool Therapy			
	MM047	가. 보행풀치료 Walking Pool Therapy 주: 뇌졸중, 머리손상, 신경계의 이상 등으로 대기중에서 체중부하가 불가능한 경우 보행 및 보행에 필요한 다리근력을 강화시킬 목적으로 1인의 물리치료사가 1인의 환자를 1대 1로 중점적으로 30분 정도 풀내의 평행봉을 이용한 혼자서기, 체중이동, 균형잡기 등의 훈련을 하는 경우에 산정한다.	201.87	15,460	14,330
	MM048	나. 전신풀치료 Whole Body Pool Therapy 주: 근육, 신경계 이상 등으로 대기중에서는 체중부하가 곤란하여 스스로 근력강화 및 유연성 등의 훈련이 불가능한 경우에 풀 내에서 1인의 물리치료사가 1인의 환자를 1대 1로 중점적으로 30분 이상 튜브 등과 같은 기구를 이용하여 사지의 움직임을 이용한 여러 가지 동작훈련을 하는 경우에 산정한다.	274.38	21,020	19,480
사-112	MM106	중추신경계발달재활치료 Rehabilitative Development Therapy for Disorder of Central Nervous System 주: 중추신경계 장애로 인한 발달지연 및 근육마비와 강직의 치료를 목적으로 보이타 또는 보바스요법 등의 교육과정을 120시간 이상 이수한 재활의학과 전문의나 물리치료사가 1인의 환자를 1대 1로 중점적으로 30분 이상 실시한 경우에 산정한다.	238.00	18,230	16,900
사-123		작업치료 Occupational Therapy			
	MM111	가. 단순작업치료 Simple 주: 1인의 작업치료사가 2인 이상의 환자를 상대로 동시에 10분 이상의 훈련을 실시하는 경우에 산정한다.	68.52	5,250	4,860
	MM112	나. 복합작업치료 Complex 주: 1인의 작업치료사가 1인의 환자를 1 대 1로 중점적으로 10분 이상~30분 정도 실시한 경우에 산정한다.	102.63	7,860	7,290
	MM113	다. 특수작업치료 Special 주: 1인의 작업치료사가 1인의 환자를 1 대 1로 중점적으로 30분 이상 다양한 치료를 실시한 경우에 산정한다.	150.11	11,500	10,660

분류번호	코드	분류	점수	의원	병원
사-124	MM114	일상생활동작 훈련치료 [1일당] Activities of Daily Living Training 주: 1인의 작업치료사가 1인의 환자를 1 대 1로 중점적으로 식사, 옷 입고 벗기, 배변 및 위생훈련 등 일상생활동작 적응 훈련을 최소 20분 이상 실시한 경우에 산정한다.	131.56	10,080	9,340
사-125	MM120	신경인성 방광훈련 치료 Neurogenic Bladder Training 주: 척수손상, 뇌졸중, 머리손상, 말초신경손상 등으로 인해 스스로 배뇨를 하지 못하는 신경인성 방광환자에게 배뇨반사를 자극하고 방광내압의 증가, 요도괄약근이완 등의 방법으로 배뇨를 유도하면서 간헐적으로 도뇨를 시행하는 경우에 산정한다. 이 경우 도뇨는 소정점수에 포함되므로 별도 산정하지 아니한다.	189.96	14,550	13,490
사-136	MM151	기능적 전기자극치료 Functional Electrical Stimulation Therapy 주: 기능적 전기자극치료는 환자에게 최소 20분 이상 실시한 경우에 산정한다.	185.58	14,220	13,180
사-127	MM131 MM132	근막동통유발점 주사자극치료 [1일당] Myofascial Trigger Point Injection Therapy 주: 1. 근막내 동통유발점에 생리식염수나 국소마취제 등을 주사후 스트레칭운동을 실시한 경우에 산정한다. 2. 동시에 2 이상의 동통유발점 부위에 각각 실시한 경우에는 실시부위를 불문하고 110.91점을 산정한다.	73.93	5,660	5,250
사-128	MM141 MM142 MM143	재활사회사업 Rehabilitative Social Work 주: 1. 재활의학적 치료목적으로 사회복지사가 직접 실시한 경우에 한하여 산정한다. 2.「가」는 치료기간 중 1회만 산정한다. 3.「나」,「다」는 각각 주 1회 산정하되, 치료기간 중 2회 이내만 산정한다. 가. 개인력 조사 Individual History Taking 나. 사회사업상담 Social Work Counselling 다. 가정방문 Home Visiting	182.45 115.28 378.40	13,980 8,830 28,990	12,950 8,180 26,870
사-129	MM290	호흡재활치료 [1일당] Rehabilitative Breathing Therapy 주: 유발성흡기폐활량계 등 기구를 사용한 호흡운동, 체위배액치료 등 호흡재활치료를 30분 이상 실시한 경우에 산정한다.	82.32	6,310	5,840

분류번호	코드	분류	점수	의원	병원
시-130		재활기능치료 Rehabilitative Functional Training 주: 제1절에 분류된 단순운동치료, 제2절에 분류된 운동치료와 동시에 실시하는 경우에는 주된 항목의 소정점수만 산정한다.			
	MM301	가. 매트 및 이동치료 Mattress or Mobilization Training 주: 편마비, 다리마비, 팔다리마비, 뇌성마비 등의 중추신경계 질환이나 팔다리절단자 등 이동동작에 제한이 있는 자에게 매트훈련, 이동훈련, 경사대훈련 및 의자차훈련 등을 30분 이상 실시한 경우에 산정한다.	176.02	13,480	12,500
	MM302	나. 보행치료 Gait Training 주: 편마비, 다리마비, 팔다리마비, 뇌성마비 등의 중추신경계 질환이나 팔다리절단자 등 보행동작에 제한이 있는 자에게 보행훈련을 30분 이상 실시한 경우에 산정한다.	176.02	13,480	12,500
시-131	MZ008	연하재활 기능적전기자극치료 Functional Electrical Stimulation for Rehabilitative Dysphagia Therapy 주: 1. 중추신경계질환 등으로 인한 연하장애환자에게 30분 이상 훈련을 실시한 경우에 산정한다. 2. 1일 2회 이상 실시한 경우에도 외래는 1일 1회, 입원은 1일 2회만 산정한다.	191.27	14,650	13,580
서-141	MX141	연하장애재활치료 Rehabilitative Dysphagia Therapy 주: 1. 중추신경계질환, 식도 또는 기관의 질환 등으로 인한 연하장애환자에게 1인의 작업치료사가 1 대 1로 30분 이상 훈련을 실시한 경우에 산정한다. 2. 1일 2회 이상 실시한 경우에도 외래는 1일 1회, 입원은 1일 2회만 산정한다.	219.26	16,800	15,570

제4절 기타 이학요법료

분류번호	코드	분류	점수	의원	병원
시-30	MM300	적외선치료 [1일당] Infra Red Ray Irradiation	8.48	650	600
시-30-1	MM303	상기도 중기흡입치료 Humicification of Upper Airway 주: 1. 급 · 만성 후두염에 한하여 산정하되, 적외선 치료(시-30)와 동일 실시한 경우에는 상기도 증기흡입치료의 소정점수만을 산정한다. 2. 외래는 주 2회, 입원은 1일 1회에 한하여 산정한다. 3. Disposable Nebulizer Kit, Mask 재료대는 별도 산정하지 아니한다.	17.21	1,320	1,220
시-31	MM310	자외선치료 [1일당] Ultraviolet Ray Irradiation	6.58	500	470
시-32	MM320	약욕 [1일당] Drug Bathing 주: 각종 약물을 혼합한 약수에 전신욕을 20~30분간 실시한 경우에 산정한다.	102.38	7,840	7,270
시-33		피부과적 자외선치료 [1일당] Dermatological Ultraviolet Ray Therapy 주: 피부과 전문의가 상근하는 요양기관에서 실시한 경우에 한하여 산정한다.			
	MM331	가. 팔(다리의 반)의 대부분의 범위 또는 두부, 경부 및 안면의 대부분의 범위 [9%의 범위]	55.30	4,240	3,930
	MM332	나. 다리의 1지, 복부 또는 배부에 준하는 범위 [18%의 범위]	60.24	4,610	4,280
	MM333	다. 양쪽 다리 또는 몸통(복부 및 배부)에 준하는 범위 [36%의 범위]	65.17	4,990	4,630
	MM334	라. 전신대부분의 범위 [37% 이상의 범위]	71.98	5,510	5,110
시-34		피부광화학요법[PUVA, Goeckermann, Ingram 등] [1일당] Dermatologic Photochemotherapy 주: 1. 피부과 전문의가 상근하는 요양기관에서 실시한 경우에 한하여 산정한다. 2. 건선, 유건선, 균상식육종, 편평태선, 장미색비강진 등에 실시한 경우에 산정한다.			
	MM341	가. 팔(다리의 반)의 대부분의 범위 또는 머리, 목 및 얼굴의 대부분의 범위 [9%의 범위]	109.97	8,420	7,810
	MM342	나. 다리의 1지, 복부 또는 배부에 준하는 범위 [18%의 범위]	126.42	9,680	8,980
	MM343	다. 양쪽 다리 또는 동체(복부 및 배부)에 준하는 범위	144.58	11,070	10,260
	MM344	라. 전신대부분의 범위 [37% 이상의 범위]	205.64	15,750	14,600
시-35	MM350	고빌리루빈혈증에 대한 광선요법 [1일당] Phototherapy for Hyperbilirubinemia 주: 신생아황달을 치료한 경우에 산정한다.	80.08	6,130	5,690

분류번호	코드	분류	점수	의원	병원
시-36	MM360	간헐적호흡치료(양압호흡 또는 음압호흡) [1일당] Intermittent(Positive or Negative) Pressure Breathing Treatment	527.63	40,420	37,460
시-38	MM380	Air Fluidized Therapy [실리콘 베드] [1일당]	540.95	41,440	38,410
시-40	MM400	양위 양압호흡치료 [1일당] BIPAP Treatment	1,202.65	92,120	85,390
시-41	MM410	수압팽창술 Hydraulic Distention 주: 1. 투시비용 및 치료과정 중의 스트레치운동비용은 소정점수에 포함되므로 별도 산정하지 아니한다. 2. 사용된 국소마취제, 생리식염수를 제외한 스테로이드제, 조영제 등의 약제는 "약제 급여 목록 및 급여 상한금액표"에 따라 실사용량으로 산정한다.	271.54	20,800	19,280
시-42	MM420	신경인성 장훈련 치료 [1일당] Neurogenic Bowel Training 주: 척수손상, 뇌졸중, 머리손상, 말초신경손상 등으로 인해 스스로 배변을 하지 못하는 신경인성장 환자에게 손가락 자극, 손가락을 이용한 분변제거, 복부마사지 등의 방법으로 배변반사를 자극하고 배변을 유도하는 경우에 산정한다. 이 경우 곧창자 분변제거술 및 곧창자 마사지는 소정점수에 포함되므로 별도 산정하지 아니한다.	154.17	11,810	10,950
시-43	MM430	고빈도 흉벽진동요법 [1일당] High Frequency Chest Wall Oscillation 주: 호흡재활치료와 동시에 실시하는 경우에는 주된 항목의 소정점수만 산정한다.	47.43	3,630	3,370
서-31	MX031	항문 곧창자 및 골반근의 생체되먹이기치료 [1일당] Anorectal and Pelvic Muscle Biofeedback	321.57	24,630	22,830
서-32	MX032	분사신장치료 [1일당] 주: 치과의사가 근막내 동통유발점에 기화성 냉각제 분사후 스트레치운동을 시술한 경우에 산정하되 사용된 냉각제의 비용은 소정점수에 포함되므로 별도 산정하지 아니한다.	158.42	12,130	11,250
서-34	MX034	요실금 전기자극 치료 [1일당] Electrical Stimulation for Urinary Inoontinenoe	93.38	7,150	6,630

분류번호	코드	분류	점수	의원	병원
서-35	MX035	체위성안진교정치료 [기기 사용료 포함] Canalith Reposition Therapy 주: 1. 양성발작성체위성현기증환자에게 관석정복술을 15분 이상 직접 실시한 경우에 산정한다. 2. 1일 2회 이상 실시한 경우에도 외래는 1일 1회, 입원은 1일 2회만 산정한다.	286.58	21,950	20,350
서-36	MX036	약관절고착해소술 [1일당] 주: 치과의사가 측두하악장애환자의 급 · 만성 과두걸림이 있는 경우 하악과두운동을 도수적으로 실시한 경우에 산정한다.	173.49	13,290	12,320

찾아보기

INDEX